全国医药高职高专护理类专业"十二五"规划教材

护 理 心 理 学

主 编 刘志超

中国医药科技出版社

内 容 提 要

本书是全国医药高职高专护理类专业"十二五"规划教材之一，依照教育部教育发展规划纲要等相关文件要求，紧密结合执业护士资格考试特点，根据《护理心理学》教学大纲的基本要求和课程特点编写而成。

全书共分十一章，主要介绍心理学和护理心理学的基本知识、基本理论和基本技能。在编排上，每章前提出学习目标和案例导入，加强了课堂的互动性，让学生主动参与课堂教学，章末辅以实验，突出实用性和可操作性。

本书适合医药卫生高职高专、函授及自学高考等护理类专业相同层次不同办学形式教学使用，也可作为医药行业培训和自学用书。

图书在版编目（CIP）数据

护理心理学 / 刘志超主编 . —北京：中国医药科技出版社，2013.7

全国医药高职高专护理类专业"十二五"规划教材

ISBN 978-7-5067-6140-6

Ⅰ.①护…　Ⅱ.①刘…　Ⅲ.①护理学 –医学心理学 –高等职业教育 –教材

Ⅳ.① R471

中国版本图书馆 CIP 数据核字（2013）第 108913 号

美术编辑　陈君杞

版式设计　郭小平

出版　中国医药科技出版社

地址　北京市海淀区文慧园北路甲 22 号

邮编　100082

电话　发行：010 – 62227427　邮购：010 – 62236938

网址　www.cmstp.com

规格　787 × 1092mm $\frac{1}{16}$

印张　13 ¾

字数　273 千字

版次　2013 年 7 月第 1 版

印次　2018 年 7 月第 5 次印刷

印刷　三河市双峰印刷装订有限公司

经销　全国各地新华书店

书号　ISBN 978 – 7 – 5067 – 6140 – 6

定价　29.00 元

全国医药高职高专护理类专业"十二五"规划教材
建设委员会

编委会

《护理心理学》

主　编　刘志超

副主编　肖　丹

编　委　（按姓氏笔画排序）

刘志超　　（泰山护理职业学院）

李　波　　（北京卫生职业学院）

肖　丹　　（北京卫生职业学院）

宋彩玲　　（淄博职业学院）

周继重　　（淄博职业学院）

孟　文　　（泰山护理职业学院）

贾新静　　（泰山护理职业学院）

编写说明

当前，我国医药高等职业教育教学已步入了一个新的发展阶段，教育部门高度重视，依托行业主管部门规范指导，各学术团体和高等院校也开展了更加深入的医药高等职业教育教学改革的研究。为贯彻落实《国家中长期教育改革和发展规划纲要（2010~2020年)》和全国医学教育工作会议精神，结合我国"十二五"规划关于医疗卫生改革的战略和政策，适应最新颁布的护士执业资格考试新大纲的要求，推动高质量教材进课堂，2012年9月，在卫生计生委人才交流服务中心的指导下，中国医药科技出版社联合中华预防医学会公共卫生教育学会职教分会，在总结"十一五"期间教材建设经验的基础上，组织泰山护理职业学院、广西卫生职业技术学院、北京卫生职业学院、廊坊卫生职业学院、通辽职业学院、济南护理职业学院等十余所院校，启动了全国医药高职高专护理类专业"十二五"规划教材的编写工作。

《国家中长期教育改革和发展规划纲要（2010~2020年)》提出当前我国职业教育应把提高质量作为重点，到2020年，我国职业教育要形成适应经济发展方式转变和产业结构调整要求、体现终身教育理念、中等和高等职业教育协调发展的现代职业教育体系。作为重要的教学工具，教材建设应符合纲要提出的要求，符合行业对于医药职业教育发展的要求、符合医药职业教育教学实际的要求。根据全国医药行业的现状和对护理高技能型人才的需求，医药高职高专教学公共核心知识体系和课程体系的建立、精品课程与精品教材的建设，成为全国医药高职高专院校护理类专业教学改革和教材建设亟待解决的任务。

在编写过程中我们坚持以人才市场需求为导向，以技能培养为核心，以医药高素质实用技能型人才培养必需知识体系为要素，规范、科学并符合行业发展需要为该套教材的指导思想；坚持"技能素质需求→课程体系→课程内容→知识模块构建"的知识点模块化立体构建体系；坚持以行业需求为导向，以国家相关执业资格考试为参考的编写原则；坚持尊重学生认知特点、理论知识适度、技术应用能力强、知识面宽、综合素质较高的编写特点。

本套教材根据全国医药高职高专院校护理类专业教学基本要求和课程要求进行编写，涵盖了护理类专业教学的所有重点核心课程和若干选修课程，可供护理及其相关专业教学使用。欢迎广大读者特别是各院校师生提出宝贵意见。

全国医药高职高专护理类专业"十二五"
规划教材建设委员会
2013 年 6 月

前言 / PREFACE

本教材依据《护理心理学》教学大纲编写。鉴于目前我国高职高专学生心理学知识较为欠缺，本教材系统地介绍了心理学和护理心理学的基本知识、基本理论和基本技能。在阐明人的正常心理活动规律的基础上，对某些异常心理现象做了简要概述，以求保持知识结构的完整性。全书在结构顺序、广度深度、重点难点及行文表述等方面，以必需、够用为度，力求符合和满足高职高专教育的培养目标和技能要求，并充分考虑学生的认知接受能力和本专业教师的教学应用实情。本教材可作为高职高专护理专业教学与自学用书。

全书共分十一章，并附有实验及部分心理测验量表。前五章为护理心理学的基础内容，后六章为与临床相关的护理心理学知识与技能。各章编写人员分工：刘志超：第一、三、七章；肖丹：第二、八章；贾新静：第四、五章；李波：第六章；宋彩玲：第九章；孟文：第十章；周继重：第十一章。

护理心理学作为一门新兴的学科，许多内容发展更新较快，书中难免有不妥之处，恳请各位同仁指正。21 世纪重要的是知识，比知识重要的是能力，比能力更重要的是心理素质。通过该课程的学习，使学生能够在增强自身心理素质的同时，运用心理学的理论和方法，解决工作中的实际问题，提高护理水平，实现系统化整体护理的专业目标，真正落实 1989 年世界卫生组织提出的 21 世纪健康新概念，即健康不仅是没有疾病，而且包括躯体健康、心理健康、社会适应良好和道德健康。

在本教材编写中，各参编院校给予了大力支持，在此表示诚挚的感谢。

编者
2013 年 3 月

目录 /CONTENTS

第一章

绪　论

学习目标

1. 了解护理心理学的研究对象和任务。
2. 熟悉学习护理心理学的重要意义。
3. 掌握心理学与护理心理学的概念、现代医学模式。

【引导案例】

　　将护理工作中的心理学问题作为一门科学对象来研究，迄今只有30多年的历史，但早在150多年以前，护理学的先驱——南丁格尔（1820~1910年）就已有所阐述并率先践行。她说："护理工作的对象，不是冷冰冰的石块、木头和纸片，而是有着热血和生命的人类。"

　　南丁格尔从小就非常善良，她有一种与生俱来的照顾人的情结，也就是现在心理学上的"南丁格尔情结"。她看到一只小麻雀死了，会写一首诗来悼念；她看到花被摘了，就会小心翼翼地像照顾患者一样为花枝包扎……

　　面对因为伤痛和不满，常常对着她大喊大骂的伤兵们，南丁格尔以她的善良和爱心以及精湛的护理技术，赢得了他们的理解和信任，渐渐地，他们不再骂人，不再粗鲁地叫喊了。

　　南丁格尔建立了护士巡视制度，每天往往要工作20多个小时。夜幕降临时，她提着一盏小小的油灯，沿着崎岖的小路，在4 mile（英里）之遥的营区里，逐床查看伤病员，士兵们亲切地称她为"提灯女士"。有伤员记述道："……灯光摇曳着飘过来了，寒夜似乎也充满了温暖……，我们几百个伤员躺在那，当她来临时，我们挣扎着亲吻她那浮动在墙壁上的修长身影，然后再满足地躺回枕头上。"这就是为人们所称道的"壁影之吻"。因此，"提灯护士"和"护士大学生燃烛戴帽仪式"，现已成为护理界的共识。

　　作为一名准护士，我们应该怎样向南丁格尔学习？

　　作为一名准护士，我们为什么要学习心理学？

　　随着医学模式的转变，心理护理已成为护理工作的重要内容，要想成为一名21世纪的合格护士，必须具有心理学的基本知识和基本技能。

第一节 心理学概述

一、心理学的概念

心理学（psychology）是研究人的心理活动及其行为规律的科学。

心理活动（psychological activity）也称心理现象。在我们生活的周围环境中有各种各样的现象，如山川河流、动物植物、气象海洋、政治经济、法律道德、科学文化、宗教信仰及风俗习惯等。有的属于自然现象，有的属于社会现象。对这些现象分别进行研究，就构成了不同的学科，不同的知识领域。心理学即为这样一门科学，研究人的心理现象及其行为规律。

人类关于自然和社会方面的各种知识，以及在认识世界、改造世界方面获得的一切成就，都是与人的心理活动紧密联系在一起的。如我们的眼睛可以看到色彩斑斓的世界，我们的耳朵可以听到悠扬美妙的乐曲，事过境迁却记忆犹新，科学的思维、丰富的想象使人类创造出无数人间奇迹。人还有喜怒哀乐的情绪，通过活动以满足自己的各种需要，并在环境中刻下自己意志的痕迹。而人与人之间的各种差异，则更显心理现象之奇妙，曾被恩格斯誉为"地球上最美的花朵"。

二、心理学的研究对象和任务

（一）心理学的研究对象

心理学研究的对象是个体的心理活动及其行为规律。

心理活动是个体生命过程中的高级表现形式，是一个完整的、复杂的统一体，一般分为心理过程和人格两部分。

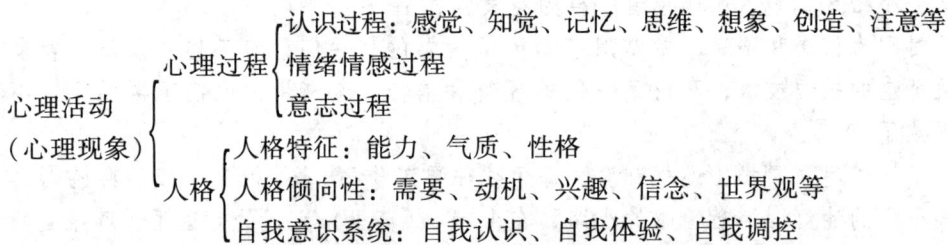

```
                   ┌ 认识过程：感觉、知觉、记忆、思维、想象、创造、注意等
          心理过程 ┤ 情绪情感过程
          │        └ 意志过程
心理活动  ┤
（心理现象）       ┌ 人格特征：能力、气质、性格
          人格 ┤ 人格倾向性：需要、动机、兴趣、信念、世界观等
                 └ 自我意识系统：自我认识、自我体验、自我调控
```

心理过程是个体认识和改造客观世界的心理活动过程，包括认识过程、情绪情感过程和意志过程，三者之间相互联系，关系极为密切。当个体通过感觉、知觉、记忆、思维、想象和创造过程认识和改造客观世界的同时，必然会根据自己的评判标准，产生情绪情感的体验，并引发相应的意志过程。与此同时，个体的认识过程也将进一步得到深化。

个体在认识和改造客观世界过程中，常表现出各自的不同特点。这些不同特点构成了人们心理活动上的差异，即为人格，从而将人们彼此区分开来。人格的核心部分是人格特征，个体之间的差异主要体现在能力、气质和性格三个方面。人格倾向性是决定个体对客观事物采取何种态度与行为的动力系统，主要包括需要、动机、兴趣、信念、世界观等。自我意识是一种自我调节系统，由自我认识、自我体验、自我调控三方面构成，主要体现在对自己的心理特点和自身社会价值等方面的自我认识与自我评价；对自我情绪情感的体验；对自身的心理活动和行为主动地掌握与调控。自我意识产生和发展的过程就是人格特征形成的过程。

行为（behavior）则是指个体为了自身的生存与种族的延续，在适应不断变化的复杂环境时所作出的各种反应。行为主要分为本能行为和社会行为。本能行为是指由先天遗传的、无需学习即可出现的行为，如摄食、饮水、睡眠、性、防御等。社会行为是指对社会其他成员有影响的行为，如劳动、医疗、人际交往、教育、攻击等。

心理活动不仅来源于现实，来源于实践活动，而且又通过其外部行为，主要是动作和言语表达出来。人类的行为活动很明显要受到心理活动的支配和调节。外部行为乃是心理活动的直接表现，知情意等心理过程及人格诸方面又会对行为产生极大的影响作用。

（二）心理学的研究任务

心理学的基本任务是揭示心理活动的规律，并应用这些规律为人类的实践服务。规律是客观事物本身所固有的、本质的和必然的联系，认识了这种联系，就能科学地解释客观事物的各种现象，并能预测和控制事物的发展变化过程。

心理现象与其他自然现象、社会现象一样，也有其特定的规律性：①心理过程发生发展的规律；②人格形成和发展的规律；③心理过程与人格关系的规律；④心理活动与行为关系的规律。心理学的任务就是探讨这些规律，并将其研究成果应用于实践的各个领域，如教育、国防、医学、商业、体育等。同时，也就相应地形成了心理学的各个分支学科，诸如教育心理学、军事心理学、医学心理学、商业心理学、运动心理学等。

三、心理学发展简史

有位西方心理学家曾说过一句名言："心理学有一个长远的过去，却只有一个短暂的历史"。的确，心理学是一门既古老又年轻的新兴学科。

说其古老，是因为人类探讨自身的心理现象已有2000多年的历史了。长期以来，许多哲学家、教育家、思想家和医生就十分关注"心灵"、"意识"、"人性"等问题。我国古代著名思想家孔子、孟子、荀子等人，就曾探讨过人性的本质，在人性与环境的相互关系问题上也有过一系列的精辟论述。

古希腊哲学家亚里士多德（Aristotle）的著作《灵魂论》、《记忆论》、《梦论》等，可谓是最早的心理学专著，而同时期的希波克拉底在他的《论人的本性》等书中首先提出了"脑是心理的器官"。中世纪，宗教神学占有统治地位，使心理学带有浓烈的宗教色彩。欧洲文艺复兴后，在自然科学迅速发展的基础上，产生了唯物主义哲学，将人的感觉、意识、本能等问题作为哲学上的主要概念加以探讨，扩大了心理学的研究领域。德国哲学教授洛采（B. H. Lotze）1852年出版了第一本医学心理学专著。虽然心理学经历了漫长的变化，但仍未形成一门独立的学科。

1879年德国心理学家冯特（W. Wundt）创建了世界上第一个心理实验室，至此，心理学才真正脱离哲学，而成为一门独立的学科。在冯特的主持下，开展了对感知觉、联想和情感等系统的研究，形成了现代心理学的雏形。此后，大批的哲学家、生理学家、医学家和教育学家按照各自的理论和方法对心理现象进行了研究，在上世纪初形成了百家争鸣、学派林立的局面，对心理学的发展起到了促进作用。其中对心理学发展影响较大，并与医学关系较为密切的学派有精神分析学派、行为主义学派、人本主义学派、认知学派和心理生理学派，其基本理论将在第二章中详细叙述。

第二节　护理心理学概述

一、护理心理学的概念

护理心理学（nursing psychology）是护理学与心理学相结合的应用学科，是研究护理过程中护患心理活动规律及解决护理对象心理问题的科学。它是医学心理学的一个重要分支学科。

二、护理心理学的研究对象和任务

（一）护理心理学的研究对象

现代护理学的先驱南丁格尔（F. Nightingale）曾指出："护理工作的对象不是冷冰冰的石块、木头和纸片，而是有着热血和生命的人类。"我们人类不但具有生物属性，而且具有精神属性和社会属性。外界环境中的不良刺激必然会给人们造成一定的心理问题，从而对心身健康产生负性影响。护理心理学是研究护理工作中的心理学问题，研究对象自然也就是护理对象的心理问题，以及这些心理问题对健康和疾病有何种影响。

（二）护理心理学的研究任务

（1）将心理学的基本理论和基本技能运用于护理工作中，使护理人员能按照护理对象的心理活动规律做好身心护理工作。

（2）研究护理对象的心理活动对生理活动的影响，从而揭示心理因素与疾病之间的内在联系，以便采取有效措施，预防疾病，维护心身健康。

（3）研究护患关系的沟通技巧，因人而异，采取恰当的沟通方式，建立良好的护患关系，为解决护理对象的真实心理问题奠定基础。

（4）研究护理人员应具备的心理素养。护理工作是科学艺术和爱心的结合，要求从业人员应具有高尚的道德情操、心智聪慧、技术娴熟、举止优雅、文化修养良好及人格健全。

三、护理心理学的发展前景

护理心理学作为一门应用学科，在21世纪的今天，一定会有一个良好的发展前景。首先是医学模式转变的需要，在全面探求提高护理质量，实施系统化整体护理过程中，护理心理学将成为一条不可缺少的研究途径；其次是社会发展的需要，在当前改革与转型时期，人们的心理压力普遍增加，以及各种生活事件的冲击等都非常需要心理护理的服务，心理护理越来越受到重视；还有国际大环境的需要，目前，恐怖活动频繁，人质危机屡屡发生，酗酒、吸毒及家庭暴力已成为全世界关注的焦点问题，心理护理工作者的有力干预，对当事人的心身康复和社会安定极为重要；再就是提高国民素质的需要，要迎接 21 世纪的挑战，社会需要大量高素质人才，心理素质的提高更显迫切，护理心理学的普及应用将为全民心理素质的提高做出贡献。

第三节　护理心理学的研究原则和方法

一、护理心理学的研究原则

1. 客观性原则

心理活动是对客观事物的主观反映。研究人的心理活动必须以客观行为表现和心理测验等为依据，以实事求是为准则，切忌用主观猜测去揣度人的心理活动。只有这样，才能获得真实可靠的有关资料，做出符合实际的科学判断。

2. 发展性原则

人的心理活动处于不断发展变化之中，应以发展的观点去观察和分析，不仅要研究现在，也要预测将来。

3. 系统性原则

心理活动是一个多因素、多层次的复杂系统，并与其周围环境构成了一个统一的整体。护理心理学的研究必须考虑到各种因素之间的相互作用及各种心理现象之间的相互联系。

二、护理心理学的研究方法

1. 观察法

观察法是指通过对被观察者的外部表现进行观察，以了解其心理活动的方法。通常在自然条件下进行。这种方法的优点是保持心理表现的自然性，被观察者通常不知道自己在被观察，其不足之处则在于得到的结果可能只是一种表面现象，不能准确地确定其真实原因，而且只是消极、被动地等待某些现象的出现，因此可能是一个缓慢的过程。

2. 调查法

调查法包括交谈、访问、问卷等。在具体调查时，根据不同研究内容、备有各种调查目录或表格，以免调查内容的遗漏。对调查结果分析时，应对被调查者的态度、信息的真实可靠性等充分考虑，以免影响结果判定的正确性。

3. 实验法

实验法是指人为地设置和改变条件，引发某些心理现象，从而进行研究的方法。此种方法的优点在于研究人员可以通过控制条件引发他所需要了解的某种心理现象，而不是消极等待它的出现。研究者通过一些条件不变，可以预料这些条件对被试者心理现象的影响，改变一些条件而使另一些条件不变，可以揭示一定的心理现象产生的原因，这样反复进行试验，可以作为判断被研究心理现象的典型性和偶然性的依据。

4. 测验法

测验法是运用某些测验材料，以标准化的方法对人的心理现象进行数量化的测量，从而确定个体心理现象差异的性质和程度，为判定某些方面的心理水平提供依据。目前，应用较广的是人格测验和智力测验。

第四节　学习护理心理学的意义

护理工作者学习护理心理学，不仅能正确揭示心理现象，提高生命质量，而且对护理实践更具有重要的现实意义。

一、提高自身心理素质

专家指出：21世纪重要的是知识，比知识重要的是能力，比能力更重要的是心理素质。学习护理心理学的首要意义是提高自身的心理素质，培养良好的心理品质和健全的人格。①敏锐的观察力，稳定的注意力，良好的记忆力，创造性的思维及丰富的想象力；②良好的语言表达能力、操作能力、交往能力和组织管理能力；③积极稳定的情绪，坚强的意志品质；④对人真诚、热情、宽容、充满爱心；⑤自尊、自爱、自信、严以律己；⑥对工作认真负责、精益求精。

作为一个护理工作者，具备良好的心理素质，有助于建立良好的人际关系和适应社会；有助于增强抗挫折的能力而健康成长；有助于提高专业水平，加速自我发展；有助于为护理对象提供有效的帮助和高质量的服务，使自己成为深受他人爱戴的白衣天使。

二、适应现代护理模式的转变

伴随着医学模式（medical model）的转变，护理模式发生了根本性的变革。所谓医学模式是指一定时期内人们对健康和疾病的总体认识，包括健康观、疾病观、诊疗观及预防观等，成为这一时期医学发展的指导思想。

（一）生物医学模式及其对护理学的影响

生物医学模式是中世纪欧洲文艺复兴后逐渐形成和发展起来的。不同历史时期的科学家为此做出了卓越的贡献，从而使医学科学有了长足的发展。从哈维（Harvey）提出血液循环理论到琴纳（Senner）制成牛痘疫苗；从施来登（Schleiden）和施旺（Schwann）的细胞学说到魏尔啸（Virchow）的细胞病理学；从断肢再植到器官移植；从DNA双螺旋结构的确立到克隆；特别是20世纪末对基因图谱的解密，更使生物科学达到了一个巅峰阶段。

生物医学模式的基本观点认为，每一种疾病都能在人体某一特定的器官、细胞，乃至生物分子水平上发现形态或化学的变化，从而确定生物或理化的原因并制定相应的治疗措施。

在生物医学模式的影响下，护理工作形成了以下特点：①护理模式是以疾病为中心的"疾病护理模式"；②护理对象是有病的人；③护理出发点是患者的躯体；④护理服务的范围局限在医院；⑤医护关系是一种附属关系，护士是医生的助手；⑥护理方式是以执行医嘱和完成护理操作为目的的功能制护理；⑦护士的职能是执行医嘱，配合手术、检查，进行各种护理技术操作，并提供生活护理。由此形成了护理技术是衡量专业水平的唯一标准。

（二）生物—心理—社会医学模式及其对护理学的影响

20世纪中叶以后，随着生产力的发展和社会的进步，人们的生活与工作方式也发生了巨大变化，在追求多层次需要的同时，心理社会因素对人类健康与疾病的影响也日显突出。无论是发达国家还是发展中国家，对"疾病谱"和死亡原因的调查都表明：当今威胁人类健康、造成死亡的主要原因已并非昔日的战争、营养不良和传染病等，而是心、脑血管疾病、肿瘤及意外事故等所谓"文明病"。在这一背景下，生物医学模式已不能概括和解释现代医学所面临的全部课题，而对一些功能性障碍及行为问题更是束手无策，显露出这一模式的内在缺陷和局限性。①注重人的生物属性而忽略了人的社会属性；②注重人的躯体而忽略了人是有复杂心理活动的心身统一的整体；③注重生物因素而忽略了心理社会因素对健康和疾病的影响。

1977年美国罗彻斯特大学教授恩格尔（G. L. Engel）在《科学》杂志上撰文《需要新的医学模式——对生物医学的挑战》，批评了生物医学模式的"心身二元论"，并提出了现代医学模式——生物—心理—社会医学模式。这一模式并不排斥生物医学的研究，而是要求生物医学以系统论为概念框架，以"心身一元论"为基本的指导思想。在致病因素方面，既要考虑到生物学因素，也要充分考虑到心理社会因素的特点，将所有这些因素都看作相互联系、相互影响的。因此，对于疾病与健康而言，无论是致病、治病，还是预防、康复等都应将人视为一个整体，综合地考虑各方面因素的交互作用。

在生物—心理—社会医学模式的影响下，护理工作形成了以下特点。①护理模式是以提高健康水平为中心的"系统化整体护理模式"；②护理对象不仅是患者，而且包括健康的人；③护理出发点是人的整体；④护理服务的范围由医院扩展到家庭和社区；⑤医护关系是既合作又各有一定的独立性；⑥护理方式是以护理程序为核心的系统化整体护理；⑦护士的职能是全方位的，既是护理的提供者、决策者、管理者和研究者，又是教育者、沟通者和代理人。这些特点既明确了护理工作的目标，也显示了整体护理的科学方法，更充分体现了护理专业的社会价值和护理人员的自身价值。

总之，医学模式的转变是社会进步和现代医学发展的必然，只有从生物、心理、社会三个维度综合研究健康与疾病问题，才能全面实现1989年世界卫生组织所提出的21世纪健康新概念：健康不仅是没有疾病，而且包括躯体健康、心理健康、社会适应良好和道德健康。

护理工作者学习护理心理学，有助于适应医学模式和护理模式的转变，提高护理质量，真正促进人类卫生健康的发展。

目标检测

一、单项选择题

1．心理活动是一个完整而复杂的统一体，包括（　　）
  A．知情意　　　　　　B．人格特征与人格倾向性
  C．心理过程与人格　　D．知情意与自我意识系统
  E．人格特征与自我意识系统

2．医学模式是指（　　）
  A．心理医学模式　　　B．预防医学模式　　　C．临床医学模式
  D．康复医学模式　　　E．人们对健康和疾病的总体认识

3．世界上首先提出现代医学模式的学者是（　　）
  A．罗杰斯　　　　　　B．恩格尔　　　　　　C．冯特
  D．弗洛伊德　　　　　E．华生

4．医学模式的转变是指（　　）
  A．生物医学向心理医学的转变
  B．生物医学向社会医学的转变
  C．生物医学向生物—心理—社会医学的转变
  D．生物医学向预防医学的转变
  E．生物医学向康复医学的转变

5．在人类死亡原因的结构中，下列哪一类不构成当前的主要死因（　　）
  A．传染病　　　　　　B．恶性肿瘤　　　　　C．心血管病
  D．脑血管病　　　　　E．意外事故

6．由冯特创办的世界上第一个心理实验室建于（　　）
  A．1840 年　　　　　　B．1913 年　　　　　　C．1921 年
  D．1879 年　　　　　　E．1952 年

7．心理学是从下列哪门学科中独立出来形成的（　　）
  A．生理学　　　　　　B．哲学　　　　　　　C．社会学
  D．医学　　　　　　　E．美学

8．下列属于社会行为的是（　　）
  A．饮食　　　　　　　B．防御　　　　　　　C．性
  D．人际交往　　　　　E．睡眠

9．护理心理学的的研究方法不包括（　　）
  A．观察法　　　　　　B．调查法　　　　　　C．联想法
  D．测验法　　　　　　E．实验法

二、填空题

1．心理学的基本任务是揭示_____的规律。

2．护理心理学是一门_____与_____相结合的应用学科。

3．现代医学模式以_____为基本指导思想

4．_____年，德国心理学家_____创建了世界上第一个心理实验室。

5．_____年，美国心理学家_____首先提出了现代医学模式。

三、名词解释

1．心理学

2．护理心理学

3．医学模式

四、简答题

1．护理心理学的研究对象是什么？

2．简述世界卫生组织提出的 21 世纪健康新概念。

五、论述题

试述学习护理心理学的重要意义。

（刘志超）

心理学基本理论

1. 了解精神分析学派的潜意识理论及人格结构理论。
2. 熟悉人本主义学派的基本理论。
3. 掌握行为主义学派和认知学派的主要理论观点。

【引导案例】

美国有一位心理学家曾经做过一些著名的实验，其中有一个实验是他将一只饥饿的鸽子放进一个特制的箱子里，先观察鸽子的头经常保持的高度，然后在标有刻度的木箱上选定一条界线，每当鸽子的头超过这条线时，一个盛有食物的分发器就会打开，鸽子就会得到食物。如此进行多次，鸽子便学会了将自己的头尽量抬到一定的高度的姿势，以使自己得到食物。

这位心理学家就是将自己的行为主义称为操作主义心理学的哈佛大学教授斯金纳。在这个实验中，鸽子是怎样学会抬高自己头的行为呢？实验中的食物起到了什么作用？

1879 年，德国心理学家冯特创办了世界上第一个心理实验室，尔后，许多哲学家、生理学家、心理学家、医学家及教育学家纷纷按照各自的理论对心理现象进行研究，逐渐形成了自成体系的各种学派。

第一节　精神分析理论

精神分析理论（psychoanalytic theory）又称心理动力学理论。创始人是奥地利精神病医生弗洛伊德（S. Freud）。他于 19 世纪末创立该学派，主张把无意识作为精神分析心理学的主要研究对象，其理论主要包括潜意识理论、人格结构理论、性本能理论、释梦理论和心理防御理论等。

一、潜意识理论

弗洛伊德将人的心理结构分为三个层次：意识、前意识和潜意识（图 2－1）。弗洛伊德曾做过这样的比喻，他把人的整个心理结构比做漂浮在大海中的一座冰山，露在海平面上小小的山尖好比是人的意识部分，它仅仅是一个人心理活动有限的外显部分；而潜藏在海平面下看不见的巨大部分则是潜意识；在海平面时隐时现的部分是人的前意识。

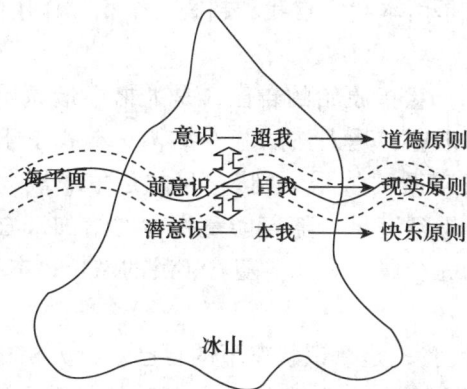

图2-1　潜意识理论、人格结构理论示意图

1. 意识

意识（consciousness）是指人们可以直接感知到的心理部分，是一个人心理结构的表层。如人们能注意到的清晰的感知觉、情绪、意志、思维等活动。意识活动是遵循"现实原则"来行事的，是理性的，即合乎社会规范和道德标准的各种观念才能进入意识。

2. 前意识

前意识（preconsciousness）是指处于意识和潜意识层次之间的很小一部分，即当前虽未注意到，但一经他人提醒或自己集中注意、努力回忆即可进入意识的心理活动。潜意识内的观念，也要首先进入前意识，才能到达意识层面。前意识的作用是保持对自己欲望和需求的控制，使其尽可能按照外界现实要求和个人的道德来调节，是意识和潜意识之间的缓冲地带。

3. 潜意识

潜意识（unconsciousness）又称无意识，是不能被自己意识到的心理部分。它包括个人原始的盲目冲动、各种本能以及与本能有关的被压抑的欲望。正常人大部分日常行为是受潜意识驱动的。弗洛伊德认为，潜意识是心理结构最深层、最底部的部分，是支配人类活动的主要根源。

通常一个人的意识、前意识和潜意识之间保持着动态平衡。潜意识中的内容很难进入意识层，在意识层中似乎有一种抵抗力量，不准潜意识中的本能欲望随意进入，弗洛伊德把这种防守作用称为检查作用或检查员。

潜意识中各种本能的欲望或冲动，如要进入意识，则将受到社会道德标准的检验而遭拒绝；但若不进入意识层，潜意识欲望就无法得到满足，能量无处释放。这些被压抑的观念、情感或欲望为了进入意识层，只能乔装打扮，变相出现而获得满足。通常它们以梦、口误、笔误、记忆错误等方式出现。

二、人格结构理论

弗洛伊德认为，人格是由本我、自我和超我三个相互作用的系统组成（图2-1）。

1. 本我

本我（id）又称原我，意指原始的自己，是人格中最原始、最本能而又最有活力的部分，代表人的本能和欲望，是人格的基本结构。本我位于潜意识的最深层，是一切心理能量的源泉。本我遵循"快乐原则"，目的是争取最大的快乐和避免最小的痛苦。当个体的本我长期得不到满足，随着能量积蓄的增加，心理就会产生紧张。弗洛伊德认为婴儿的人格结构完全属于本我。随着年龄的增长，本我逐渐被自我所替代。

2. 自我

自我（ego）又称现实我，是意识状态下的自己。在人格中代表理性和审慎，并对本我和外界之间的关系进行调节。自我处在本我和外部世界之间，遵循"现实原则"并在超我的指导下，让本我的某些欲望获得满足，同时又要避免整个机体遭受痛苦或伤害。

3. 超我

超我（superego）又称道德我，是人格中最高层次、最文明的部分，是道德化了的自我。它代表良心和道德力量，是人在长期社会化过程中，将社会规范、道德标准、价值观念、信念和理想内化而成的，即内化成自身的良心、良知、理性。超我遵循的是"道德原则"。它指导自我，并限制本我的冲动，即要求自我按社会可接受的方式去满足本我。

在人格发展的过程中，本我、自我和超我三者要均衡发展，而实际情况是三者之间经常充满着矛盾，而自我在解决矛盾、维护人格发展的平衡方面起着重要作用。健康的人格主要表现在本我、自我、超我三者之间的均衡和协调。

三、性本能理论

弗洛伊德认为人的精神活动的能量来源于本能，他把性的本能和欲望所具有的心理能量叫做"力比多"（libido，性力），他认为"力比多是本能理论用来描述性欲动力表现的一个术语"。"力比多"给人的全部活动、本能和欲望提供能量，并且在人的整个心理活动中表现出来，是人类心理活动的基本动力。力比多是精神分析理论中的一个最基本的概念。弗洛伊德强调幼年阶段不利的心理发展或挫折对人格特征及成年后心理疾病的形成有着重要的影响。从婴儿到成年性本能的发展可以划分为口欲期、肛欲期、崇拜性器期、潜伏期和生殖期五个阶段。

1. 口欲期

口欲期（0~1岁）又称口唇阶段。力比多集中于口唇及口腔，此阶段婴儿的主要活动为口腔的活动，快感来自口唇、吸吮、吃东西、吮手指，长牙后，快感来自咬牙、咬东西。婴儿通过吸吮获得必要的营养，而且也获得本能的满足。

2. 肛欲期

肛欲期（1~3岁）又称肛门阶段。此阶段婴儿要接受排泄大小便方面的训练，学习控制自己的排便，并能从控制排泄的过程中获得满足。快感主要来自于粪便的排出和克制。

3. 崇拜性器期

即崇拜男性生殖器的阶段（3～6岁），这个阶段的儿童通过摆弄自己的性器官而获得性满足，他们常把男性生殖器误认为是所有人的性标志，因而出现对男性生殖器的崇拜。当他们注意到两性区别之后，就开始对异性父母产生眷恋，男孩出现"恋母情结"，女孩出现"恋父情结"。恋母情结又称俄狄浦斯情结（Oedipus complex）。弗洛伊德认为这种"情结"很重要，它虽然被压抑在潜意识层，但有可能是某些人日后心理障碍的根源。

4. 潜伏期

此阶段（6～10岁）儿童的性欲倾向受到压抑，心理发展处于一个相对平静的时期。即青春期前，力比多从体内转移到外界，儿童主要活动是学习和游戏，性心理活动趋于平静。快感主要源于对外界的兴趣。

5. 生殖期

即青春期（10～13岁）及以后阶段。青春期生理标志为男子遗精、女子月经初潮，第二性征也日益明显，性生理的成熟重新唤起潜伏着的性本能。此阶段的活动包括异性吸引、社会化、团体活动、结婚成家以及职业发展。

弗洛伊德强调，儿童的早年生活环境和经历对其成年后的人格形成具有决定性意义，尤其前三个阶段对人格发展极为重要。许多成人的心理障碍都可追溯到儿童时期性发育过程中的创伤性经历和被压抑的情结。

弗洛伊德认为，以上心理发展的过程如不能顺利进行，停滞在某一发展阶段，即发生固着；或者在个体受到挫折后从高级的发展阶段倒退到某一低级的发展阶段即产生了退行，这些都可能导致心理的异常，成为各种心理疾病的根源。

四、释梦理论

弗洛伊德通过自我分析，发现梦（dream）是通向潜意识的一条迂回道路。通过对梦境的解释，可以发现神经症患者最终被压抑的欲望。1900年，他出版了《梦的释义》一书，认为"可以将梦用来作为由某种病态意念追溯至昔日回忆间的桥梁"，"梦乃是做梦者潜意识冲突欲望的象征"。做梦者为了避免被察觉，用象征性的方式，即梦的方式来实现愿望的满足。弗洛伊德认为，梦是因人在睡眠时心理督察机制松懈，潜意识中的本能冲动或那些在白天出现但由于环境限制未能得到满足的欲望，改头换面后，以化装的方式，乘机闯入意识而成梦。分析者对梦的内容加以分析，以期发现这些象征的真谛。

弗洛伊德认为与梦境内容有关的因素主要有以下三类。

（1）睡眠时躯体受到的刺激 比如房间太冷，会梦到身处冰天雪地的山谷中。

（2）日间活动残迹的作用 即所谓"日有所思，夜有所梦"。人们可以在梦中继续完成白天的某些活动。

（3）潜意识内容的反映 这种梦是最重要的。他把梦分为"显梦"和"隐梦"两部分。显梦是梦者可以描述的梦境，是梦的伪装形式；隐梦是经过分析才能得到和揭示出来的梦境，它是显梦背后的真实含义，即梦者的潜意识欲望。把隐梦内容转化为显梦内容的伪装过程称为梦的工作。通过分析梦境，予以解释，即释梦过程，最终可以挖掘出做梦者被压抑在潜意识中的愿望和动机。弗洛伊德认为释梦是通往潜意识的重要途径。

五、心理防御机制理论

心理防御机制（mental defense mechanism）又称自我防御机制，是精神分析理论的一个基本概念，弗洛伊德认为人在遇到挫折与冲突时，产生的焦虑会引发潜意识的心理防御机制。这种机制的运用可使个体不知不觉地解除烦恼，减轻内心的不安和痛苦，保持精神活动平衡与稳定。心理防御机制主要有否认、外射、退化、内射、合理化、转移、升华、幽默等（详见第七章第一节）。

精神分析理论是以潜意识理论为核心的一个有机整体，它在阐明人类心理、行为以及正常与异常的心理学理论方面做出了重大贡献，但它过分夸大潜意识的作用，过于强调性本能，这也是该理论备受争议之处。

第二节　行为主义理论

行为主义理论（behaviorism theory）是由美国心理学家华生（J. B. Watson）在巴甫洛夫（Pavlov）经典条件反射理论的基础上于1913年创立的。华生认为心理学应该摒弃研究意识，只研究所观察到的并能客观地加以测量的刺激和反应。他认为人类的行为和情感反应都是后天习得的，学习是人类行为发展的关键，而学习是在环境中进行的，环境决定了人的行为。行为主义理论起源于经典条件反射、操作条件反射和观察学习理论的实验研究。该理论自形成以来得到广泛应用和迅速发展。到了20世纪60年代，在整个心理学领域中，行为主义学派被称为第二种势力。

一、经典条件反射

巴甫洛夫是俄国著名的生理学家，因消化腺生理学研究荣获诺贝尔生理学奖，他在研究消化生理的过程中发现了条件反射现象，从而创立了经典条件反射学说。

巴甫洛夫在对狗的条件反射实验中发现，铃声（无关刺激）与食物（非条件刺激）的多次结合以后，单独呈现铃声，狗也做出唾液分泌反应，说明狗已对铃声（条件刺激）建立了条件反射。巴甫洛夫认为，条件反射既是生理现象，又是心理现象，条件反射形成的过程也是一个新的行为模式形成的过程。行为主义学派用巴甫洛夫的实验结果来解释行为的建立、改变、消退、泛化和分化，从而为行为疗法奠定了理论基础。

二、操作性条件反射

操作性条件反射又称工具性条件反射，它是行为主义理论的另一位著名代表人物斯金纳（B. F. Skinner）提出的。斯金纳将人和动物的行为分成应答行为和操作行为，他设计了一个著名的问题箱——"斯金纳箱"，以白鼠为被试进行实验研究。在一个经典实验中，他将一只饥饿的白鼠放入箱内，白鼠在不安的乱跑中，偶然压到箱内伸出的一个杠杆，于是一粒食丸滚到食物盘内，白鼠即可得到食物。此后，白鼠再次按压杠杆，则又可得到食物。由于食物强化了白鼠按压杠杆的行为，提高了该种行为发生的频率，使白鼠很快学会通过不断地压杠杆来获得食物，于是一个操作条件反射便形成了。这种通过奖赏来增加行为或反应发生的频度、速度和强度的过程，称之为正强化。如果改变实验情景，白鼠每压一次杠杆，便要受到一次电击，那样它压杠杆的行为将减少，进而不再压杠杆。这种通过在特定反应后跟随着呈现不愉快刺激而减少此反应发生频度、速度、强度的过程称作惩罚。白鼠受到电击后产生了回避行为，如果回避总能导致电击的消除，那么白鼠就会坚持回避行为。这种在特定行为或反应发生时，一个令个体厌恶的刺激便被消除，从而导致该行为或反应增强的过程，称作负强化。

综上所述，操作性条件反射的核心内容是强化理论，即在特定情景中，有机体的预期行为出现后立即强化，再出现再强化，其预期行为再出现的概率就会增加，形成特定情景中的特定行为，这就是学习过程。学习过程就是反复强化的过程。人的许多正常或不良生活习惯和行为都是通过强化而形成的。

三、观察学习理论

观察学习理论又称社会学习理论，其创始人是美国学习心理学家、斯坦福大学教授班杜拉（Albert Bandura）。这一理论认为，人类的部分行为模式是通过直接强化形成的，而更多的行为则是通过观察、模仿过程而获得的，即人们通过观察他人的行为，获得示范行为的象征性表象，并做出与之相应的行为。他又进一步指出，观察学习是一个普遍存在的学习现象，是一种间接经验的学习。这种学习可以在既没有模型也没有奖励的情况下发生，个体仅仅通过观察其他人的行为反应，就可以达到学习目的。班杜拉认为，人们的大量行为都是通过模仿而习得的，人的不良行为也常常通过这一途径而形成。如儿童看到成人或电视中的攻击行为，自己就会变得富有攻击性。所以，提供良好的榜样是形成和改善人的行为的有效手段。

行为主义学派的各种理论不尽相同，但都是以刺激－反应的学习过程来解释行为的。这些理论为塑造人们的良好行为、矫正不良行为以及治疗病态行为等提供了重要依据。

第三节　人本主义理论

人本主义心理学（humanistic psychology）是20世纪60年代崛起于美国的一个心理学学派，其主要代表人物是罗杰斯（C. Rogers）和马斯洛（A. Maslow）。人本主义心理学主张应关注、研究人的情感、态度、自我价值、自我概念等，反对把人完整的心理特性人为地肢解、割裂开来。代表了当代心理学新的发展方向，而被称为心理学中的第三势力。其理论主要包括罗杰斯的人本主义理论和马斯洛的需要层次理论，询者中心疗法就是基于这一理论建立起来的一种心理治疗方法。

一、罗杰斯的人本主义理论

1. 实现的趋势

罗杰斯在他的心理治疗实践和理论中提出了人格的自我理论。认为人类和所有的生物，与生俱来就有一种不断发展、增长和延续其机体的趋势。最简单的例子就是婴儿在正常环境中的生长过程，他将学会行走，不论他跌倒多少次，最终他能学会独自走路。心理的成长也是如此，在具备生长条件的环境中，有机体的这种自我实现的趋势总会克服多种障碍和痛苦，并依靠这种天生的力量，发育成熟，使个体成为一个健全的、功能完善的人。

2. 自我概念

自我是罗杰斯关于人格结构的重要概念，他所说的自我是指个人对自己的概念。这个自我形象是通过自身与环境，特别是与其他人对他的评价相互作用后逐步建立起来的。刚出生的人是没有自我概念的，随着发育成长的过程，才逐渐学会把自己与非自己区分开。他认为，当现实中的真实自我与自我概念中的理想自我趋于一致时，人就逐步达到了一种理想状态，即自我实现；否则，个体将产生焦虑或其他心理障碍。

二、马斯洛的需要层次理论

1954 年马斯洛在他的自我实现论中，提出了人类的需要具有从基本需要、心理需要到自我实现需要，即由低级到高级的层次性，按其强度的不同从低级到高级可排列成五个等级层次：即生理需要、安全需要、归属与爱的需要、尊重需要、自我实现的需要。马斯洛认为这是一个相互联系、相互依赖和彼此重叠的按层次组织起来的系统。需要层次理论特别强调了高层次需要的出现是以低层次需要的基本满足为条件的，但只有高层次需要的追求和满足才使人更充实、更幸福。该理论也是管理科学和管理心理学的一个重要理论支柱（详见第五章第三节）。

人本主义理论的核心在于人人都有其独立的价值与尊严，人人都必须自己选择自己的生活方向。罗杰斯更强调这种自我指导能力，相信经过引导，任何人都能认识自我实现的正确方向，这也是人本主义的询者中心疗法的理论基础。

第四节　认知理论

认知理论（cognitive theory）是 20 世纪 50 年代在美国兴起的一种心理学理论。认知心理学的核心是揭示认知过程的内部心理机制。当前，信息加工观点已成为认知学派的主要观点。即把人看成是一种信息加工系统，与计算机相类比，将计算机对符号的加工处理过程与人的认知过程相比较，以此来揭示人的认知过程。认知学说的目的就是要说明和解释人在完成认知活动时是如何进行信息加工的，即信息是如何获得、贮存、加工和使用的。认知心理学家认为头脑中已有的知识对当前人们的认识活动起决定作用，各种认知活动是相互作用、相互联系的，是一个有机的整体。认知理论重视认知过程的整体性研究，它认为人们的认知活动在其心理或行为问题的发生和转归方面起着非常重要的作用。因此，认知行为学派把纠正和改变不良认知作为理论研究和实践工作的重点。与护理心理学关系密切的认知理论主要有情绪障碍认知理论和ABC 理论。

一、情绪障碍认知理论

情绪障碍认知理论是美国著名认知治疗家贝克（A. T. Beck）提出的，他认为，人们的情绪和行为由他对事物的认知所决定，即人们的认知建立在自己以往经验基础之上。他指出，心理障碍是通过认知加工，在歪曲或错误的思维影响下形成的。这些歪曲和错误的思维包括：①主观臆测，在缺乏事实或根据时的主观推断；②夸大，过分夸大某一事件及其意义；③牵连个人，将与己无关的事情联系到自己身上；④走极端，认为凡事只有好与坏，不好即坏，不白即黑。他还指出，错误思维常在不知不觉的习惯中进行，因而不易被自己发觉。不同的心理障碍有不同内容的认知歪曲，例如，抑郁症患者大多对自己、对现实和将来都持消极态度，抱有偏见，认为自己是失败者，事事都不如意，将来毫无希望。焦虑症患者则对现实中的威胁持有偏见，过分夸大事件的后果，面对问题，只强调不利因素，而忽视有利因素。贝克在他的情绪障碍认知理论实践中，创立了以纠正和改变患者不良认知为重点的认知疗法。

二、ABC 理论

ABC 理论是美国临床心理学家艾利斯（A. Ellis）于20 世纪60 年代创立的。他认为，对事物非理性（不合理）的认知评价或信念（即看法或想法）是情绪障碍或异常行为产生的重要原因。艾利斯将人们常见的非理性信念归纳为以下几种：①畸形的思维（如强迫思维）；②易受暗示影响；③过度概括化，以偏概全；④要求尽善尽美，认为不是完美的就是无用的；⑤对他人要求过分；⑥追求绝对化、肯定化；⑦夸大负性事件的危害性；⑧自我贬低，自暴自弃；⑨过分关注自身的机体变化。

在 ABC 理论中，A 是指造成不良情绪的事件，B 是指对事件的认知评价或信念，包括理性的和非理性的，C 是指与事件、认知评价或信念有关的情绪反应结果。人们习惯认为，事件 A 直接引起反应 C，事实上并非如此，人们往往忽略了在 A 与 C 之间还有 B 这个中介因素，即事件是否引起情绪反应是受自己的认知评价或信念影响的。不同的人对同一件事的看法会有很大不同，即信念有理性与非理性之分，理性的信念引起适时适度的情绪和行为反应；而非理性的信念则相反，长此以往将导致情绪障碍。

艾利斯以他的 ABC 理论为依据，创立了合理情绪疗法。艾利斯在 ABC 理论中，增加了 D 和 E 两个部分，D 是对非理性信念的干预和抵制，E 是最后达到的效果，即通过 D 来影响 B，使认知偏差得以纠正，变非理性为理性，进而获得纠正异常情绪或行为的效果。

第五节　心理生理学理论

心理生理学理论（psycho – physiological theory）以心理现象的生理机制作为主要研究内容，认为心理因素对人类健康和疾病发生的影响，必须通过生理功能活动作为中介机制。该理论的主要代表人物是坎农（W. B. Cannon）、塞里（H. Selye）、沃尔夫（H. G. Wolff）和英格尔（G. L. Engel）等。

一、中枢情绪学说

美国著名的生理学家坎农在神经生理实验的基础上，于1927年提出了情绪的丘脑学说。他认为情绪产生的中枢在丘脑，丘脑是控制心理和生理变化的关键。当丘脑收到能够引起情绪反应的刺激信号后，会向大脑皮质和自主神经中枢发放冲动，经过一系列的神经过程，产生情绪体验、行为变化和生理变化。他在实验中发现，强烈的情绪变化（如恐惧、发怒等）会使动物产生"战斗或逃避"的反应，并通过自主神经系统影响下丘脑激素的分泌，导致心血管系统、呼吸系统、消化系统、泌尿系统、内分泌系统和新陈代谢的功能活动发生改变。如果不良情绪长期反复地出现，则引起这些系统及脏器的生理功能紊乱和病理改变，即产生疾病。

需要指出的是，后来许多研究表明，边缘系统及下丘脑才是情绪的神经控制关键区域，情绪控制与其他脑区，尤其大脑皮层也有密切关系。

二、应激适应学说

20世纪30年代加拿大生理学家塞里提出的应激适应学说，使人们发现了神经内分泌系统参与心身疾病的发生和发展的事实。他认为，对机体有害的各种应激源，会引起机体下丘脑－垂体－肾上腺皮质轴为主的非特异反应。当人遇到紧张刺激（压力或危机）时，身体和精神负担过重，而这时往往又需要人迅速做出决策来应对紧张刺激，由此导致了机体应激状态的产生。在应激状态下，通过下丘脑－垂体－肾上腺皮质轴的一系列作用，机体产生大量肾上腺皮质激素，从而引起一系列生理变化，即发生非特异反应，又称全身适应综合征（GAS）。GAS分三个阶段：①警戒期，机体受到紧张性刺激之后，动员起来进行防御，产生一系列由肾上腺素分泌增加引起的生理变化；②抵抗期，随着肾上腺皮质激素分泌增加，机体增强了应对不利环境的能力，进入抵御阶段；③衰竭期，如果威胁性刺激继续存在，机体过强过久的反应，会使适应能力耗竭，进而失去了应对能力，导致相关心身疾病的产生，严重者可发生临床休克或死亡。

三、心理生理相关学说

心理生理相关学说是心理生理学派近代代表人物美国的沃尔夫经过30多年的实验室研究和临床观察提出的。他通过对腹壁造瘘患者进行情绪因素对胃的运动、张力、黏膜血管舒缩以及分泌影响的观察，发现在情绪愉快时，胃黏膜的血管充盈，胃液分泌增加；在愤怒、仇恨时，胃黏膜充血发红，分泌和运动明显增多和增强；而在忧郁、悲伤时，胃黏膜苍白，分泌不足，胃运动减弱。持续的异常生理改变会引发病理变化，进而导致心身疾病的发生。沃尔夫强调，情绪引起躯体器官生理功能改变的程度还取决于个体的遗传素质（易感素质）和受后天生活环境影响而形成的人格特征。他认为无论积极或消极情绪的产生，都与其遗传素质、人格特征以及对外界刺激的主观评价有密切的关系。后来沃尔夫采用流行病学的方法进一步证实了心理社会因素对健康和疾病的影响。沃尔夫所开创的这一心理生理相关学说和研究方法，在20世纪50年代以后成为研究心身疾病的重要理论和技术。

四、肾上腺－靶器官学说

英格尔认为，当人们遇到心理应激时，会陷入一种孤立无援和绝望的情绪状态，这种情绪状态可以通过神经内分泌系统引起躯体的生理功能障碍，从而造成严重的心身疾病。他在1977年提出的肾上腺－靶器官学说，认为人对不同质的心理应激所产生的生理反应主要分为两大类：一类是当人们面临危险、威胁，或产生愤怒、焦虑、恐惧时，通过下丘脑－交感－肾上腺髓质，引起心血管反应，使心率增快、血压升高、心输出量增加、血糖升高、血脂升高，机体呈现警觉状态，随时准备应对意外，称为"或战或逃"反应；另一类是抑郁、悲观、无望感、失助感时，个体则通过自主神经系统激活下丘脑－垂体－肾上腺皮质，使心率减慢、血压降低、心输出量减少，引起胃肠道分泌活动亢进、支气管痉挛、免疫力降低等，称为"保守退缩"反应。"或战或逃"反应的持续存在是导致冠心病、高血压、心肌梗死、脑卒中和糖尿病等疾病的原因之一；而"保守退缩"反应则是心脏猝死、溃疡病、癌症、哮喘、类风湿关节炎、皮肤病等病因之一。

心理生理学理论主要涉及心身疾病的发病原因、发病机制、分类、治疗和预防等方面，它注重研究心理社会因素在疾病发生发展过程中的影响作用，故在临床上对心身疾病的诊断、治疗、护理及康复都有着重要指导意义。

目标检测

一、单项选择题

1~3题共用答案：

A．行为主义　　　　　B．精神分析　　　　　C．人本主义

D．认知　　　　　　　E．心理生理学

1．认为人类和所有的生物，与生俱来就有一种不断发展、增长和延续其机体的趋势，即实现的趋势是（　　）的理论

2．认为人类的更多行为是通过观察、模仿过程而获得的，观察学习是一个普遍存在的学习现象，这是属于（　　）的理论

3．将人的心理结构分为三个层次：意识、前意识和潜意识，并且更强调潜意识的作用，这是属于（　　）的理论

4．遵循"现实原则"的是（　　　）
　　A．本我　　　　　　　　B．自我　　　　　　　　C．超我
　　D．原我　　　　　　　　E．理想我
5．操作性条件反射的核心内容是（　　　）
　　A．人格结构理论　　　　B．社会学习理论
　　C．ABC 理论　　　　　　D．强化理论　　　　　　E．潜意识理论
6．艾利斯的合理情绪疗法是以（　　　）为依据
　　A．人格结构理论　　　　B．社会学习理论
　　C．ABC 理论　　　　　　D．强化理论　　　　　　E．潜意识理论
7．主张把无意识作为精神分析心理学的主要研究对象的是（　　　）
　　A．人格结构理论　　　　B．社会学习理论
　　C．ABC 理论　　　　　　D．强化理论　　　　　　E．潜意识理论
8．提出经典条件反射学说的生理学家是（　　　）
　　A．弗洛伊德　　　　　　B．巴甫洛夫　　　　　　C．斯金纳
　　D．罗杰斯　　　　　　　E．艾利斯

二、填空题

1．英格尔的肾上腺－靶器官学说将人对不同质的心理应激所产生的生理反应主要分为两大类：即_____反应和_____反应。前者是通过_____引起一系列生理反应，后者是通过_____引起相应反应。
2．塞里提出的"应激适应学说"，将全身适应综合征分为三个阶段，即_____、_____、_____。
3．情绪的丘脑学说是由_____提出来的。他认为情绪产生的中枢在_____。
4．美国临床心理学家艾利斯的"ABC 理论"认为，事件是否引起情绪反应是受自己的_____的影响。
5．人本主义心理学的代表人物是：_____和_____。

三、名词解释

1．潜意识
2．本我

四、简答题

1．简述行为主义学派的三大基本理论。
2．根据情绪障碍认知理论简述歪曲和错误的思维包括哪些形式。

五、论述题

结合实际谈谈如何运用正强化理论，建立良好的学习行为。

（肖丹）

脑与心理

1. 了解左脑与右脑的不对称性功能。
2. 熟悉脑与心理的关系。
3. 掌握客观现实对心理活动的影响。

【引导案例】

英国《自然》杂志根据网站浏览数选出了 2012 年最受读者欢迎的十大科学新闻，包括爱因斯坦大脑的独特结构研究、恐龙捕猎手段、首次探测到暗物质成分、ABC 猜想首次证明等。

爱因斯坦的独特大脑结构

爱因斯坦一直被认为是世界上最聪明的人之一，因而其大脑结构一直是科学家非常感兴趣的问题。不久之前，来自佛罗里达州立大学的病理学家获得了 12 张爱因斯坦的大脑图片，并将其与其他 85 人的大脑进行了对比。他们发现，爱因斯坦的大脑皮质在某些区域非常独特，其沟回和褶皱的发育不同寻常，特别是负责抽象思维的前额叶皮质，要比一般人发达得多，这或许对爱因斯坦思考空间和时间的性质帮助良多。

科学家还发现，爱因斯坦大脑右侧的躯体感觉皮质十分独特，其中与左手相关的区域较为发达，这或许与爱因斯坦娴熟的小提琴技艺有关。

大脑与我们的心理活动有什么关系？

怎样使我们的大脑更聪明？

脑是心理活动产生的物质基础，客观现实是心理活动产生的源泉。

第一节　心理是脑的功能

在漫长的生物进化历程中，人类之所以能成为万物的主宰，其关键就在于人类有一个高度发达的器官——大脑。人脑已成为世界上最复杂的系统，而人类的心理行为也相应呈现出复杂性与变异性。唯物主义者认为，心理是脑的功能，脑是心理活动的器官，心理的实质是脑对客观现实主观能动的反映。

一、脑是心理活动的器官

（一）人脑结构特点

人脑是生物进化的最杰出的产物，也是人类复杂心理功能产生的器官（图3-1），要了解人的心理活动的生理机制，必须先了解人脑的主要特点。

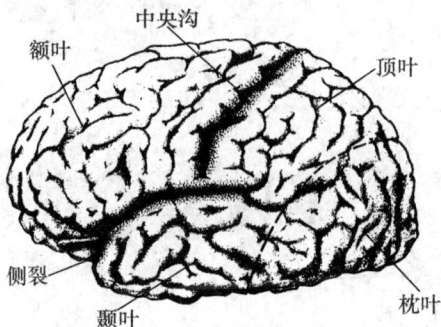

图3-1　大脑左半球简图

1. 脑的重量

许多科学工作者认为脑重可能与智慧有关，因而测量各种动物脑的重量和体重的比例，借以表明在进化各阶段脑的渐进发展（表3-1）。

表3-1　动物的脑重和体重

动物	脑重（g）	体重（kg）
鼠	0.4	0.2
猫	30	3.5
猴	100	5.0
狗	120	46.0
狮	220	120.0
海豹	300	26.0
熊	400	200.0
猩猩	400	90.0
牛	450	125.0
马	600	300.0
人	1400	70.0
象	5000	2500.0
鲸	7000	70 000.0

这种单独提供脑重和体重的数字不能很好说明问题，因此有些学者按照脑重和体重的比例推算出脑重指数。不同学者推算的公式不同，得出的结果也有差异，但都是人脑的脑重指数最大，也就是说动物越高级，脑重占整个体重的比例越大。现将不同学者推算的脑重指数列于表3-2。

表 3-2 在进化各阶段脑重增加指数

根据 Haug 的指数		根据 я,я,Рогиискιй 的指数	
豚鼠	0.06	低等猿猴	0.13~1.37
兔	0.10	较低等猿猴	0.56~2.22
猕猴	0.43	类人猿	2.03~7.35
黑猩猩	0.52	海豚	6.72
人	1.0	象	9.62
		人	32.0

从表中数字可以看出在不同种动物之间脑重指数是有差别的，其中人脑的脑重指数最大，明显超过其他动物，似乎可以说明脑重与智慧有一定的关系。但人与人之间能否依据脑的重量来表示智慧的高低？目前尚不能得出肯定的结论。但从人脑重与身体其他器官相比，占的比例较大，可以说明脑在机体中占有重要地位。

2. 大脑皮质的发展

人类的大脑皮质尤其是新皮质发展最快，已成为大脑皮质的主要成分（表 3-3）。新皮质在低等哺乳动物还只是刚刚出现，由于进化发展，新皮质在人脑中迅速发展，是整个大脑皮质的最大最重要的部分。但新皮质的各个区域并不是均衡发展的（表 3-4）。从表中可以看到，人和猿猴相比，组织结构比较简单的边缘区的面积相对地减小了，前中央区的相对面积没有明显变化，人的枕区的面积比猿猴是缩小了，因为视觉在猿猴的生活中起重大作用。但人的颞区、下顶区和额区的面积显著地增大，而这些区域正是那些从各种分析器获得的信息进行加工、综合以及拟订和贮存最复杂的行动程序和控制心理活动有关的部位。

表 3-3 在进化不同阶段动物大脑皮质不同结构的相对变化 （%）

种 别	新皮质	旧皮质	古皮质	间脑皮质
刺猬	32.4	29.8	20.2	17.6
兔	56.0	14.0	23.8	6.2
低等猿猴	85.3	2.8	8.7	3.2
黑猩猩	93.8	1.3	3.3	2.1
人	94.9	0.6	2.2	2.3

表 3-4 高等哺乳动物和人脑皮质各区的表面积与整个皮质比例变化 （%）

皮质区 种别	边缘区	前中央区	枕区	颞区	下顶区	额区
长尾猴	4.2	8.3	17.0	17.0	0.4	12.4
类人猿和猩猩	3.1	7.6	21.5	18.6	2.6	14.5
人	2.1	8.4	12.0	23.0	7.7	24.4

（二）动物心理的发展以脑的进化为物质基础

脑的进化是动物心理发展的物质基础。从动物进化可以看出，有了神经系统才有心理活动，脑越发达，心理活动亦越复杂。动物心理的发展过程可以分为三个阶段。

1. 感觉阶段

这是心理发展过程的最初阶段。在这个阶段中，动物能够形成对刺激的个别属性的稳定的反应。无脊椎动物的心理发展，基本上属于感觉阶段。

最低等的多细胞动物是肠腔动物如水螅、水母，它们的神经组织呈网状结构分布全身，能够接受信息并支配运动，但不能对信息进行加工也不能调节行为，对信号刺激还不能形成稳定的反应。肠腔动物处在神经系统发展的低级阶段，其反映形式只能看作感觉的萌芽，还没有达到感觉阶段。

在陆地生活的多细胞动物，活动范围扩大，接触的刺激较多，由于生存方式的改变其身体结构更加复杂，各种细胞逐渐分化、发展，形成了专门的感受器官，这使反映形式更为复杂。在环节动物如蚯蚓身上已经具有感觉萌芽，每一体节上都有神经细胞集聚而成的神经节，这些神经节由神经索联系起来构成了简单的中枢神经系统。头部的神经节可以接受刺激，调节行为。在蚯蚓身上能建立起回避电击的稳定的条件反射，说明动物演化到环节动物，其反映形式已达到感觉阶段。

节足动物如蜜蜂、蜘蛛等，生活在地面、空中，它们的活动范围比环节动物更广、更复杂，这就要求节足动物要有更复杂的神经结构来反映周围环境。它们的神经系统的头部神经节比较发达，初步形成较高级中枢，感受器的功能趋向专门化，例如化学感受器分化为味觉和嗅觉感受器，对刺激的反应活动也较为复杂和多样。节足动物不仅能对个别信号刺激物进行反应，还能在生活期间形成新的、更为灵活的条件反射。说明它们的神经系统反映能力的提高，行为也复杂了。

2. 知觉阶段

是无脊椎动物发展到脊椎动物出现的新的反映形式，是脑能够将事物的各种属性综合起来作整体的反映。

由无脊椎动物发展到脊椎动物，在动物进化史上是一个重大的飞跃。从低等的水中生活的鱼类、第一批陆居动物两栖类以及陆地生活的爬行类等动物，随着生活环境的变化，适应复杂生活条件的需要，它们神经系统发展得更完善和集中。灵长类以下的脊椎动物的共同特点是：①具有完善的感受器和运动器官；②中枢神经系统呈空心管状；③神经管的前端逐渐发展成为不同水平的脑。

鱼类生活在水中，环境变化较小，接受的刺激比较简单，其大脑不够发达，但可以对刺激物的各种属性联合起来进行反映。两栖类可以在陆地生活，生活条件复杂其反映机构也相应复杂了。两栖类动物大脑开始分为两半球，距离感觉能力发展，如视觉和听觉都比鱼类发达。爬行动物主要在陆地生活，视觉系统中出现了大脑皮层，初步具有较高级的分析综合能力。能够对整个对象情境进行分析和综合，从而调节自己的行为以适应变化的条件。爬行类动物进一步向两个方向发展，一支发展为鸟类，一支发展为哺乳类。鸟类的大脑半球没有向皮层方向发展，整个大脑几乎都被纹状体所占据。纹状体是调节运动的脑部器官，与鸟类飞翔生活相关。鸟类的视、听、触觉都很发达，也具有较强的学习能力。哺乳类动物的种类很多，生活调节也是多种多样。大脑皮层得到了高度发展，能够对各种触觉进行精细的分析综合，知觉更加完善。

3. 思维萌芽阶段

高等脊椎动物是指哺乳动物。哺乳动物演化到灵长类，类人猿是它们的高级代表。类人猿的视觉系统发展到相当完善的程度，它们的大脑皮层对外界触觉的分析和综合能力大大提高，其心理发展水平不限于感觉、知觉阶段，而是能够借助表象和简单的概括能力在一定程度上反映事物之间的关系，解决一些复杂的问题。这表明类人猿的心理已复杂到了新的高度，即思维萌芽阶段。例如黑猩猩能够把放在笼子里的木箱重叠起来，登上去取下站在地上取不到的香蕉；也会使用木棒拨取放在笼子外面用手拿不到的水果；还能观察学习和模仿人的许多动作。如学习用扫帚扫地，用勺子舀水等。学习和模仿需要一定的观察力、注意力和记忆的表象。由于有了具体的表象，在实验中主试将一个红色正方形木块放在地板上，猩猩能从七种不同颜色和形状的木块中，找出同样红色正方形木块放在地板上。表明猩猩对某一类对象的颜色、形状有了一定的概括能力。

长期对类人猿的研究，证明类人猿能使用工具，加工工具；能够进行观察学习和模仿；还能用手势语和人交谈，说明它们的心理水平已相当高，但是它们虽具有一定的概括能力和推理能力，还不能进行从概念到概念的思维，而是一种具体的、动作的思维，或者称为手的思维，是思维的萌芽阶段。

（三）个体心理发展以脑的发育为物质基础

脑的发育是个体心理发展的物质基础。一个刚出生的婴儿脑重平均为390g，大约有1000亿个神经元细胞，而这些细胞仅为胞体，此时心理活动只有激动和哭叫。出生后9个月脑重已达660g，神经突触的数量和长度不断增加，神经髓鞘开始形成，此时心理活动有了很大的发展，开始理解言语并有模仿行为，有明显的注意力和初步的记忆力，开始爬行，情绪有积极和消极之分。2.5~3岁脑重达900~1000g，细胞体增大，神经纤维增长，神经纤维髓鞘化过程迅速发展，大脑和脊髓的传导通路已形成，第二信号系统开始发展。此时心理活动发展迅速，已能随意独立行走，行动有了随意性，手的动作发展较快，能准确玩弄和操纵熟悉的物体，口语迅速发展，词汇量明显增多，动作思维进一步发展，除了正常的情绪反应外，开始产生较为复杂的情感体验，如与小朋友交往时有同情心、羞耻感、嫉妒心等。7岁时脑重达1280g，大脑皮质的髓鞘化基本完成，神经系统的兴奋过程和抑制过程增加，表现为觉醒时间延长及自我控制能力加强，能做一些精确的活动，此时心理发展趋于成熟，能自如地与他人交谈，表达自己的想法和意愿，自我意识逐渐形成，形象思维进一步发展，开始进行抽象的逻辑思维，表现在从事各种游戏活动，初步体验成人的情绪，社会性情感开始形成，如友谊感、道德感和理智感。12岁儿童脑重已达到成年人水平（1400g），脑的兴奋过程与抑制过程趋于平衡。此时心理发展已渐成熟，语言能力由口头语言向书面语言发展，记忆力发展迅速，表现为机械记忆向理解记忆发展、无意记忆向有意记忆发展，以抽象逻辑思维占主导地位，情感的深刻性不断增加，能运用道德感来评价事物的好坏与是非。

二、大脑的心理功能区

各种心理活动的产生都是以脑的生理活动为物质基础的，心理生理和临床研究表明，在大脑的不同部位有着与心理活动相关的功能区域。

（1）认知活动功能区 各种感觉信息传导到各自特异的皮质区域，如视觉信息传到枕叶；听觉信息传到颞叶；皮肤温度觉、触压觉、痛觉及内脏觉传到后中央回、杏仁核；味觉传到后中央回；各种感觉信息汇集到颞横回和边缘系统，产生知觉。

（2）语言功能区 人的语言包括听、说、读、写四大功能。听觉语言中枢在左颞叶上回后部；语言运动中枢在左额叶前中央回下部；阅读中枢在左顶下叶角回；书写中枢在左额叶额中回。

（3）记忆功能区 记忆中枢在丘脑网状核，同时涉及脑干网状结构、上下激活系统、边缘系统、前额叶、杏仁核等部位；短时记忆主要储存在颞叶、海马；长时记忆主要储存在额叶。

（4）情绪、情感功能区 边缘系统是情绪的高级中枢，怒中枢在杏仁核、中脑灰质，恐惧中枢在丘脑下部，快乐中枢在膈区和前脑束。

（5）意志、人格功能区 人的各种意识、意志、计划、人格等活动都与额叶相关。额叶损伤的变化包括：①抽象思维障碍；②意志、意向障碍，失去行为的兴趣和愿望；③行为无目的、无计划、无程序；④行为刻板、固执；⑤失去说话的动机，不愿与人交谈；⑥近记忆障碍；⑦思维障碍、注意力涣散、行为障碍。

三、左脑与右脑

现代心理学研究表明，不仅大脑皮层不同区域心理功能有差异，而且大脑两半球的心理功能也不相同。

在正常情形下，大脑两半球的功能是"分工合作"的，在两半球之间由神经纤维构成的胼胝体，负责沟通两半球的信息。如果将胼胝体切断，将发生何种影响？美国神经心理学家斯培雷（R. W. Sperry）用手术切断患者的胼胝体以治疗癫痫，发现当两侧大脑半球完全分离后的割裂脑人，其左右两半球的心理功能不同，于是提出大脑半球双势理论。以习惯使用右手（或称右利手）的人为例，左大脑半球具有评议表达、语言知觉、文字书写、阅读、抽象思维、逻辑分析、数学、时间综合、行为驱动等功能；右大脑半球则具有音乐欣赏、舞蹈、绘画雕塑等总体形象思维、视觉知觉空间定向判断、幻想等功能。这些都体现了大脑功能的不对称性（图3-2）。对这个问题我们应该更多地看到两半球既有分工又有相互补充、相互制约、相互代偿的特点，各种心理功能的完整反应都是两半球协同活动的结果。斯培雷因其研究贡献而荣获1981年诺贝尔医学奖。现代心理学家、教育学家正在积极探索促进大脑两半球功能协调发展的科学方法。

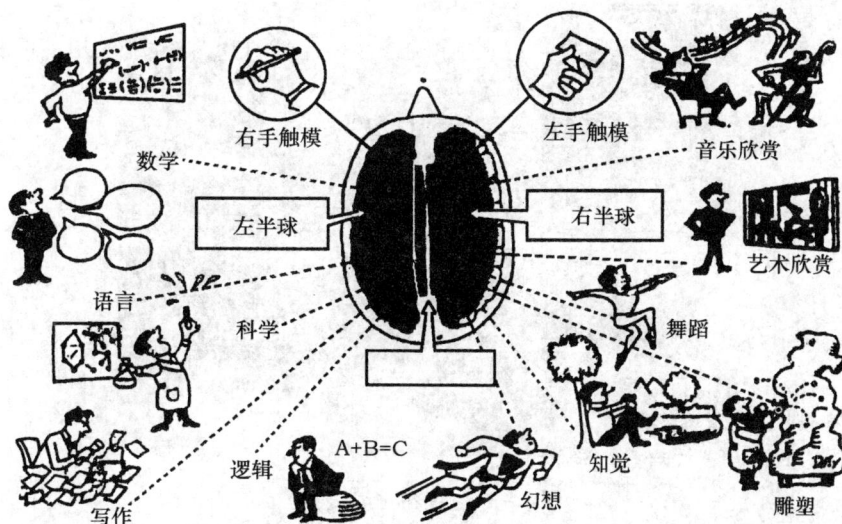

图 3 - 2 大脑两半球功能优势

第二节 心理活动是客观现实的主观反映

心理是脑的功能，并不意味着脑本身可以产生心理活动，只是为人产生心理活动提供了物质基础。心理活动来源于外界环境的刺激，是客观现实在人脑中的反映。

一、客观现实是心理活动的源泉

客观现实是指人们赖以生存的自然环境和进行人际交往并从事实践活动的社会环境。人的心理活动不论是简单到复杂，其内容都可以从客观事物中找到它的源泉。如七色彩虹是光波作用于我们的视觉而引起的美丽的色彩感觉；优美动听的音乐是声波作用于听觉的结果；医生对患者进行诊断，是对患者的症状、体征及疾病的过程中各种病理表现相互关系的反映。有什么样的客观事物作用于脑，就会产生什么样的心理活动。即使是神话中虚构的形象其原始材料还是来自客观现实。如孙悟空、猪八戒的形象就是把猴和猪的形象拟人而已。由此可见，心理活动的多样性是由客观事物的多样性决定的，客观现实是心理活动的源泉。

二、社会生活实践是人心理产生的基础

对于人来说社会生活实践是人心理产生的基础。没有人的社会实践就没有人的心理。例如，1920 年在印度加尔各答东北的深山老林里，发现了两位与狼群生活在一起的人类女孩，人们称她们为"狼孩"。牧师辛格夫妇把她俩送到孤儿院，精心教养，期望能恢复她们的人性。两个狼孩中大的约 8 岁，取名卡玛拉；小的约 2 岁，取名阿玛拉。阿玛拉 1 年以后因病而死，卡玛拉活到 17 岁。她们均有人的大脑，但由于长期脱离人的社会生活实践而生活在狼的世界里，因而没有形成人的心理，完全是狼的心理和行为习性（图 3 - 3）。

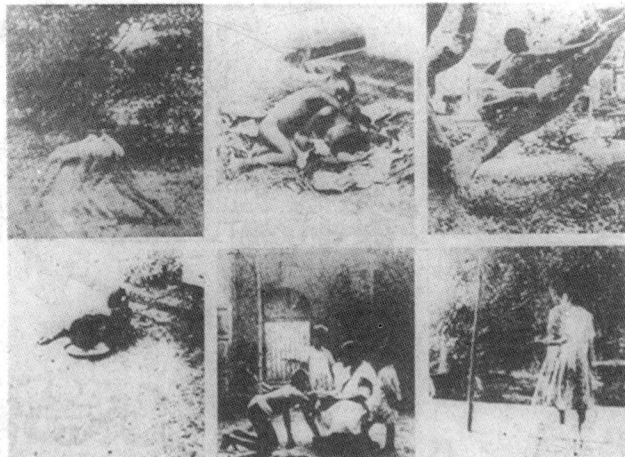

图3-3　狼孩的行为表现

如图3-3所示：①卡玛拉和阿玛拉在孤儿院里仍像狼一样昼伏夜行，蜷伏在一起睡觉（中上图）；②卡玛拉四肢爬行，每逢夜半月出时，便异常活跃，一边乱冲乱闯，一边像狼一样嚎叫（左上图）；③卡玛拉没有上桌吃饭的习惯，而且不吃熟食，总是趴在地上用嘴啃或者用舌头舔食，这种情况一直持续了2年（左下图）；④虽然卡玛拉在孤儿院已生活了2年多，但仍保持着狼的习性，并一直想逃离孤儿院（右上图）；⑤经过约1年的训练，卡玛拉能吃训练者辛格夫人手中的饼干（中下图）；⑥在孤儿院生活了3年半后，卡玛拉可以不靠支撑而独立站立起来，6年后她可以勉强走路，但踉跄不稳，直到17岁死亡前都不能像常人一样平稳行走（右下图）。尽管卡玛拉受到了良好的教育和训练，但直到4年后，她才只能听懂几句简短的话，仅仅学会了6个单词，生前她也仅学会了54个单词，智力水平只相当于3岁半的儿童。由此可见，社会实践对人的心理发展起着极为重要的作用，这种作用在人生的早期则更显突出。

全世界被野兽抚养长大的孩子的心理发展水平有以下共同特点：①口头言语能力基本丧失；②感觉畸形发展；③情绪贫乏；④动作失调；⑤不愿与人交往而愿与动物接触；⑥智力低下。此外，在美国加州发现，Isabella生活在人为的隔离环境里，从小被剥夺了与人接触的机会，母亲是聋哑人，父亲脾气暴躁，无人同她说话，Isabella被发现时已6岁，不会说话，智力相当于2岁的水平。由此可见，从小脱离人的社会实践便不能形成人的心理。即使成年以后若长期脱离人的社会生活也将使其原有的正常心理失常或丧失。如抗战期间，刘连仁被抓至日本做劳工，因不堪忍受奴役而逃往深山过了13年茹毛饮血的野人生活。1954年回国时，语言十分困难，既听不懂也不会说，没有正常人的心理状态。

上述事实说明，社会生活实践是人心理产生的基础，脱离了人的社会生活实践，则不能形成人的心理。因此，必须明确客观现实是心理活动的源泉和内容，社会实践是人心理产生的基础。

三、心理是客观现实在人脑中主观能动的反映

心理是对客观现实的主观反映，是人脑对客观现实的主观映象。心理的内容是客

观的，反映的都是外界事物和现象，是由外部事物决定的。但由于不同的个体因性别、年龄、阅历、经验、文化水平、社会地位等差异，对同一客观事物的反映是不同的，并不是复印、摄影等对事物的翻版。因此，人对客观现实的反映具有主观性。

人对客观现实的反映不像镜子反映物那样机械被动，而是积极的能动的反映。人不仅能反映客观事物的表面特征，而且能够突破感官的局限，通过思维去认知事物的内部本质特征，能够发现多种事物之间的相互联系和事物发展的规律性，并利用这些规律指导实践。人通过社会实践活动主动的把客观事物反映到主观上来，又能通过主观改造客观，使之符合人的需要和意愿。因此，人对客观现实的反映又具有能动性。

总之，心理是脑的功能，是客观现实在人脑中的主观能动的反映，社会生活实践在人的心理发展中起着重要的作用。

目标检测

一、单项选择题

1. 在进化过程中，新皮质区发展最快的动物是（　　　）
   A. 黑猩猩　　　　　　　B. 兔　　　　　　　　　C. 人类
   D. 猿猴　　　　　　　　E. 狗

2. 动物心理的发展以（　　　）的进化为物质基础
   A. 神经　　　　　　　　B. 大脑　　　　　　　　C. 血管
   D. 心脏　　　　　　　　E. 组织

3. 大脑的心理功能区有（　　　）
   A. 认知活动功能区　　　B. 语言功能区　　　　　C. 记忆功能区
   D. 意志与人格功能区　　E. 以上都是

4. 以下哪项不是大脑右半球的功能（　　　）
   A. 舞蹈　　　　　　　　B. 数学　　　　　　　　C. 音乐的欣赏
   D. 绘画　　　　　　　　E. 幻想

5. 以下哪项不是大脑左半球的功能（　　　）
   A. 数学　　　　　　　　B. 书写　　　　　　　　C. 雕塑
   D. 阅读　　　　　　　　E. 逻辑分析

二、填空题

1. 心理是_____的功能，脑是_____的器官。
2. 人类的大脑皮质尤其是_____发展最快，已成为_____的主要成分。
3. 动物心理发展过程可分为_____、_____和思维萌芽阶段。
4. 人的语言包括_____、_____、读、写四大功能。
5. 左脑与右脑既有分工，又有_____、_____、相互代偿的特点。
6. 客观现实是心理活动的_____。

三、简答题

1. 全世界被野兽抚养长大的孩子的心理发展水平共同特点有哪些？

2．简述人类大脑左右半球不对称性功能。

四、论述题

为什么说客观现实是心理活动的源泉？

（刘志超）

第四章

心理过程

学习目标

1. 了解感觉、知觉、思维、想象及情绪、情感的分类。
2. 熟悉痛觉的意义及影响因素、记忆的分类、注意的品质。
3. 掌握感觉、知觉的概念及特性；记忆、思维、注意和意志的概念。
4. 掌握记忆的基本过程及遗忘规律。
5. 学会测量自己的记忆、注意分配水平。

【引导案例】

人如果没有感觉会怎样

乔纳森是一名画家，在他颇有成就的艺术生涯中，曾经用各种美丽的颜色创作出大量的抽象画。然而 65 岁时，他由于脑损伤丧失颜色分辨能力，变为色盲。从此当他再次审视自己的画作时，看到的只是灰色、黑色和白色。他在以往色彩缤纷、充满丰富多彩人生体验的画作中看到的仅仅是"肮脏的"或"不合逻辑的"斑点。他已经认不出自己的作品了。以后的日常生活里，他只吃黑色和白色的食物——黑色的橄榄和白色的米饭看起来还可以，而有颜色的食物则变成了令人不安的灰色，看起来也不好吃。过了一段时间，他从混乱的感觉中恢复过来，他开始探索用黑白两色进行创作的可能性。乔纳森先生认为突如其来的色盲为他打开了视觉世界的新领域。

尽管丧失了颜色视觉，乔纳森的感觉过程仍然能够保证他通过艺术形式表达对世界的欣赏和改造。

思考一下：感觉的作用。

心理过程是指人的心理活动发生、发展的动态过程，是指大脑对客观现实反映的过程，包括认识过程、情绪情感过程及意志过程三个方面。

第一节 认识过程

认识过程是人们获得知识经验的过程，包括感觉、知觉、记忆、、思维、想象、注意等。

31

一、感觉

（一）感觉的概念

感觉是人脑对直接作用于感觉器官的客观事物个别属性的反映。客观事物是感觉的源泉。客观世界是由丰富多彩的多种事物组成的，而每种事物通常又具有多种属性。感觉只是反映客观事物的某一个别属性，如听觉器官接受声音的音量、音高和音色的刺激，视觉器官可以接受事物的形状、颜色、明暗度等信息。我们不仅能感觉外界的事物，而且还可以感觉到自己内部器官的状态——疲劳、饥饿等。

感觉是最基本、最简单的心理过程，是认识世界的开端，是一切认识活动的源泉。一切较高级、较复杂的心理现象，都是在感觉的基础上产生的。如果没有感觉，人不仅不能进行正常的认识活动，而且正常的心理功能也将遭到破坏。"感觉剥夺"实验就证实了这一点。

（二）感觉的种类

根据刺激物的来源和感觉的性质可以把感觉分成两大类：外部感觉和内部感觉。

1. 外部感觉

接受外部刺激，反映外界客观事物属性的感觉，如视觉、听觉、嗅觉、味觉、皮肤觉等。

2. 内部感觉

接受机体内部刺激，反映身体位置、运动和内脏不同状态的感觉，包括运动觉、平衡觉、内脏感觉等。

（三）感受性和感觉阈限

我们生活的环境存在许多刺激，但并不是所有的刺激都能引起感觉。能够引起感觉的刺激，其强度必定都是适宜的。心理学上用感受性和感觉阈限来表示。感受性是指感觉器官对适宜刺激的感受能力。感受性的高低一般用感觉阈限来衡量。刚刚能引起感觉的最小刺激量称为绝对感觉阈限。感受性和感觉阈限呈反比关系。

（四）感觉的特性

1. 感觉的适应性

由于刺激物对感觉器官的持续作用，引起感受性改变的现象称适应。这一特性对于人适应环境有很重要的意义，既可以使感受性提高，也可以引起感受性降低。视觉中的明适应和暗适应是最典型的感觉适应。暗适应是眼睛对暗光感受性提高的表现，明适应是对强光感受性降低的表现。俗话说："入芝兰之室，久闻不知其香；入鲍鱼之肆，久闻不知其臭"，是嗅觉适应的现象。大部分感觉都有适应性，嗅觉的适应性最快，温度觉、压觉适应性较快，听觉的适应不明显，而痛觉则很难适应。除了视觉的暗适应之外，其他感觉的适应一般都是引起感受性的降低。

2. 感觉的相互作用

指一种感觉的感受性受到其他感觉的影响而发生变化的现象。如食物的色、香、味可以同时作用于人的视觉、嗅觉、味觉而提高食欲，轻微的音乐可使患者的疼痛减轻而强烈的噪音会加剧患者的疼痛。

3. 感觉的对比

同一感受器在不同刺激作用下，感受性在强度和性质上发生变化的现象。如吃过甜食后再吃梨，会感觉梨是酸的；如果我们把灰色的纸放在黑色背景下会显得亮一些，放在白色的背景里便会显得暗一些，如图4-1。

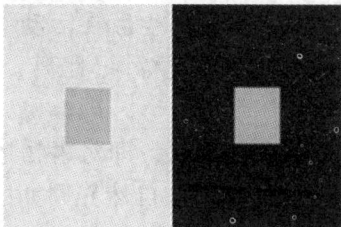

图4-1 视觉的对比

4. 联觉现象

一种感觉器官受到刺激时引起或加强性质完全不同的其他感觉的现象。在各种感觉中，颜色觉很容易产生联觉，如红、橙、黄颜色往往使人产生温暖的感觉因而被称为暖色，蓝、青、绿等色使人感到凉爽甚至寒冷，被称为冷色。

5. 感觉的发展和补偿

感觉的发展是指人的感受性在后天的生活经验中获得发展与成熟的过程。由于个人的生活实践不同，使得人们的各种感觉功能常常表现出很大的差异。如水彩画家可以区分40种以上的绿色色调，有经验的医生能听出心音微小的变化。有些丧失某种感觉功能的人，由于适应生活的需要，在生活实践中发展其他健全的感觉来弥补。如盲人有高度灵敏的听觉、触觉，而聋哑人的视觉特别敏锐。

6. 感觉后像

刺激物停止作用于感受器后，感觉不会马上消失，仍然会保留一段短暂的时间，这种暂时保留的感觉印象，称为感觉后像。电影的拍摄就是利用了视觉后像的特性，使那些间断的画面成为连续不断的动态景象。

二、知觉

（一）知觉的概念

知觉是人脑对直接作用于感觉器官的客观事物整体属性的反映。感觉和知觉是两种不同而又不可分割的心理过程。在现实生活中，我们不仅要认识事物的个别属性也要认识事物的整体属性。没有感觉对物体个别属性的反映，人们不可能获得对客观事物整体的反映。

感觉是知觉的基础，知觉是在感觉的基础上产生的，但知觉并不是感觉的简单总和，而是对事物的多种属性和各部分之间相互关系的综合反映。感觉的产生依赖于客观刺激的物理特性，相同的刺激会引起相同的感觉。而知觉在很大程度上依赖于人的主观态度和过去的知识经验。人的态度和需要使知觉具有一定的倾向性，知识经验的积累使知觉更丰富、更精确和更富有理解性。例如，我们对黑板的知觉，不是黑色、硬度和长方形的简单总和，而是加入已有的知识经验，与教学功能相联系，把黑板的各个属性结合成一个整体并对它加以理解。

（二）知觉的种类

根据知觉所反映对象的性质，可分为三类。

1. 空间知觉

物体空间特性在人脑中的反映，是人出生后在活动中随神经系统与脑功能逐渐成熟并与事物接触的过程中形成的。如形状、大小、距离、深度、方位知觉等。

2. 时间知觉

人脑对客观事物的延续性和顺序性反映，即对事物运动过程中的时间长短和次序先后的知觉。时间知觉的信息线索主要来自自然界周期的变化，如人体自身生理、心理的节律性变化，如心跳、呼吸、消化、排泄亦可起自动计时器的作用，这就是人体生物钟的知觉。

3. 运动知觉

人脑对物体的空间位置和移动速度的知觉。运动知觉是多种感官的协同活动的结果。参与运动知觉的有视觉、运动觉、平衡觉，其中视觉起重要作用。如人们乘车、乘船及骑车、行走时的体验。

（三）知觉的基本特性

1. 知觉的整体性

人们在知觉事物时，总是把事物的不同部分和不同属性综合起来作为一个整体来反映，这种特性就是知觉的整体性。过去的经验常常在这一过程中提供补充的信息。知觉的整体性使人们对客观现实的反映更趋于全面、完善，从而保证活动有效地进行（图4-2）。

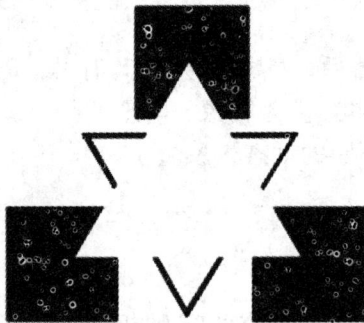

图4-2 知觉的整体性

2. 知觉的选择性

知觉的选择性是指在众多刺激物中选择少数刺激物作为知觉的对象，被选择的知觉对象清晰突出，未被选择的作为背景则模糊。但它们之间是可以相互转换的。图4-3（1）即可被知觉为黑色背景上的白花瓶，又可被知觉为白色背景上的两个黑色侧面人像。图4-3（2），我们既可以看成是一个青年妇女头颈部的左侧面也可以看成是一位老太太左前侧的面部。

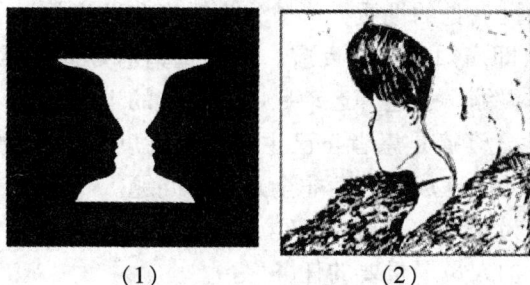

（1）　　　　（2）

图 4 - 3　知觉的选择性

知觉的选择性受主观、客观两方面因素的影响。

（1）客观因素　指刺激物方面的因素。① 对象与背景的差异，一般情况下，对象与背景差别越大，越容易从背景中选出对象。如标志多采用白底红字或深色的底浅色的字，以引起人们的知觉。②对象的活动性，在相对静止的背景上，运动的刺激物容易被知觉。如夜空的流星，霓虹灯广告。③对象的特征，对象特征越明显，越易感知。此外还有对象的刺激性、新颖性和相似性都可以影响选择性。

（2）主观因素　有无明确的目的、积极的态度，以及知觉者的兴趣、爱好、情绪状态等主观因素都影响知觉对象的选择。

3. 知觉的理解性

在感知某对象时，人们总是根据以往获得的知识经验对所知觉的对象进行理解和补充，并用词把它标志出来，这种特性就是知觉的理解性。例如，有经验的医生能从模糊不清的 X 线胶片上发现不为一般人所觉察的病灶；熟练的工人在机器运转的声响中能辨别出是否有故障。

4. 知觉的恒常性

当知觉的条件在一定范围内发生变化时，知觉的映象仍保持相对不变，这就是知觉的恒常性。例如，看一个人个头高矮，由于距离远近不同，投射在视网膜上的视像大小可以差异很大，但我们总认为他高矮没有变，仍按他的实际大小来知觉，这是高矮的恒常性。图 4 - 4 则反映了人们对"门"知觉的恒常性。知觉的恒常性能使人在不同情况下，都能按照事物的实际面貌反映客观事物。

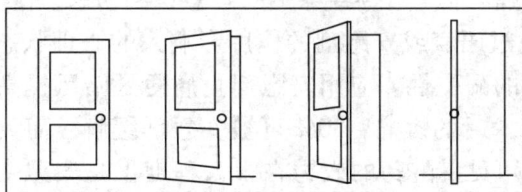

图 4 - 4　知觉的恒常性

（四）痛觉

1. 痛觉的定义及特点

痛觉是个体对现实刺激和已储存的经验相互作用而产生的主观感受和体验。

与其他感知觉相比，痛觉具有以下特点。

（1）痛觉的多样性　痛觉可分布在身体各部位。根据发生的部位不同，可分为皮肤痛觉和深部痛觉；根据痛觉的性质，可被分为锐痛和钝痛。

（2）痛觉的成分　即痛知觉和痛反应。痛知觉指对疼痛的感知。痛反应总是与不愉快的情绪联系，出现畏缩、逃避等运动反应及相应的生理变化。

（3）痛觉的主观性　疼痛是患者自己主观的、高度个体化的经验，不能被他人确证，因此，疼痛有很大的心理成分，而非全是躯体问题。

痛觉与医学关系极为密切，是临床最常见的症状之一，几乎每个人都有过疼痛的体验，解除疼痛常是医护人员最重要的任务之一。

2. 痛觉的意义

（1）生物学意义　疼痛是机体组织受到伤害的一种信号，它可提醒人们采取一系列保护性措施，因而是一种有益的警告，具有重要的生物学意义。

（2）心理学意义　在日常生活中，由于疼痛能促使人们去寻找医生的帮助或取得别人的同情和理解，所以疼痛被看作是一种求助的信号，而具有重要的心理学意义。如果不了解这一点，只把疼痛看成与组织损伤有关，就不能理解心理因素引起的各种疼痛而贻误诊治。

3. 影响疼痛的心理社会因素

（1）早期经验　就某种意义而言，疼痛也是经验的总结，以往经受过的疼痛体验，特别是幼年时期的经验，对疼痛可产生明显影响。如果儿童从小受到疼痛警告过多，成人后即易产生焦虑，并对疼痛过度敏感。

（2）对情境的认知评价　二战期间，美国学者比切（Beecher）发现，身负重伤的士兵只有1/3的人诉说剧烈疼痛而需要吗啡，大多数伤兵或者否认有疼痛，或者只承认有轻微疼痛，无需用止痛药。战后比切回到普通医院工作，发现受外伤的患者80%以上诉说剧烈疼痛而恳求使用吗啡，因此，比切认为外伤的意义对痛觉产生很大影响，对一个受伤的战士来说，从战场上死里逃生使他感到庆幸；而对一个和平环境的市民来说，受伤或接受手术则是一场灾难。

（3）注意力　如果将注意力集中在自身上，疼痛就会更加剧烈，而被加强了的疼痛又会使人进一步把注意力集中于疼痛之上，如此交替往复，形成恶性循环。相反，如果把注意力投向疼痛以外的事务，疼痛便会减轻。例如，参加激烈竞赛的运动员即使受了伤也很少感到疼痛，但当比赛结束后一旦意识到伤情，便会感到疼痛难忍。

（4）暗示　是指通过语言或安慰剂的作用影响人的心理状态的过程。暗示即可提高也可降低个体对疼痛的耐受性。应用安慰剂止痛便是暗示提高疼痛耐受性的最好例证。研究发现，外科手术后的疼痛，30%可被安慰剂缓解，而大计量的吗啡也只能使70%的患者疼痛减轻。可见麻醉药的效力在很大程度上是安慰剂的效应。相反，负性暗示作用也可引起或者加重疼痛，在临床工作中常可看到，由于医护人员无意中的一句话，而使某人怀疑自己得了某种疾病，从此出现经久不缓的医源性疼痛。

（5）情绪状态　一般情况下，积极的情绪如愉快、兴奋、或充满信心的时候，对伤害性刺激的敏感性降低，痛阈提高，在极度欢快兴奋的状态下，疼痛可被抑制。相反，消极情绪如恐惧、焦虑、悲伤、失望等则使痛阈降低。对疼痛的焦虑和恐惧，会导致比实际更严重的疼痛，越是恐惧，疼痛就越明显。

（6）人格　疼痛的敏感性和对疼痛的表达方式与人格类型有很大关系。易于接受暗示的人痛阈和耐痛阈变化较大，自尊心强的人常表现出较高的疼痛耐受性。与一般人相比，具有疑病、癔症、抑郁等人格特征的人对疼痛更为敏感。通常来说，性格刚毅、勇敢者对疼痛的忍耐力较强，反应也较平淡；而性格脆弱、敏感者对疼痛的忍受力较差，反应也比较强烈。

对疼痛的治疗，除了用药物、针灸、按摩等手段外，心理治疗如稳定情绪、意志调控、转移注意力和暗示疗法等都对解除或减轻疼痛起到积极作用。

（五）错觉

错觉是对客观事物整体属性不正确的知觉。在特定条件下所产生的对外界事物歪曲的知觉，这种歪曲常有固定倾向，只要条件具备，它就必然产生。错觉现象十分普遍，在各种知觉中都可发生，其中视错觉最为多见。

1. 常见的错觉

（1）图形错觉　图4-5（1）（2）（3）。

（2）大小错觉　图4-5（4）。

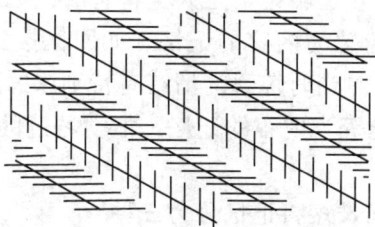

（1）垂直-水平线错觉　　　　　　（2）缪勒-莱依尔错觉

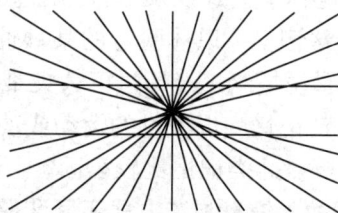

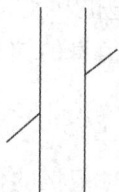

（3）波根多夫错觉　　　　　　（4）大小圆错觉

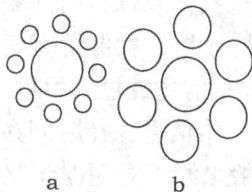

图4-5　图形错觉和大小错觉

（3）形重错觉　用手比较500g铁和500g棉花的重量，会觉得铁比棉花重得多，这是因视觉之"形"影响了肌感之"重"而产生的错觉。

此外，还有方位、运动、时间、声音、触错觉等。

2. 错觉产生的原因及意义

产生错觉的原因相当复杂，一般由于感知条件不好，如光线差、视听觉功能减退、客观刺激不清晰、过度疲劳和紧张等原因易产生错觉。正常人走夜路如感恐惧，会将自己的脚步声误认为被人跟着；思念亲人回家会将其他声音误认为敲门声。在正常情况下，人通过实践可将错觉矫正，同时也可在正常生活中利用错觉产生某种积极效应，如化装艺术、室内装饰以及胖人穿深色和竖条服装显得苗条些等。

三、记忆

（一）记忆的概念

记忆是过去经验在人脑中的反映。人们感知过的事物，体验过的情绪，思考过的问题和做过的动作都会不同程度地在大脑中留下痕迹，在适当的条件诱发下在脑中再现出来。记忆是保证人们正常生活的前提条件，在心理发展及人格形成中起着重要作用。

（二）记忆的种类

1. 按记忆的内容可以分为四种

（1）形象记忆　以感知过的事物具体形象为内容的记忆。如人们对人物景象的记忆，对声音、气味和味道等的记忆。

（2）逻辑记忆　以语词的形式对概念、判断、推理、规律等为内容的记忆。这种记忆所保持的不是事物的具体形象，而是关于事物的意义、本质和规律等方面的内容。如对定义、定律、公式以及对自己思想的记忆。逻辑记忆是人类特有的记忆形式。

（3）情绪记忆　以体验过的某种情绪、情感为内容的记忆。如回忆接到入学录取通知书时的喜悦情绪；经历过巨大灾难的人，对当时惊恐的情绪有特别深的记忆。

（4）运动记忆　以做过的运动或动作技能等为内容的记忆，如学习过的技能操作、骑车、游泳等。此类记忆比较牢固。

2. 根据输入信息加工方式不同和储存时间长短将记忆分为三种

（1）瞬时记忆　又叫感觉记忆，是记忆的开始阶段，指刺激物对感觉器官的刺激停止作用后，印象持续极短时间的记忆。其特点是信息保持时间短，约 $0.25 \sim 2s$；形象鲜明，信息储存量大，但易消失。如果这些信息被及时加工，可转入短时记忆。

（2）短时记忆　指信息保持时间较短的记忆，是瞬时记忆和长时记忆的中间阶段，也称初级记忆。其特点是信息保持时间一般不超过 $1min$；信息的储存量有限，一般为 (7 ± 2) 个记忆单位；信息经过复习可进入长时记忆。

（3）长时记忆　指信息保持时间在 $1min$ 以上，甚至终生不忘。长时记忆信息储存的容量无限大，一般来源于对短时记忆的加工和重复，长时记忆的信息受到干扰或其他因素的影响，也会产生遗忘。

以上三种记忆类型的关系如图 $4-6$。

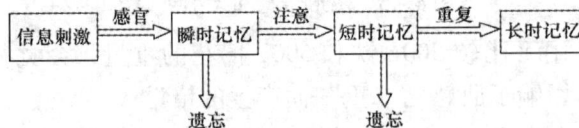

图 4-6　三种记忆类型关系图

（三）记忆的过程

记忆过程包括识记、保持、再认或回忆三个基本环节。从信息论的观点来看，记忆就是对输入信息的编码、储存和提取过程。

1. 识记

识记是记忆过程的开端，是识别和记住事物的过程。识记根据目的性和努力程度分为无意识记和有意识记。

（1）无意识记　指没有明确的目的，不需经过特殊努力的识记。无意识记具有很大的选择性，与人的需要兴趣相联系的事容易记住，但由于识记的内容往往具有偶然性、片面性，所以不能获得系统的知识。

（2）有意识记　指有预定目的和计划，运用一定的方法，并付出一定努力的识记。这通常表现在系统学习过程中，力求掌握某种知识和技能。依据识记材料的性质和对材料的理解程度，可分为机械识记和意义识记。机械识记是指依据识记材料的外部联系采取多次重复的方式进行的识记，例如对人名、地名、历史年代、电话号码等的识记。意义识记是指依据材料的内在联系，运用已有的知识经验进行积极的思维，通过理解识记。一般来说，有意识记优于无意识记，意义识记优于机械识记。

2. 保持

对识记过的知识和经验在头脑中进行加工、巩固和保存的过程。保持不仅是巩固识记，而且也是实现再认和回忆的重要保证。保持的效果取决于对记忆内容的理解程度，同时也受个人兴趣、情绪和不同任务的影响。

3. 再认或回忆

指从人脑中提取信息的过程。再认指曾经感知过的事物或场景再度出现时能够重新识别出来；当过去感知过的事物或场景，不在眼前时仍能重新呈现起来，这是回忆。一般说来，再认比回忆容易，能回忆的一般都能再认，反之，能再认的不一定能回忆。

（四）遗忘

遗忘是识记过的材料在一定条件下，不能或错误的再认或回忆。

遗忘可分为两类：一种是永久性遗忘，是短时记忆的遗忘，未经重复学习，没有转入长时记忆；另一种是暂时性遗忘，指长时记忆的遗忘，一般由于受到干扰而不能提取，在适当的条件下，记忆可恢复。

德国心理学家艾宾浩斯（H. Ebbinghaus）对遗忘现象做了系统的研究。他发现遗忘的进程是不均匀的，在识记后的最初阶段，遗忘速度较快，而后逐渐缓慢，揭示了遗忘的进程是"先快后慢"，被称为"艾宾浩斯遗忘曲线"（图4-7）。

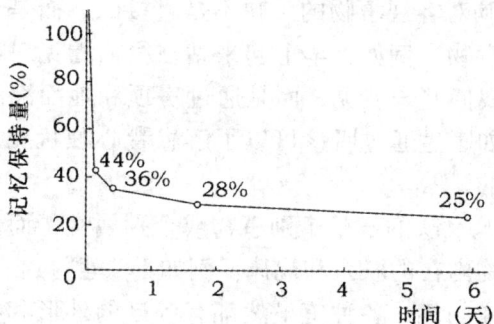

图 4-7　艾宾浩斯遗忘曲线

（五）记忆的品质

人与人之间的记忆力有很大差异，有的人记忆力很强，有的人却十分健忘。良好的记忆力体现在以下四个方面。

1. 敏捷性

指记忆的速度而言，以在规定时间内能记住或回忆多少事物为指标。如背诵时，有的人能"过目成诵"，而有的人却要反复念多遍方能背诵。若要提高记忆敏捷性，一是应明确记忆的目的、任务和要求；二是应保持注意力的高度集中。

2. 持久性

指记忆在头脑中保留时间的长短而言。具有记忆持久性的人，能将识记过的材料保持长久，有的甚至一生不忘。若想持久的保持记忆，一要加深对识记材料的理解；二要善于经常、及时地进行复习。只有这样才能避免遗忘，提高保持的牢固性。

3. 准确性

指记忆内容是否正确而言。这是记忆的一个重要品质。如果记忆不具有准确性，即使记得再快，保持的再久，也毫无意义。若想准确地保持记忆，一要专心致志地识记材料，在复习时经常把新旧材料、类似材料加以比较，形成精确的分化；二要养成经常检查自己记忆效果的习惯，并善于运用各种回忆的方法。只有这样，才能及时弥补记忆的不足，保持记忆的准确性。

4. 准备性

指对记忆的内容，当需要时，能否及时回忆出来。具有准备性的人，能在需要时及时将保存的信息提取出来，加以运用。若要提高记忆的准备性，一是掌握的知识要尽量系统化；二是要掌握学以致用的本领，具有良好的回忆技能。只有这样，才能避免死记硬背的现象，提高记忆的准备性。

四、思维

（一）思维的概念

思维是人脑对客观事物的间接的和概括的反映，是借助于语言揭示事物本质特征以及内部规律的理性认识过程。思维同感知觉、记忆一样都是对客观现实的反映过程。

（二）思维的特征

（1）间接性　指人脑对客观事物的反映不是直接的，而是通过其他事物或已有的经验为媒介来认识客观事物。例如，早上起来站在窗前看见对面房顶湿了，便可推想夜里下过雨，夜里下雨我们并未看见，而是通过房顶和地面潮湿做媒介结合已有的知识经验推断出来的。又如医生通过听诊可以了解患者心脏状况，这是通过声音做媒介和医学经验而间接了解的。

（2）概括性　指人脑反映的不是个别事物或个别属性，而是反映同一类事物共同的、本质的特征以及事物内在的联系和规律。例如："笔"这一个词，可以概括毛笔、钢笔、圆珠笔等各式各样的笔，各种笔虽然都有各自的外形和特点，但它们共同的本质的特征是书写工具。概括的反映来自人类对事物和现象多次感知，从而概括出事物之间的联系和关系。一切科学的概念、定义、定律、定理都是思维概括的结果。

（三）思维的分类

1. 根据思维的凭借物和解决问题的方式分类

（1）动作思维　以实际动作来解决具体问题的思维。例如修理机器要依靠实际动作来解决。3 岁前幼儿的思维活动离不开触摸和摆弄物体的活动，其思维方式主要靠直观动作来解决问题。

（2）形象思维　利用具体形象解决具体问题的思维。例如要布置房间之前，思考着桌子放在哪里、书柜放在哪里，在头脑中出现各种物品安排的形象。文学家、艺术家、设计师则更多地依赖具体形象思维。学龄前儿童游戏活动中的角色扮演、情境设想就属于这一类思维。

（3）逻辑思维　以抽象的概念、判断推理的形式解决问题的思维。逻辑思维是人类思维的核心形态，其发展较晚，青年期以后才比较发达。例如人们运用符号、定理、定律来演算题目。

成人在进行思维时，上述三种思维往往是相互联系着来解决问题，极少单纯用一种思维，但可有某一种思维占优势。儿童的思维发展经历着从动作思维到形象思维再到逻辑思维的过程。

2. 根据探索答案方向的不同分类

（1）聚合思维　把问题提供的各种信息聚合起来得出一个正确的或最好的答案。这是一种有方向、有范围和有条理的思维方式。例如，医生在给患者看病时，根据患者的各种症状、体征以及实验室检查的结果做出正确的诊断，就是一种聚合式思维。

（2）发散思维　指解决一定问题时，沿着各种不同的方向去进行积极思考，找出两个以上可能的答案、解决方法或结论。如一题多解；医生在治疗疾病时可考虑采用药物、手术或中西医结合等方法，就是一种发散思维。发散思维的能力与创造力密切相关。

3. 根据思维的主动性和独创性不同分为

（1）习惯性思维　指以已有的知识经验主动地解决问题的连贯性思维。如当发现患者高热时，立即给予物理降温；发现婴儿啼哭时，就想是否饿了，马上喂奶。这种思维的创造水平低，对原有的知识经验不需进行明显改组。

（2）创造性思维　指在思维过程中产生一些新颖的、前所未有的、具有社会价值的思维。是多种思维的综合表现，同时还要结合想象，进行构思才可能实现，是智力高度发展的体现。

（四）思维的过程

对反映事物外部现象和特性的感知材料进行加工，以揭露事物内部的本质的特征和规律性联系的心理过程就是思维过程。通过分析与综合、分类与比较、抽象与概括等一系列活动而实现的。

1. 分析与综合

分析是在头脑中把事物的整体分解为各个部分或各种不同特征的过程，综合是把事物的各个部分或各种属性汇合成一个整体的过程。分析与综合是同一思维过程的两个方面。没有分析就不可能有正确的结论，没有综合就只能感觉事物的各个部分，任何一门科学都是由分析综合而成体系的。分析和综合贯穿整个思维过程。

2. 分类与比较

分类是将事物区别归类，比较是确定几种事物的异同。通过比较才能将事物鉴别分类，分类是比较的前提，比较是分类的基础。

3. 抽象与概括

抽象是将事物的本质属性与非本质属性区别开来的思维过程，概括是把抽象出来的本质特性加以综合，并推广到同类其他事物的思维过程。抽象与概括的过程，实质上是在比较的基础上而进行的更高级的分析综合过程。

（五）解决问题的思维过程

思维过程主要体现在解决问题的活动中，解决问题是思维活动的动力。解决问题的心理过程有认识、情绪、意志活动参与，其中思维活动是关键，解决问题的思维可划分为四个阶段。

1. 发现问题

解决问题从发现问题开始。实践中我们认识到并不是所有问题都是明显的，只有善于发现问题又能抓住问题的核心，解决问题才有正确的方向。能否发现问题与人是否有积极的需要和动机以及个人的认识水平和知识经验有关。

2. 分析问题

对明确提出的问题，进行原因、性质的分析，抓住问题的核心关键所在，分析问题越透彻，越有利于问题的解决。

3. 提出假设

在问题分析的基础上，提出解决问题的方案、策略，确定解决问题的原则、方法和途径，这是解决问题的关键。

4. 检验假设

由于提出的假设不一定是正确的和最好的，需要通过两种方法检验：一是实践的检验，通过实践和实验进行检验假设，如果假设被证明是正确的，问题就得到解决，如果被证明是错误的，就需修改或寻求新的策略和方法；二是通过智力活动进行检验，在头脑中用思维活动来检验假设的正确与否。

（六）影响解决问题的因素

1. 情绪和动机状态

耶克斯－多德森定律表明了情绪对问题解决的作用，操作效率与情绪水平之间的关系，随着任务的复杂性而发生变化。当需解决问题难度较大时，最佳状态应是较低的情绪水平；当问题简单时则要较高的情绪水平。

动机状态对问题解决的作用也是显而易见的，动机与解决问题的关系可描绘为"倒 U 型曲线"，即太强与太弱的动机都不利于问题解决，中等强度的动机水平最佳。

2. 定势

定势又称心向，是由先前的活动而造成的一种对活动特殊的心理准备状态。若环境条件不发生变化，定势可帮助人们迅速地理解问题发挥其积极作用；一旦情境发生变化，定势的消极影响就会显现。要消除定势的消极影响就要改变思维方式，运用发散思维。

3. 迁移

迁移是指已获得的知识、技能和学习方法对学习新知识和新技能的影响或者说是一种学习对另一种学习的影响。这种影响可能是积极的，即已有的知识经验能促进新知识、技能的学习，称为正迁移。若已有的知识阻碍了新知识、技能的学习称为负迁移。

一般来说，概括水平越高，越善于比较，知识掌握理解得越深刻越有利于实现迁移。

4. 个性特征

能否顺利地解决问题与一个人的个性特征有着密切的关系。善于解决问题的人应具有灵活性、首创性和自信心等心理特征。另外，一个人的智力水平、气质类型也直接影响着解决问题的效率和方式。

五、想象和创造

（一）想象

1. 想象的概念

想象是人脑对已有表象进行加工改造形成新形象的过程。想象最突出的特征是在表象的基础上形成有关事物的新形象。表象是过去感知过的事物在记忆中保留下来的印象，想象是在头脑中对已有表象经过加工改造，重新组合创造而形成新形象。

想象的特点是形象性和创造性，即通过想象创造一个新形象。这种形象可以是没有直接感知过的事物的形象，也可以是现实生活中并不存在的事物的形象。但构成想象的材料来自客观现实。任何想象都不是凭空产生的，一切材料都来自生活，取自过去的经验。如鲁迅先生所说文学作品中的人物形象，"往往嘴在浙江，脸在北京，衣服在山西，是一个拼凑起来的角色"。

2. 想象的分类

根据产生想象时有无目的性，分为无意想象和有意想象。

（1）无意想象 一种没有预定目的、不自觉的、不由自主的想象。如看到天上的浮云，脑中就会产生起伏的山峦、活动的羊群、嘶鸣的奔马等形象。

梦是睡眠状态下产生的一种正常的心理现象，是无意想象的极端形式。人在觉醒时接触客观外界环境获得了丰富的感性材料，经人脑加工成为经验和表象。在睡眠状态下，这些经验和表象中的部分重新呈现出来就形成了梦的内容。

（2）有意想象 根据一定目的自觉进行的想象，有时还需要一定的意志努力。根据有意想象的新颖性和独特性不同，有意想象分为两种。①再造想象：根据词语描述或图形描绘在头脑中形成新形象的过程，如学习解剖时通过解剖挂图想象实体的情况；②创造想象：根据一定的目的、任务，在头脑中独立创造出新形象的过程，具有首创性、独立性、新颖性的特点。创造想象是比再造想象复杂而困难的智力活动，它需要对已有的感性材料进行深入的分析、综合、加工改造，在头脑中进行创造性构思。创造想象是人的创造活动的必要组成部分。

幻想是一种与人的生活愿望相联系并指向未来的想象，是创造想象的一种准备形式和特殊形式。根据幻想的社会价值和有无实现的可能性，可分为积极幻想和消极幻想。如果幻想是以现实为依据，符合事物的发展规律，并能指向行动，经过努力最终可以实现，就是积极的幻想；另一种是完全脱离现实的发展规律，并且毫无实现的可能，这种幻想就是空想，是无益的幻想，具有消极意义。

（二）创造

1. 创造的概念

创造是提供新颖的、首创的、具有社会意义产物的活动。例如，新理论的提出，新机器的发明，文学艺术作品的创作等。

创造是一种探索未知的劳动，任何创造都需要付出巨大的脑力和体力劳动。创造过程包括知、情、意各种心理过程在最高水平上的综合，特别是创造性思维和创造性想象的运作，明显高出一般问题解决时的思维活动和想象力水平。

2. 创造力

目前认为创造力是产生新思想、发现和创造新事物的能力。它是成功地完成某种创造性活动所必需的心理品质。美国心理学家吉尔福特认为，由发散思维所显现于外的。

创造性行为，可以代表一个人的创造力。这种行为表现有三个特点。

（1）变通性　是创造力的一种特性，是创造力在行为上的一种表现。具有变通性的人较少受定势、功能固着等心理作用所桎梏，遇事能举一反三，触类旁通，构思不同凡俗，想象超常。

（2）独特性　是对事物表现出独特和新颖的见解。有学者为儿童设计如下的问题："说出你想到的圆形的东西"，如答案是水滴、鼠洞、救生圈、肥皂泡等的独特性要比回答杯子、盘子、皮球等更高。

（3）流畅性　表现在心智活动较流畅，很少阻滞，能在较短时间内提出较多的见解。思维流畅性的测试多是在规定时间内，测试同样刺激下所产生的不同反应数量的多少。凡在一定时间内表达出较多的观念，或对刺激的反应又快有多，就是流畅性高。

以上创造力的三个特点是相互关联的。能流畅才能变通，能变通才可能独创。既流畅又变通的人才可能创造出独特的观念和形象。

创造性想象和创造性思维是创造者的重要品质。创造性思维是发散思维和聚合思维的有机结合，以发散思维为主。创造力的高低除与思维、智力等有关外，还与人格特征、兴趣广泛、语言流畅、反应敏捷、记忆力好、工作效率高、从众行为少、生活范围广等多种因素有关。

六、注意

（一）注意的概念

注意是人的心理活动对一定事物的指向和集中。所谓指向是人的心理活动所反映的对象和范围，显示人的心理活动具有选择性。如学生上课时只注意听老师讲，不去关心教室里发生的其他事情。所谓集中是指心理活动在特定的对象上保持稳定和深入程度。学生的心理不仅离开一切与听课无关的事物，而且抑制一切有碍于听课的活动，如"全神贯注"。

注意是一切心理过程的开端，并始终伴随着心理过程而存在，是保证心理过程顺利进行的必要条件。注意不是独立的心理过程，而是始终伴随在心理活动中的一种积极的心理状态。

（二）注意的分类

根据注意有无目的性和意志努力的程度不同，可把注意分为三种。

1. 无意注意

指事先没有预定目的，也不需要做出意志努力自然而然的注意。无意注意不受人的意识控制，也称不随意注意。引起无意注意的原因概括起来有两个方面：一是客观刺激物本身的特点，如刺激物的强度、新异性，刺激物之间的对比关系及刺激物的运动变化；二是人的主观状态，如需要、兴趣、情绪、态度以及对事物所持的期待等，也都影响着人们的无意注意。

2. 有意注意

也称随意注意，指有预定目的，需要一定意志努力而产生的注意，并受人的意识自觉调节和支配。它与心理活动任务、目的性及意识水平有关。如学生听课、科技人员从事科学研究时，把注意力集中在这些活动上就是有意注意。

3. 有意后注意

指有预定目的，但不需要意志努力而产生的注意。有意后注意是有意注意转化而来的无意注意，是一种特殊形式的注意，它兼有无意注意和有意注意的特征。它是一种自觉的有目的注意，但却不需要特别的意志努力。有意后注意是一种高级类型的注意，其有高度的稳定性，是人类从事创造性活动的必要条件。

（三）注意的品质

1. 注意的广度

又称注意的范围。指在同一时间内注意到对象的数量。注意广度受知觉特点的影响，如知觉对象越集中，排列越有规律，越能成为相互联系的整体，注意的范围也就越大。另外，个体的知识经验、活动任务、情绪与兴趣状态也影响注意广度。扩大注意广度，可以提高学习和工作效率，如"一目十行"就能在同样时间内输入更多的信息。

2. 注意的稳定性

指人的心理活动长时间地保持在感受某种事物或从事某种活动上的能力。注意的稳定性取决于事物的性质和主体的状态，同时也与训练有关，如做手术时，医护人员的注意力需要长时间集中在手术部位。

研究表明，人的注意是不能长时间地保持固定不变的，而是间歇地加强或减弱，这种周期性地变化，称为注意的起伏。同注意稳定性相反的心理状态是注意的分散，也叫分心，指注意离开了当前应完成的任务而被无关刺激的干扰或由单调刺激作用所引起。

3. 注意的分配

指在同一时间内把注意指向两种或两种以上的对象和活动的能力。例如学习时边听课边记笔记；医生一面倾听患者诉说病情，一面对患者进行观察或体格检查等。注意分配的基本条件是同时进行的两种或几种活动之间联系紧密，且至少有一种可以达到自动化的程度。注意分配能力是可以通过训练提高的，对驾驶员、飞行员、教师等职业活动都是十分需要的。

4. 注意的转移

指有目的的根据新的需要，及时主动地把注意从一个对象转移到另一个对象上，或由一种活动转移到另一种活动上去的特性。一般来说，注意转移的快慢和难易，取决于对原有活动的注意强度和引起注意转移的新事物的特点。

注意的转移与注意的分散有本质的区别。注意的转移是一种有目的、自觉的活动，使一种活动合理地被另一种活动所代替；而注意的分散是由于受到无关刺激的干扰，不自觉地转移到对完成工作有不良影响的无关活动上。

第二节 情绪与情感

一、概述

（一）情绪与情感的概念

情绪和情感是人对客观事物是否符合自己的需要而产生的态度体验。这一定义强调以下几点。

（1）情绪与情感是人对客观事物的一种反映形式，即情绪、情感的产生是由某种事物引起的，客观事物是产生情绪、情感的来源。客观事物包括发生在主体周围的人及事物，也包括主体本身的生理状态等。

（2）情绪、情感产生是以机体的需要为中介的。如符合人们的需要时就会产生肯定的态度，体验到满意、自信、喜悦、愉快等；不符合人们的需要时，就会产生否定的态度体验如憎恨、悲哀、恐惧、愤怒等。

（3）情绪和情感是对事物态度的体验。体验才是情绪情感，离开体验，也就没了情绪、情感。人与事物发生多种多样的关系，对这些事物也就抱有这样或那样的态度，这种态度总是以带有特殊色彩的体验形式表现出来。如月亮本身有圆有缺，这并不能说明它会产生欢乐与悲伤的情绪，但人们在这种情境下产生的情绪，就是一种主观态度的体验。

（二）情绪与情感的特点

人的任何一种情绪、情感都有一种与之性质相反的情绪情感相对应。这就表现了情绪情感两极性的特点，其具体表现如下。

1. 肯定与否定

肯定的情绪、情感是一种愉快的并与需要的满足相联系，如满意、快乐等；否定的情绪、情感是不愉快的并与需要不能被满足相联系，如不满意、悲哀等。

2. 积极与消极

凡是与积极态度相联系的情绪、情感是积极的，如振奋、热情等；凡是与消极态度相联系的情绪、情感是消极的，如失望、忧郁等。

3. 紧张与轻松

这是人处在活动的紧要关头表现出来的两极性。通常在紧要关头的前夕，当事人一般会有紧张的情绪、情感体验，事后往往会有紧张的解除和轻松的体验。

4. 激动与平静

激动的情绪、情感是强烈的、短暂的、爆发式的体验，如激愤、盛怒、狂喜等；平静的情绪、情感是在平静状态下的体验。

5. 强与弱

这是情绪、情感表现在强度上的两极状态。一般人产生的任何情绪、情感都会有强弱变化的不同等级，如从愠怒到暴怒，从担心到恐惧，从满意到狂喜等。

（三）情绪与情感的区别和联系

1. 情绪与情感的区别

（1）情绪是与生理需要相联系的态度体验。情感则是与社会性需要相联系的态度体验。如婴儿饥渴或身体不适就会有哭的情绪表达，随着年龄增长和社会化进展，就会产生对父母、祖国等的高级情感体验。

（2）情绪具有情境性、激动性和暂时性的特点。情感则具有稳定性、深刻性、长期性等特点，是人对事物稳定态度的反映。

（3）情绪反应强烈，并带有明显的生理变化和外部表现。情感反应不明显，很少带有冲动性和生理变化，常以内心体验的形式存在。

（4）情绪是人和动物共有的，情感则是人所独有的。动物只有自然需要，没有社会需要，因此，动物只具有较低的情绪体验，没有高级情感体验。

2. 情感与情绪的联系

一方面，情绪是情感的外在表现，情感离不开情绪。情感是在情绪的基础上形成，而且通过情绪表现出来，离开情绪的情感是不存在的。另一方面，情感是情绪的本质内容，情感的深度决定着情绪表现的强度，情感的性质决定情绪表现的形式。因此，情绪是情感的外在表现，情感是情绪的本质内容，情绪和情感是不可分割的。

二、情绪与情感的分类

（一）基本情绪

人类的情绪多种多样，一般认为快乐、悲哀、愤怒、恐惧是基本情绪形式。

1. 快乐

盼望的目的达到后继之而来的紧张解除时的情绪体验。快乐的程度可以从满意、愉快到大喜、狂喜。

2. 悲哀

对所盼望、所追求的东西和目的失去时产生的情绪体验。悲哀的强度取决于失去事物的价值。它的程度从遗憾、失望到难过、忧伤、哀痛，甚至于产生哭泣。

3. 愤怒

由于他人或外界事物妨碍了目标和愿望的达到而产生的情绪体验，其程度可以从轻微的不满、生气、愠怒到大怒、暴怒。

4. 恐惧

企图摆脱、逃避某种情境的情绪体验，例如熟悉的情境突然发生了变化，失去了掌握、处理的办法时，就会产生恐惧。奇怪、陌生都可能引起恐惧。

（二）情绪状态

根据情绪发生的强度、速度、紧张度和持续性，一般将情绪分为心境、激情和应激。

1. 心境

一种微弱的、平静而持久的、影响人的整个心理活动的情绪状态，具有弥散性的特点。心境往往不是针对某一事物的特定体验，而是在某一段时间内，影响一个人的全部行为和全部生活，使人的言语和行动都染上同样的感情色彩。正可谓"喜则见喜，忧则见忧"，说的就是心境。

影响心境的原因很多，既有客观原因，也有主观原因。如人所处的经济地位和社会地位、对人有重要意义的事件、人际关系、激情的余波、健康状况、自然环境的变化等因素。

心境对人的生活、工作、学习和健康有很大影响。积极良好的心境使人精神振奋，更好地发挥积极性、创造性，从而使人战胜困难，提高工作效率，有益于健康；消极悲观的心境则使人意志消沉，降低工作效率，甚至会使人患有严重的心身障碍。因此，我们应有意识地控制、掌握自己的心境，保持愉悦舒畅的状态。

2. 激情

一种强烈的、短暂的、爆发性的情绪状态。激情具有激动性和冲动性的特点，发生时强度很大，常常伴随机体内部的生理变化和明显剧烈的表情动作。如狂喜时手舞足蹈，捧腹大笑；惊恐时浑身颤抖，面如土色；暴怒时横眉竖目，暴跳如雷；绝望时心灰意冷，目光呆滞。

激情产生的原因，多由个体生活中的重大事件引起，也可因相互矛盾的愿望和冲突及过度的压抑、兴奋引起。激情有积极和消极之分，积极的激情能调动人的潜力，产生巨大的动力，如战士有爱祖国、爱人民的激情，可在战场上浴血奋战，视死如归。但消极的激情使人的认识范围狭窄，理解力和自制力显著下降，不能正确的评价自己行动的意义和后果，出现不顾一切的不良行为。

3. 应激

应激是出乎意料的紧急情况所引起的高度紧张的情绪状态。它是人对某种意外环境刺激所作出的适应性反应。突发的事件，意外的事故、过重的精神压力等都可作为应激源而导致应激状态，并伴随生理功能的剧烈变化，如心律、血压、体温、肌肉紧张度、代谢水平等。

应激状态的时间可长可短，短时的应激通常导致全身总动员，包括交感神经兴奋增高及高度觉醒以对付应激；长时持续的应激，往往损害自身的生物化学保护机制，降低机体的抵抗力，从而导致躯体功能紊乱，以致易受疾病侵袭。应激反应的程度除与刺激物的强度有关外，还受一些其他因素的影响。如先天素质、人格特征、经验、社会阅历、社会支持以及机体对应激源的认识和评价有关。

应激的积极作用能使人意识清晰、思维敏捷、情绪稳定，可"急中生智"及时摆脱困境转危为安；消极的应激状态会使人意识模糊、精神萎靡、情绪反常、"急中丧智"而无法应付危急情境。

（三）社会性情感

情感是与社会性需要相联系的体验，它反映了人们的社会关系和社会生活状况，按其性质和内容分为以下三大类。

1. 道德感

指根据一定的社会道德标准，评价人的思想、意图、言论和行为时所产生的情感体验。当人们根据已掌握的社会道德标准去评价自己或他人时，认为符合道德需要，即产生肯定的体验；反之，则产生否定的体验。

道德感按其内容而言包括对祖国的自豪感和尊严感，对民族敌人的仇恨感，对社会劳动和公共事物的义务感、责任感；对社会、集体的集体主义感、荣誉感；对朋友的友谊感、国际主义情感等。道德感是在社会实践中发生和发展的，不同历史时代、社会、阶级具有不同的道德标准，因而人的道德感具有明显社会性、历史性、阶级性。

2. 理智感

个人在智力活动过程中，对认识活动成就进行评价时产生的情感体验。人的好奇心、求知欲、惊奇感、喜悦感、自信感都是理智感的不同表现形式。理智感是随着人们的认识活动的逐步深入而得到发生和发展的，同时又推动人们认识活动的进行和深入。任何学习活动、科学发明、艺术创作都与理智感分不开。

3. 美感

美感是人们根据一定的审美标准对事物是否符合个人审美需要而产生的个人体验。包括自然美感、艺术美感和社会美感。审美标准是美感产生的关键。美感受个人的审美观、审美能力，以及社会、历史、生活条件等诸多因素的影响。

道德感、理智感、美感都是在社会生活实践中发展起来的，都是与一定的原则、标准、社会要求和社会价值相联系的。

三、情绪与情感的作用

（一）情商及其意义

1. 情商的概念

情商（emotional quotient，EQ）又叫情绪智商，是指一个人控制自己情绪、驾驭别人情绪的能力，以及忍受挫折与应变的能力，是衡量一个人情绪水平高低的尺度。根据现有的理论，"情商"的内容大致可以概括为以下五个方面。

（1）自我认识的能力　即对自己的感知力，包括了解自身真实感受的能力，当个人某种情绪刚一出现就及时察觉，做到自我觉知，这是情商的核心与基础。

（2）管理自我的能力　即自我控制情绪的能力，是建立在自我觉知的基础上的，主要包括自我安慰的能力；能在挫折和困难面前保持冷静；有效摆脱焦虑、抑郁等消极情绪的能力等。

（3）自我激励的能力　所谓自我激励能力是服从某一目标努力，整顿情绪，指挥个人情绪的能力，是情商的重要内容。

（4）识别他人情绪的能力　在自我觉知的基础上发展起来的一种理解、察觉与驾驭他人情绪的能力，能敏锐地感受到他人的情绪变化状态、需求与愿望。

（5）人际交往的能力　人际交往是一种生存和发展的最基本的能力，是指在了解他人的心态，尊重他人想法并能理解与适应他人的情绪，是情商的主要内容。

2. 情商的意义

心理素质是人类一切活动的精神基础。心理素质包括理性的智商和非理性的情商两个方面，智商的高低反映了一个人智力水平，直接影响个体心理的发展状况和未来学习、工作的成就；而情商则被认为是用于预测一个人能否取得职业成功或生活成功的更有效的依据，情商更好地反映了个体的社会适应性。美国学者高尔曼（Galman）认为，在一切人的成功要素中，智商只占20%，而80%受情商的影响。大凡成功者，都有非凡的心理素质，尤其是超凡的情商。

（二）情绪、情感对个体的影响

1. 情绪、情感对工作效率的影响

从情绪、情感的两极性来看，既有积极的一面，又有消极的一面。积极的情绪、情感能提高人的活动能力、充实人的体力和精力，有助于工作效率的提高。消极的情绪、情感能抑制人的活动能力，降低人的体力和活力，则会影响工作效率。心理学家通过研究情绪紧张状态和工作业绩的关系时证明，工作中适度的紧张状态，能使人发挥最佳的工作效率。

2. 情绪、情感对心身健康的影响

情绪具有明显的生理反应成分，直接影响到人们的心身的健康。积极的情绪如乐观、开朗、心情舒畅等能使人从心理与生理两方面保持健康。因为情绪的活跃总是伴随着身体运动的活跃，使有机体的能源动员起来，血糖增加，呼吸、脉搏加快。同时，积极的情绪能提高人的脑力活动的效率和耐久性，使人体内各器官系统的活动处于高水平的协调一致。另外，积极的情绪还能使人增强对疾病的抵抗力。

消极的情绪如焦虑、抑郁、悲伤、烦闷等能使人的正常生理功能和心理反应失衡，如果消极情绪产生过于频繁或强度过高或持续时间过长，就会导致躯体疾病或心理疾病。临床上常见疾病如高血压、冠心病、消化性溃疡、哮喘、癌症、糖尿病、头痛等都与不良情绪有关。

第三节　意志过程

一、意志的概念

意志是人类特有的、复杂的心理现象，是人自觉地确定目的，并根据目的来支配和调节自己的行动，克服困难去实现目的的心理过程。

意志是人珍贵的心理品质，反映了人在认识和改造主、客观现实过程中的主观能动作用，是人的主观能动性的集中表现，可以体现在各种工作和活动中。

二、意志行动的基本特征

人的意志活动是以自觉地确定目标为前提，以克服困难和挫折为核心，以随意运动为基础的活动。这种受意志支配和调节的行动叫意志行动。意志行动有以下特点。

1. 有明确的目的性

意志行动是有明确预定的目的，表现在行动之前能预见行动的结果，而不是盲目的行事。人类行动的本质就是有目的、有计划、有步骤、有意识的行动，当发现行动偏离目的时，而有效地调控自己的行动，使其继续指向自己的目的。

2. 与克服困难相联系

人的意志行动是在实现预定目的的过程中，遇到困难而又坚定不移地克服时才体现出来的，没有困难的行动不是意志行动。意志强弱主要是以克服困难的大小和数量为衡量标准，克服困难的难度越大，数量越多，意志力则越坚强。

3. 以随意运动为基础

人的行动都是由一系列的动作组成的。动作可分为不随意和随意两种。不随意运动是指一般情况下不受意识支配，不由自主的动作；随意运动是受人的意识控制和调节的，有一定目的、方向性的动作。如工作学习中的各种操作都是随意运动。随意运动都有一定的目的和熟练程度，是意志行动的必要条件。人只有掌握了必要的随意运动，才有可能顺利完成意志行动。

三、意志品质及其培养

意志品质是衡量一个人意志坚强与否的尺度。意志品质主要表现在自觉性、果断性、坚韧性、自制性四个方面。

（一）意志品质

1. 自觉性

指一个人有明确的行动目的，并能认识行动的社会意义，使自己的行动服从于社会方面要求的品质。具有意志自觉性的人即不轻易受外界的影响，也不拒绝有益的意见。他们能够独立的、主动的调控自己的行动，排除困难，实现目的。这种品质反映着一个人的坚定立场和信仰，贯穿于意志行动的始终，是意志产生的源泉。

与自觉性相反的是受暗示性和独断性。受暗示性就是盲目地接受他人的暗示和影响；独断性就是盲目的、不论对错都拒绝他人的意见或劝告，而对自己的决定总是深信不疑。独断性和受暗示性是没有真正意识到行动目的的意义，也是缺乏自觉性的表现。

2. 果断性

指善于明辨是非，不失时机地做出决定和执行决定的品质。当需要立即行动时，能当机立断，及时果断地做出决定；当情况发生变化时，能捕捉时机，随机应变，当机立断及时行动。

与果断性相反的是草率和优柔寡断。草率是指缺乏足够的依据就做出决定，其决定往往是错误的；优柔寡断是指已有充分的依据，应做出决定时，却常瞻前顾后，犹豫不决，怀疑所做出决定的正确性。

3. 坚韧性

指在意志行动中，以充沛的精力和百折不挠的毅力克服困难，贯彻决定并完成既定任务的品质。具有坚韧性的人善于抵制各种诱因的干扰，不达目的誓不罢休。所谓"锲而不舍，金石可镂"，即是意志坚韧性的表现。

与坚韧性相反的是见异思迁和顽固执拗。见异思迁的人表现为行动缺乏坚持性，在执行决定的过程中，常因遇到困难就动摇决心，甚至放弃，这种人常立志而无常志；顽固执拗是指在意志行动过程中，只承认自己的意见和论据，对自己的行动不作理性评价，固执己见，一意孤行。见异思迁和顽固执拗都属于消极的意志品质。

4. 自制性

指在意志行动中善于控制自己情绪和约束自己言行的品质。意志的自制品质主要表现在对自己的情绪、愿望、动机、兴趣、爱好等心理过程的控制和约束，以便能够实现既定的目标。意志具有自制性的人能够保持清醒的头脑，控制自己的情感不受外界干扰，善于约束自己，遇事三思而后行，坚持执行已采取的决定。"富贵不能淫，贫贱不能移，威武不能屈"就是意志自制性的体现。

与自制性相反的是任性和怯懦。任性是指毫无约束地放纵自己、任意而为的不良品质；怯懦的人胆小怕事，遇到困难或因情况变化而惊慌失措，畏缩不前。任性和怯懦的共同特点是不能有效地自我调控，自我约束力差。

（二）意志品质的培养

坚强的意志品质不是天生的，而是在生活和实践活动过程中形成和发展起来的，是人有意识培养的结果。意志的各种品质是密切联系着的，其中以自觉性为核心和基础，其他品质则彼此互相渗透和影响。

良好意志品质的训练与培养，应注重以下几个方面。

（1）胸怀大志，确立崇高的理想。

（2）提高认识，发展健康的情感。

（3）从小事做起，在困难中经受锻炼。

（4）积极参加社会活动，不断实践，培养良好的意志品质。

实验一　记忆广度实验

【目的】测量个体对数字的记忆广度。

【器材】记忆广度测试仪。

【方法】按照仪器使用说明书进行测试。

【实验报告】确定自己的记忆广度水平。

实验二 注意分配实验

【目的】 测定被试同时进行两种工作的能力。

【器材】 注意分配测试仪、笔、纸、计算器。

【方法】 按照仪器使用说明书进行测试。

【实验报告】

1. 确定自己的注意分配能力。

2. 比较对单一信号反应与同时对两种信号反应效率之差别。

目标检测

一、单项选择题

1～3题共用答案：

A. 选择性　　　　B. 整体性　　　　C. 理解性　　　　D. 恒常性　　　　E. 适应性

1. 在旅游业中加强导游工作是为了增加旅客知觉的（　　）

2. 我们在学习中读到残缺的字句，能根据经验理解，这是因为知觉的（　　）

3. 在各种广告中，患者会首先关注到药品的广告，体现了知觉的（　　）

4. 听到声音，看到颜色，闻到气味，感到温暖，这些都是（　　）

　　A. 听觉　　　　　　　　B. 知觉　　　　　　　　C. 观察

　　D. 感觉　　　　　　　　E. 注意

5. 感觉是一种（　　）

　　A. 最简单的心理现象　　B. 较简单的心理现象

　　C. 较复杂的心理现象　　D. 较高级的心理现象　　E. 最复杂的心理现象

6. 护士在实施输液技术操作常常是"一针见血"，这与（　　）有关

　　A. 感觉的适应　　　　　B. 感觉的相互作用　　　C. 联觉

　　D. 感觉的发展　　　　　E. 感受性

7. "一朝被蛇咬，十年怕井绳"是（　　）

　　A. 形象记忆　　　　　　B. 情绪记忆　　　　　　C. 逻辑记忆

　　D. 动作记忆　　　　　　E. 长时记忆

8. "月晕而风，础润而雨"属于（　　）

　　A. 记忆　　　　　　　　B. 思维　　　　　　　　C. 知觉

　　D. 感觉　　　　　　　　E. 想象

9. 遗忘曲线是（　　）的实验结果

　　A. 冯特　　　　　　　　B. 艾宾浩斯　　　　　　C. 弗洛伊德

　　D. 马斯洛　　　　　　　E. 比纳·西蒙

10. 记忆的基本环节是（　　）

　　A. 保持　　　　　　　　B. 再认　　　　　　　　C. 回忆

D. 识记　　　　　　　　　E. 以上都是

11. 敏捷性、持久性、正确性、准备性是（　　　）

A. 注意的品质　　　　　B. 记忆的品质　　　　　C. 意志的品质

D. 思维的品质　　　　　E. 道德品质

12. 动机和问题解决之间的关系是（　　　）

A. 直线关系　　　　　　B. 曲线关系　　　　　　C.U 曲线关系

D. 倒 U 曲线关系　　　　E. 以上都不是

13. 关于遗忘规律以下哪项是正确的（　　　）

A. 进程均匀

B. 遗忘速度是先慢后快

C. 遗忘与学习材料数量无关

D. 遗忘速度先快后慢

E. 以上都不正确

14. 病房里有 5 位患者，病情轻重程度不等，丁比丙重、甲比乙轻、丙比乙重、丁比戊轻，得出结论戊最重，这个过程属于（　　　）

A. 感觉　　　　　　　　B. 意志　　　　　　　　C. 情绪

D. 气质　　　　　　　　E. 思维

15. 我们看了鲁迅先生的《孔乙己》而在头脑中产生"穿长衫站着喝酒"的人物形象的心理过程叫（　　　）

A. 无意想象　　　　　　B. 再造想象　　　　　　C. 有意想象

D. 创造想象　　　　　　E. 幻想

16. 想象是在（　　　）的基础上形成的

A. 感觉　　　　　　　　B. 知觉　　　　　　　　C. 幻想

D. 表象　　　　　　　　E. 记忆

17. 医生可以一边听主诉、一边记录病史、一边观察患者的精神状态，这与（　　　）有关

A. 注意的广阔性　　　　B. 注意的稳定性　　　　C. 注意的集中性

D. 注意的转移性　　　　E. 注意的分配性

18. 情绪对健康的意义（　　　）

A. 有时有关，有时无关

B. 均有利于健康

C. 与健康无关

D. 积极情绪有利于健康，消极情绪不利于健康

E. 都对健康有害

19. 人们的好奇心、求知欲、惊奇感、自信感属于（　　　）

A. 道德感　　　　　　　B. 美感　　　　　　　　C. 理智感

D. 义务感　　　　　　　E. 以上都不是

20. "秋风秋雨愁煞人"属于（　　　）

A. 心境　　　　　　　　B. 激情　　　　　　　　C. 热情

D. 应激　　　　　　E. 思维

21. 魏征曾对唐太宗李世民说："嗜欲喜怒之情，贤愚皆同，贤者能节之，不能过度，愚者纵之，每至所失。"这是说意志要有（　　　）

A. 自觉性　　　　　B. 自制性　　　　　C. 坚韧性

D. 果断性　　　　　E. 随意性

二、填空题

1. 心理过程包括_____过程、_____过程、_____过程。

2. 反映事物个别属性的心理现象是_____。

3. 知觉是人脑对直接作用于感觉器官的客观事物的_____的反映。

4. 感觉的基本特征有_____、相互作用、_____、_____、_____、和_____。

5. 知觉的基本特征有_____、理解性、整体性、_____。

6. 痛觉不仅仅包含_____成分，还包含有_____成分。

7. 记忆是_____在人脑中的反映。

8. 记忆的基本过程是由_____、_____、_____构成的复杂的心理过程。

9. 根据输入信息加工方式不同和记忆内容保持时间的长短可将记忆分为_____、_____和_____。

10. 思维是人脑借助于语言对客观事物进行_____和_____反映。

11. 梦是_____想象的一种极端表现形式。

12. 注意的品质包括注意的广度、_____、_____和注意的转移。

13. 情绪情感是人对客观事物是否符合_____而产生的_____。情绪是情感的_____，情感是情绪的_____。

14. 情绪状态以_____、_____、_____三种形式表现。

15. 意志的品质包括意志的自觉性、_____、_____和_____。

三、名词解释

1. 感觉

2. 知觉

3. 记忆

4. 思维

5. 创造性思维

6. 注意

7. 情商

8. 意志

四、简答题

1. 什么是遗忘？解释遗忘曲线的规律。

2. 简述注意的品质。

3．简述情绪与情感的异同。

4．人的意志行动有哪些基本特征？

五、论述题

1．试述痛觉的意义及其影响因素。

2．根据感觉剥夺实验，回答下列问题。

加拿大心理学家赫布和贝克斯顿在 1954 年进行了一项实验。这个实验的过程是让被试进入一间专门设置的，与外界隔离的房间，躺在一张舒适的床上，蒙上眼睛，塞住耳朵，用柔软的纱布缠裹手脚并固定，主试设计的特殊装置使被试的进食和排泄都不需移动手脚，基本上剥夺了被试的视觉、听觉和触觉。对被试的要求是在这样的条件下尽可能保持更长时间。被试每呆一天将得到 20 美元的报酬。

实验初始，被试很快安然入睡，但不久开始失眠，自言自语，继而烦躁不安，他们的注意力无法集中，不能进行连续而清晰的思维，产生幻觉，变得神经质，甚至莫名其妙的恐惧，精神几乎崩溃。所有被试都感觉到无法忍受的痛苦，很少有人能坚持一周。实验结束四天后对被试进行各种测试表明，他们进行精细活动的能力、识别图形的知觉能力、连续集中注意的能力和思维能力都受到了严重影响，需要经过一段时间才能恢复到正常水平。

（1）感觉有哪些特性？

（2）为什么被试会出现上述症状？根据案例描述，分析感觉对于人们认识活动的作用。

3．试述构成情商的五种能力。

（贾新静）

第五章

人 格

学习目标

1. 了解人格的一般性特征、性格与能力、气质的关系。
2. 熟悉影响能力与性格的因素、动机冲突类型、自我意识系统。
3. 掌握气质、性格、需要、动机的概念及需要的层次理论。
4. 掌握气质、性格类型及其行为表现。
5. 学会使用气质、性格及部分临床量表进行心理测验。

【引导案例】

剧院门口的风波——气质类型与行为表现

某剧院的演出正式开始了……10min后，剧院门口来了4位迟到的观众，守门员按照惯例，禁止他们入场。

先到的A面红耳赤地与守门员争执起来，他分辩说，戏院的时钟走快了，他不会影响任何人，正打算推开守门员径直跑到自己的座位上去，因而与守门员闹得不可开交。

随后来到的B立刻明白，人家是不会让他进入剧院里去的，但楼上还有个检票口，从那里进入或许容易些，就跑到楼上去了。

差不多同时到达的C看到不让他进入正厅，就想"第一场大概不太精彩，我还是先去小卖部转转，到幕间休息时再入座。"

最后来到的D说："我真是不走运，偶尔来一次戏院还这样倒霉！"接着就闷闷不乐地回家了。

这是前苏联心理学家达维多娃巧妙设计的看戏迟到这一特定的问题情境，形象地揭示了四种基本气质类型的人在面临同一情境时截然不同的行为表现，

假如你面临其境，你会是哪种表现？

心理过程是人的心理活动的一个方面，是人们共有的，但是心理过程的产生及表现又因人而异，这就是人与人之间迥然不同的人格。通过这一章的学习，大家就可以来认识一下自己。

第一节 概 述

一、人格的概念

人格"personality"一词，最初来源于古希腊语"persona"，原意是指喜剧演员带的面具，通过不同面具来体现不同角色的特点和人物性格。

在心理学上人格也称个性，是指具有不同素质基础的个体，在不尽相同的现实生活中所形成的独特的、带有倾向性和比较稳定的心理特征的总和。心理学将这种独特的倾向性称为人格倾向性，主要包括需要、动机、兴趣、信念和世界观等，而比较稳定的心理特征则表现为能力、气质、性格等方面，称为人格特征。

二、人格的一般特性

1. 独特性

人格是在个体生理因素的基础上，经由不同的生活、成长环境等外界作用逐步形成的。每个人的人格一旦形成，都具有自身的独特性，其原因主要是每个人的先天素质存有差异，所处的环境不尽相同，个人的主观能动性也不一样。

2. 倾向性

人格在形成过程中表现出个体对外界事物特有的动机、愿望等，从而发展为各自的态度和内心环境，形成了对人、对事、对自己独特的行为方式和人格倾向。人格倾向实际上就是个体对事物的选择性反应，具有积极的导向作用。

3. 稳定性

人格是在长期社会实践中逐渐形成的，一旦形成，就具有相对的稳定性。但是，这种稳定性在一定条件下，也可以有不同程度的改变，所以说，人格是稳定性与可塑性的统一，但稳定性是主要的。

4. 复杂性

人格是由多种心理现象构成的。这些心理现象有些是显而易见的，自己和他人能明显地察觉到，而有些不但别人看不清楚，就连自己也模糊不清。心理学把前者称为外显特征，后者称为内蕴特征，由于两者的微妙结合，加上人的动机又具有隐蔽性的特点，故而人格就显得异常复杂。

5. 完整性

人格是由许多心理特征组成的一个完整的统一体。一个人的各种人格倾向、人格特征和心理过程有机地结合在一起，绝不是偶然随机拼凑的，它们相互联系、相互制约，形成具有内在一致性的有机整体。人格特征和人格倾向性只有在心理活动中才能体现出来，没有心理活动也就无所谓人格特征和人格倾向性。

6. 积极性

人格具有积极性、能动性并统帅全部心理活动，改造客观世界和主观世界。人格积极性的核心是自我控制系统，它在人的整个活动中一直起着自我调节、自我维护、自我完善的作用，因而使人的活动有计划、有目的、有方向，并做出努力，积极完成。

三、健全人格

近些年来，许多心理学家曾从不同的角度提出过健全人格的标准，如美国心理学家奥尔波特（Allport G. W）认为，成熟、健康是人格健全的标志，其具有 7 个主要特征。马斯洛认为，自我实现是人生追求的最高境界，他研究了近代史上 38 位成功的名人，包括林肯、罗斯福、贝多芬、诺贝尔、爱因斯坦等人，从他们的人生历程中，马斯洛归纳出 15 种人格特征。舒尔茨（Schurz）综合了各家之观点，简要提出健全人格应符合下列四点。

（1）了解自己的实际情况。
（2）有意识的控制自己的生活。
（3）虽然不能排除过去的影响，但坚定地立足于现在。
（4）渴望生活的挑战和刺激，渴望新的目标和新的经验。

在舒尔茨看来，人格健全的人应该是永远不停顿地成长的人。

第二节 人格特征

人格是个体各种稳定的心理特征的总和，而这些特征主要表现为能力、气质、性格等方面。能力是人格特征的综合表现，气质是高级神经活动在行为上的表现，性格则是个人对客观现实的态度，三者之间相互联系表现在每个人身上就构成了个体的人格特征。个体之间的差异主要表现在人格特征上。

一、能力

（一）能力与智力的概念

能力（ability）是指直接影响人的活动效率并使活动得以顺利完成的心理特征。能力在活动中体现，在活动中发展。现实中许多社会活动都是复杂的、多样化的，往往不只靠一种能力，而是需要多种能力的结合才能顺利完成。心理学上将各种能力完备的结合叫才能。如果在某一或某些方面具有杰出的创造才能，即称之为天才。

与能力有关的另一个概念是智力（intelligence），有时这两个概念很难区别，不同之处是能力概念的范畴更大些，智力只是能力的一部分，因为能力包含了人的整体功能（如运动能力需外周运动系统的参与），而智力则更多地偏重于脑的功能。通常把智力当成人在认识过程方面所表现出来的能力，包括观察力、记忆力、注意力、想象力、思维力等，特别是抽象思维能力是智力的核心。

智力主要集中于人的认识活动和创造活动上，其主要表现为对复杂事物的认识，领悟能力和分析、解决疑难问题的能力。智力优秀者表现有知觉敏锐、记忆力强、思维灵活、善于分析推理和富有创造力等多种良好的心理品质。

根据智力在人的一生中不同的发展趋势以及智力与先天禀赋、社会文化因素的关系，可分为液态智力和晶态智力。液态智力是指与基本心理过程有关的能力，如知觉、记忆、运算速度、推理等能力。它较少依赖于文化知识的内容，而决定于个人的禀赋。在个体发展的早期，液态智力就明显的发展，在 25 岁左右达到巅峰，中年后即开始逐渐衰退。晶态智力决定于后天的学习，与社会文化因素关系较为密切，包括学会的各种技能、语言文字能力、判断力、联想力等。在人的一生中晶态智力一直都在发展着，到 25 岁以后，发展的速度渐趋平缓。

（二）能力的分类

人的能力大体归纳为以下几类。

1. 一般能力和特殊能力

一般能力是指人们在各种活动中所必须具备的基本能力。它保证人们有效地认识世界，即认识能力，也叫智力，它与个体的认识活动密切相关，应用范围极为广泛，即使最简单的活动也不能脱离。特殊能力是指人们从事某种特殊活动所必须具备的能力，如音乐家的乐感、节奏感，画家的色彩鉴别能力，教师的讲解能力，医务人员的应急能力等。

事实证明，一个人要顺利完成一项活动，既要具备一般能力，又要具备与某种活动有关的特殊能力。特殊能力就是一般能力在活动中的具体化。一切特殊能力都是在一般能力的基础上发展起来的，而特殊能力的发展也能促进一般能力的完善和提高。

2. 模仿能力和创造能力

模仿能力是指通过观察他人的言行来学习各种知识技能，并以相同的方式做出反应的能力。模仿是儿童认识外部世界和形成行为方式最具特点的途径，在成人身上也存在某些模仿性行为。创造力则是发现新原理、法则、规律，形成新技能，发现新方法和解决问题的新途径，产生新的思想和新的产品的能力。

一个具有创造力的人往往能超脱具体的知觉情境、思维定势、传统观念和习惯势力的束缚，在习以为常的现象和事物中发现新的关系与联系，提出新的思想，创造出新的产品。如我国古代的四大发明；美国的天才科学家爱迪生一生中就有 1500 多项发明创造。

模仿力和创造力是两种不同的能力。动物能模仿，但不能创造。模仿只能按现成的方式解决问题，而创造则能提供解决问题的新方式和新途径。但两者又有着密切的关系，因为通常人们大多都是先模仿，然后再进行创造的。从这个意义上讲，模仿也可以说是创造的前提和基础。

3. 认识能力、操作能力和社交能力

认识能力是借助内部语言在头脑中进行的智力活动，包括观察力、记忆力、想象力、思维力。人们认识客观世界、获得知识、解决问题及完成活动主要依赖于人的认识能力。

操作能力是指人们操纵自己的肢体完成各种活动的能力，外显动作明显。现代社会需要"手脑并用"的人才，脑力劳动者也需要进行许多实际操作。对一名护理工作者来说，在贯彻执行系统化整体护理的程序中，以往那种只强调操作能力的做法已远远不适应现代护理工作的需要，必须注重多种能力的培养。

操作能力与认识能力不可截然分开，不通过认识能力积累一定的知识和经验，就

不会有操作能力的形成和发展。反之，若操作能力不能发展，人的认识能力也就不可能得以更好地发展。

社交能力是指人们在社会交往中所表现出来的能力，如医患关系沟通技巧、言语感染力、组织管理的能力、判断决策的能力、调解纠纷及处理意外事故的能力等。此种能力对组织团体，促进人际交往和信息沟通具有重要的作用。

（三）能力的发展与个体差异

在人的一生中，能力是不断发展的。能力的发展既有一般趋势，又存在个体差异。

1. 能力的发展

能力的发展在人生各时期一般呈现以下趋势。

（1）从幼儿期到少年期是智力发展的最重要时期，例如，从三四岁到十二三岁，智力的发展与年龄的增加几乎等速，以后随着年龄的增长，智力发展趋于平缓（图5-1）。这就提示人们，早期教育对能力的发展具有极为重要的意义。

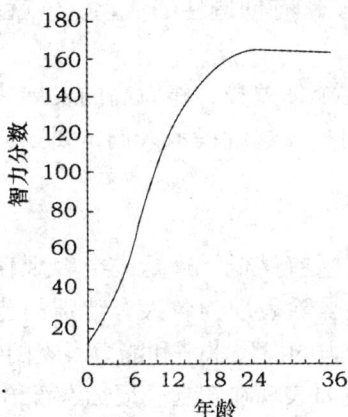

图5-1 智力发展曲线

（2）人的智力在18~25岁之间（也有学者认为到40岁）达到顶峰，但是，智力的不同成分达到顶峰的时间是不同的（图5-2）。这就提示人们，对智力不同成分的开发要注意结合年龄结构。

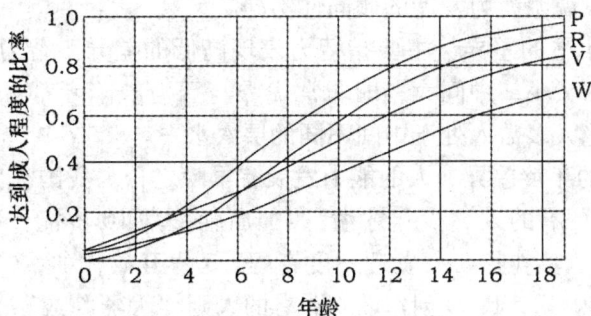

图5-2 智力不同成分的发展

P：知觉能力；R：推理能力；V：言语理解力；W：单词流畅力

（3）根据对人的智力毕生发展的研究，人的液态智力在中年后有下降的趋势，而晶态智力在人的一生中都是稳定增长的（图5-3）。这就提示人们，智力的发展贯穿于一生，积极参加社会文化活动，对保持大脑聪慧及心理健康是十分有益的。

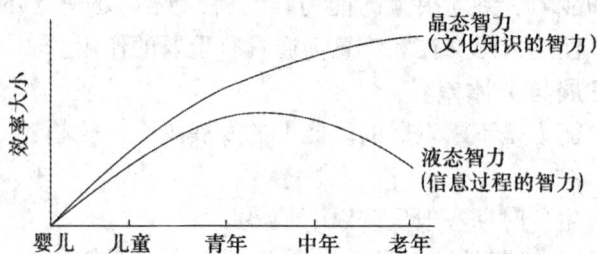

图5-3 智力的毕生发展

（4）青年期是人生最漫长且工作最有力的时期，也是能力发展相对稳定的时期，在25~40岁之间，人们常出现富有创造性的活动。这就提示人们，要积极创造条件，充分发挥青年人的才干。

（5）能力的发展趋势存在个体差异，能力高的发展快，达到高峰的时间晚；能力低的发展慢，达到高峰的时间早。这就提示人们，要因人施教，既不要埋没人才，也不要揠苗助长。

2. 能力的个体差异

人的能力有大小，智力水平有高低，这是一个客观存在的现实。能力的差异可以从质和量两方面分析，质的差异除表现为各人有特殊的能力外，还表现为能力类型上的差异；量的差异则表现在能力的发展水平和能力表现的年龄差异上。

（1）能力的类型差异 主要表现在知觉、记忆、言语、思维和想象等方面。例如，知觉活动方面，有的人属于分析型，对细节感知清晰，有较强的分析能力；有的人属于综合型，其知觉富于概括性和整体性，但对细节常"视而不见"；有的人则属于分析综合型，兼有以上两种的特点。在记忆活动方面，有的人属于视觉型，视觉记忆效果好；有的人听觉记忆好，属听觉型；有的人则表现出较强的运动记忆。在言语和思维能力方面则有口才和文才、形象思维型和抽象思维型等差别。能力类型的差异并不标志人能力的高低，只说明能力发展的倾向性不同。

（2）能力发展水平的差异 主要指智力表现高低的差异。智力的发展在人口总体中均呈常态分布：两头小，中间大，即非常优秀与智力缺陷者都处于两个极端，个体构成越来越少，而绝大多数人处于中间不同的层次水平。

（3）能力表现的年龄差异 人的能力发展有早晚之分。我国汉代王充就说过："人才早成，亦有晚就。"有的人"少年才溢"，如唐朝王勃10岁能作赋，13岁写《滕王阁序》；奥地利音乐家莫扎特3岁发现三度音程，5岁开始作曲，6岁举办小提琴独奏音乐会，8岁试作交响乐，11岁创作歌剧。有的人则"大器晚成"，如医药学家李时珍在61岁才写成巨著《本草纲目》；大画家齐白石，40岁才初显绘画才能。达尔文年轻时被人认为智力低下，50岁以后才渐有研究成果，最终成为进化论的创始人。

（四）影响能力形成与发展的因素

人的能力是在遗传素质的基础上、后天环境与教育的影响下，在学习和实践活动中通过主观努力而逐步形成和发展起来的。

1. 遗传素质

先天素质是指人生来具有的某些解剖与生理特点，如感觉器官、运动器官、神经系统，特别是大脑的结构和功能特点。先天素质是能力形成和发展的物质基础，在某种意义上甚至是决定条件，但其本身并不等于能力，它仅提供了能力形成和发展的某种可能和前提。

2. 环境因素

后天的生活环境是能力形成和发展的关键。儿童心理学研究表明，儿童出生后神经细胞急剧地在适应环境过程中发育成熟，对周围世界的积极探索具有相当惊人的反应和学习能力。缺乏刺激的环境对儿童的心理发展是极为有害的。如人际环境剥夺可以直接阻碍儿童的智力发展，自幼与世隔绝的孩子都是智力发育不全者。

3. 教育作用

教育对能力的发展起主导作用。学生通过教师的传授与指导，学习并积累知识，掌握技能，从而形成和发展各种能力。尤其是良好的早期教育可以明显地促进智力的发展。美国心理学家布鲁姆（B. S. Bloom）指出，儿童智力的发展如果把 17 岁时达到的智力水平看作为 100，那么在 4 岁以前完成 50%；4 ~ 8 岁完成 30%；9 ~ 17 岁完成 20%。这就是说，教育作用与环境因素一样在智力发展较为迅速的幼年期影响较大，而后各个时期为智力发展缓慢期，其影响就相对减小。

4. 社会实践

作为脑的机能的智力是在改造客观现实的实践活动中发展起来的。先天素质、环境及教育对个人能力发展的作用，必须通过社会实践活动来实现。社会实践对于能力发展的水平具有直接的决定意义，实践是能力发展的重要途径，也是检验真理的唯一标准。

5. 主观努力

如果缺少主观努力和勤奋，即使上述诸因素具有优势，也无法使能力得以顺利发展并取得成就。"天才在于勤奋"，同时，勤奋还能弥补某些能力的不足，而使素质平平的人做出惊人之举，通常所说"笨鸟先飞"就是这个道理。

二、气质

（一）气质的概念

气质（temperament）俗称"性情"或"禀性"，是指人的各种心理活动和行为表现在动力特点方面的、稳定的心理特征。它较多地受到神经系统先天特征的影响，使人格染上个人的独特色彩。

气质不是推动人们行为的心理因素，它不决定一个人是否活动，也不决定其活动的具体方向，不受个人活动的目的、动机、内容的影响。它是显露在外的动力特点，即表现在心理活动和行为的速度、强度、稳定性、灵活性和指向性上。

心理活动和行为的速度主要是指知觉的速度、思维的敏捷性、情绪和动作反应的快慢；强度是指情绪与情感表现的强弱、意志努力的程度；稳定性是指注意力持续的长短、情绪的变化起伏；灵活性是指心理活动和行为变化是否灵活、敏捷；指向性是指心理活动倾向于内心体验还是外界环境。例如，对于同一件事情，有的人反应迅速灵敏，情感和行为都具有强烈的爆发性，情绪的发泄对象或行为的目标往往是他人或其他外界事物，但事过境迁，"狂风暴雨"瞬间即息；而有的人反应迟缓平淡，性情沉静，但却具有强烈的内心体验，且持续不衰，久久难以忘怀。

（二）气质类型及生理学基础

最早提出气质概念的是古希腊著名医学家希波克拉底。他认为人体内有四种体液，即血液、黏液、黄胆汁和黑胆汁，它们分别产生于心、脑、肝和胃。根据这四种体液在人体内所占比例优势，希波克拉底将人的气质划分为四种类型：血液占优势者是热与湿的配合，特点是温尔润，称为多血质；黏液占优势者是冷与湿的配合，冷酷无情，称为黏液质；热与干配合的黄胆汁称为胆汁质，热而燥；黑胆汁占优势者是冷与干的配合，特点是如秋雨一般冷而燥，称为抑郁质。

希波克拉底从体液的角度解释气质类型，由于受当时客观条件所限，虽然缺乏科学依据，但他对人的气质类型的划分与日常观察所概括出来的四种气质类型比较吻合，因而后来被许多学者所采纳并一直沿用至今。

20 世纪 20 年代，巴甫洛夫关于高级神经类型的学说对气质类型的生理学基础做出了科学的解释。巴甫洛夫关于条件反射的研究指出，气质的生理基础与大脑皮质高级神经的兴奋和抑制过程有关，并且认为高级神经活动表现为三个特征：一是强度，即兴奋过程和抑制过程的强度，有强弱之分；二是平衡性，即兴奋过程和抑制过程的均衡性，有平衡与不平衡之分；三是灵活性，即兴奋过程和抑制过程相互转换的速度，有灵活与不灵活之分。

巴甫洛夫根据神经活动过程这三个特征的不同组合，确定了高级神经活动的四种基本类型。他首先按兴奋和抑制过程的强度，把神经活动分为强型与弱型（抑制型），然后将强型按其平衡性分为平衡的与不平衡的（兴奋型），最后再将强而平衡者按其灵活性又分为灵活的（活泼型）与不灵活的（安静型）。

巴甫洛夫认为，这四种高级神经活动的基本类型是动物与人共有的，它们与气质类型有着对应关系。高级神经活动的基本类型就是气质的生理基础，气质是高级神经活动基本类型的外在表现，两者的对应关系及主要表现特征如表 5-1 所示。

表 5-1 气质类型及主要表现特征

气质类型	高级神经活动类型		主要表现特征
胆汁质	兴奋型	强而不平衡型	精力充沛、直率、果敢、性情变化激烈易冲动，情绪不稳定，严重外倾
多血质	活泼型	强而平衡灵活型	活泼好动、善交际、乐观、健谈、兴趣多变，情绪稳定，外倾

续表

气质类型	高级神经活动类型		主要表现特征
黏液质	安静型	强而平衡不灵活型	安静、自制力强、善忍耐，情感不外露、固执、拘谨，情绪稳定，内倾
抑郁质	抑制型	弱型	孤僻、抑郁、多愁善感、敏感怯懦、负性情感体验深刻而持久，动作缓慢，消极防御，善观察细小琐事，情绪不稳定，严重内倾

另外，许多学者也对人类对气质的类型进行了探讨，提出了一些学说，如阴阳学说、体型学说、内分泌学说和血型学说等，但皆因缺乏缜密的科学研究和分析，故今已很少提及。

（三）气质在社会实践中的意义

1. 气质不能决定人的能力水平

一般说来，气质主要表明一个人心理活动的动力特征，只是给人的个性、行为涂上某种色彩，而不涉及活动内容，也不决定一个人的智力水平和成就高低。所以，就一个人活动的社会价值来说，气质无优劣之分。任何气质都有其积极一面，也有其消极一面，它既不决定一个人性格发展的方向，也不决定一个人能力的大小和成就水平。具有任何气质的人都可成为对社会有用的人才，如俄国历史上四位杰出的文豪就分别属于四种气质类型：普希金为胆汁质，赫尔岑为多血质，克雷洛夫为黏液质，果戈理为抑郁质。

2. 气质与临床护理工作

在临床实际工作中，分析观察患者的不同气质倾向对做好系统化整体护理工作十分必要。如对于同样的疾病痛苦，胆汁质者可能无所谓，多血质者可能面部表情非常丰富，黏液质者可能忍耐无声，而抑郁质者则可能叫苦不迭、焦虑不安。通常，多血质的人因其比较乐观、健谈，对自身疾病的认识积极客观，故而护患关系较易沟通，语言劝导往往能够奏效。黏液质的人因情感不外露，且比较固执己见，对其要进行耐心细致的诱导，防止简单粗暴的说教。对胆汁质的人要特别注意晓之以理，动之以情，稳定其情绪，防止冲动行为的发生。而对抑郁质的人关键是用积极的生活态度启发他们，从各方面对其多加关心，语言要谨慎，杜绝医源性的不良暗示。

3. 气质与教育工作

气质与教育工作的关系极为密切。要善于区别和正确对待不同气质类型，注意培养每个学生的主观能动性，使他们学会正确认识和评价自己气质的积极方面与消极方面，并激发他们不断完善自我，培养自己具有健全的人格。

对活泼型的人来说，因其心理活动比较活跃，能迅速地接受新事物并富有创新意识，所以，对新环境的适应就表现得较为轻松，但他们粗心大意，虎头蛇尾，前进的道路上充满了坎坷。而对安静型的人来说，他们对新环境、新知识、新工作可能适应较慢，但学习注意力集中，善于记忆，知识掌握的比较牢固，且遵纪守法不越雷池一步。因此，教师一方面应根据每个学生的气质特点，引导学生发挥自身的特长来掌握知识、发展才能，同时还要利用气质具有相对可塑性的特点，帮助学生克服不同气质类型中的消极因素。例如，帮助胆汁质的学生克服情绪不稳定，粗心，简单化的现象；帮助多血质的学生集中学习的注意力；帮助黏液质的学生提高反应的速度；帮助抑郁质的学生提高自信心，积极向上。

4. 气质与职业选择

在群体中进行气质的研究，对职业选择有重要价值。胆汁质和多血质类型的人相对更适合要求迅速、灵活反应的工作，黏液质和抑郁质的人更适合细致而持久的工作。但由于气质各种特征之间可起到相互补偿的作用，因此，在一般的实践领域中，某种气质类型对工作效率的影响并不显著。

但某些职业对人的气质提出了特殊要求。飞行员、运动员、公安人员和消防人员要有应付紧急事变的反应能力，这就要求他们精力充沛，心理反应及动作行为速度快，具有较大的灵活性等。图书管理员、仓库保管员和档案管理员的工作，环境安静，但工作单调，工作对象分门别类，条理性强，这就要求他们具有稳定、持久、细致的气质特点。作为一名护理工作者，其职业心理素质应具有"感觉认知的敏锐性和细心精神，善于抑制讨厌和嫌恶情绪不由自主的表露，对待患者亲切，声音富有表现力"（巴乌戈尔坚，1922年）。

5. 气质与健康

许多有关精神卫生的研究表明，不同的气质类型对人的心身健康有不同的影响。孤僻、抑郁、情绪不稳定、易冲动等特征都不利于心身健康，而且是某些疾病的易感因素。例如，神经活动类型属于兴奋型的胆汁质的人，在受到超强的精神刺激，或是过度紧张时，易导致神经衰弱、躁郁性精神病或心身疾病。而对神经活动类型属于弱型的抑郁质的人，巨大的挫折、社会环境的剧烈冲突，或个人的极大不幸都会使其脆弱的神经无法忍受而导致抑郁症、癔症、强迫症或心身疾病。

三、性格

（一）性格的概念

性格（character）是指个体对客观现实的稳定态度以及与之相适应的习惯化了的行为方式。性格是人格的核心，最能反映一个人的生活经历，有明显的社会性，体现一个人的本质属性，是人与人相互区别的主要心理特征。了解一个人的性格特征对其行为预测具有重要意义。

（二）性格与气质、能力的关系

1. 性格与气质的关系

人的性格与气质彼此制约，相互影响，关系密切（图5-4）。在一定程度上，气质可影响性格的表现方式，如同样是热爱学习，多血质的学生表现为喜欢提问题、抢答问题，而黏液质的学生则表现为认真思考、勤于习作。反过来，性格会在一定程度上掩盖和改造气质，例如，一个在严酷生活环境中养成了高度自制的人，会善于控制自己暴躁、易冲动的气质特点。在不同的生活条件下，一方面相同气质类型的人可形成不同的性格特征，如同样是胆汁质的球迷，有的人热情而文明，而有的人却肆意闹事。另一方面不同气质类型的人也可形成同样的性格特征，如各种气质的人都可形成热爱工作、热爱劳动这一性格特征，只是具体行为表现方式有所不同。

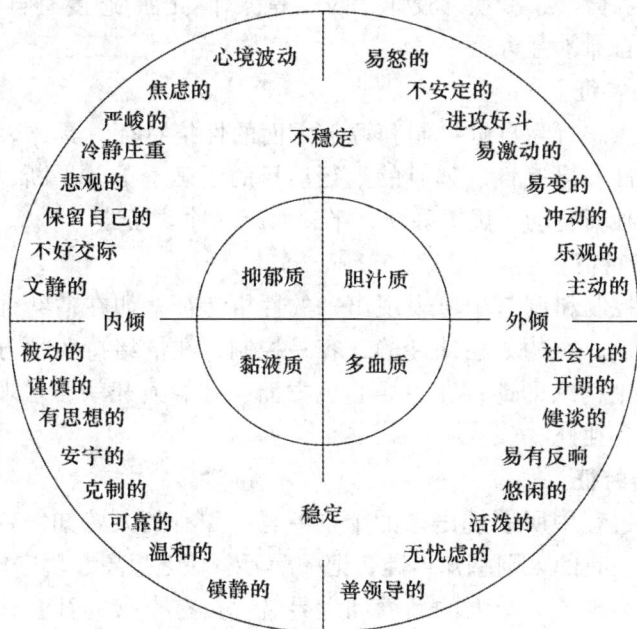

图 5 - 4 性格与气质关系图

性格与气质也有区别。从性格和气质各自的特点来说，气质更多地体现着先天神经系统基本特性的自然影响，而性格更多地受后天生活环境的影响；气质的表现范围较窄，它只局限于神经活动的动力特点方面，而性格表现范围较广，表现在对人、对己、对事物的态度以及习惯的行为方式；气质可塑性小，不易变化，而性格可塑性较大，易培养；气质无优劣之分，而性格却有好坏之别。

2. 性格与能力的关系

性格和能力都是在人的发展过程中形成的，彼此也存在着互相影响和制约的关系。人们在社会活动中，不仅发展能力，而且也形成性格特征，如在体育活动中，人们一方面发展了运动能力，另一方面也形成了性格的意志特征。良好性格特征的形成往往需要一定的能力为基础，一般而言，能力强的人容易形成自信的性格，能力差的人容易形成自卑的性格。

然而性格对能力的形成和发展起着更大的制约作用，无论从性格品质影响能力发展的实验研究还是对卓越人物传记分析都一致表明，许多优良的性格特征，如勤奋、认真、谦虚、自信、坚毅、自制等，能够促进能力的形成和发展。相反，许多不良的性格特征，如懒惰、敷衍、骄傲、自卑、意志薄弱、缺乏自制力等，则阻碍能力的形成和发展。另外，良好的性格特征还能弥补某些能力的不足，即"勤能补拙"。

（三）性格结构

1. 性格的态度特征

在人的性格结构中处于首要的，核心的地位。所谓态度是指个体对待社会、对待他人、对待自己及对学习、工作、劳动的态度中表现出来的一种心理倾向。如对社会的态度有强烈的责任感、忧国忧民、漫不经心、玩世不恭等；对他人的态度有热情、善良、诚恳、正直、傲慢、冷淡、狡诈、凶狠等；对自己的态度有自尊、自信、谦虚、自卑、自暴自弃、自命不凡等。

2. 性格的意志特征

指人们对自己意志行为自觉控制和调节方面的性格特征。具体表现为意志的自觉性、果断性、坚韧性和自制性。如有的人行动目的明确、勇敢果断、坚韧不拔、沉着冷静；而有的人则独断盲动、优柔寡断、半途而废、冲动任性。

3. 性格的情绪特征

指人对情绪的控制和调节中所表现出来的性格特征。如在情绪强度方面，有的人表现强烈，难以控制，有的人情绪冷静，容易控制；在情绪持久性方面，有的人持续时间很长，有的人则稍纵即逝；在主导心境方面，有的人开朗、乐观、善交际，而有的人郁闷、消沉、喜独处。

4. 性格的理智特征

指人们在认识过程中所表现出来的个别差异。如有的人感知敏锐、过目不忘、富有想象、勇于创新，有的人则感知迟钝、记一漏万、缺乏想象、墨守成规。

另外，性格还表现了一个人的品德和世界观，具有丰富的社会性内涵，从伦理道德的角度讲，性格有肯定和否定的性质，如诚实－虚伪，勇敢－懦怯，大方－吝啬等。

（四）性格类型

性格类型是指在一类人身上所共有的性格特征的独特结合。这种结合使一类人的性格明显区别于另一类人的性格。在心理学中，由于性格的复杂性，迄今对性格类型的划分国内外尚无权威性的标准，仍有待进一步研究。下面就常见的几种分类做一介绍。

1. 按心理过程的特点分

英国心理学家 A·培因和法国心理学家瑞博特等提出，依据理智、情绪和意志三种心理功能何者占优势来确定。

（1）理智型　以理智衡量一切，以理智支配和调节言行。

（2）情绪型　言行易受情绪控制和支配，情绪体验深刻。

（3）意志型　有非常明确的行动目标和较强的自制力，行为主动坚定。

2. 按心理活动的倾向性分

瑞士心理学家 C·G·荣格以人的心理活动的指向性为依据把性格分为内倾型和外倾性。

（1）外倾型　活泼开朗，情感外露，热情、善交际，不拘小节。

（2）内倾型　感情内隐，谨慎沉静，反应缓慢，适应环境的能力较差。

3. 按个体独立的程度分

根据人感受外界事物时，受所处情境的影响程度，把人的性格分为独立型和顺从型。

（1）独立型　不易受外界干扰，信念坚定，独立性强，有主见，能独立解决问题，但社会敏感性差，易固执己见。

（2）顺从型　易受外界影响，独立性差，缺乏主见，独立解决问题的能力较差，在紧急状态下易慌恐、束手无策。

4. 根据对心身疾病的易罹患性分

（1）A 型行为类型　指易罹患冠心病、高血压病等心身疾病的性格特征。表现为时间紧迫感、行为急促、强烈的竞争意识、过分的抱负、大声说话、易激怒等。

（2）B 型行为类型　指不易罹患冠心病、高血压病等心身疾病的性格特征。表现为悠闲自得、行为迟缓、顺从安宁、抱负较少、说话声低。

（3）C 型行为类型　指易罹患癌症的性格特征。表现为缺乏自信、生活和工作没有目标、过分忍耐、压抑愤怒、忧郁等负性情绪体验深刻。

（五）影响性格形成与发展的因素

性格是个体在生物学、外界环境、生活实践等诸多因素的交互作用下形成和发展起来的。

1. 生物学因素

由于人们的高级神经活动类型与内分泌的差异，而对性格的形成和发展产生了不同的影响。社会认知评价对人的容貌、身高、体型等特点也各不相同，同样会影响性格的形成和发展。具有生理缺陷的人易形成自卑、孤僻、抑郁、内向的性格。

2. 家庭

父母对子女的教育态度与方式以及父母自身的性格特征，对儿童的性格形成具有重要影响。如溺爱会养成儿童任性、傲慢、自私的性格特征。相反，若过分严厉、训斥、打骂，会使儿童产生孤独、怯懦，甚至冷酷、凶残等性格特征。最理想的教育方式是广泛的民主加适度的严格，再享有一个良好的家庭氛围，如父母之间感情和谐、互敬互爱，兄弟姐妹相亲相爱，邻里之间和睦相处，就能使儿童形成诚实、活泼、团结友爱、亲切友善等良好的性格特征。

3. 学校

学校作为接受教育的主要场所，对学生性格的形成和发展十分重要。首先，教师的品行、气质、性格作为榜样，潜移默化地影响着学生的心理发展。再则，教师作为"人类灵魂的工程师"，根据教育目的，通过各种教育方法，在进行全方位教育的同时塑造着每个学生的性格。另外，学生所在学校、班级中的风气对其性格影响较大，良好的校风、班风具有强大的教育力量，有利于学生优良性格的发展。反之，不正之风则会导致不良性格的形成。

4. 社会

社会风气和风尚对青少年性格形成和发展的影响是不可低估的，特别是电视、电影、文学艺术以及网络等各种媒体，若其内容健康向上，对青少年具有良好的教育意义，则有助于优良性格的形成。若其内容不健康、低级趣味，则会使青少年形成不良的性格。

5. 宗教、文化

不同的宗教、文化、种族、风俗等，对性格的形成也会产生不同程度的影响，如笃信基督教的人，常仁爱宽容、喜施慈善；我国北方人大多侠义豪放，南方人大多精明灵秀。

6. 个体实践

个体的性格形成后仍然会继续发展，这种发展有两种作用，一是形成新的性格特征，二是改造原有的性格特征。性格的发展首先取决于个人经历和所处的环境，两者给性格大打上了深深的烙印，如果它们发生重大改变也会导致性格的相应改变，以适应社会的需要。

第三节　人格倾向性

人格倾向性主要包括需要、动机、兴趣、信念和世界观，它们彼此之间的相互关系反映了人的行为规律：信念、世界观→需要→动机、兴趣→行为。

一、需要

（一）需要的概念

需要（need）是个体对自身生存和发展所必备条件的渴望和欲求。人的需要是生理的和社会的客观需求在大脑中的反映。需要是个体活动的基本动力，是个体行为活动积极性的源泉。需要一旦被意识到，就形成一种寻求满足的力量，驱使人朝着一定的对象去活动，以满足这种需要。人的一切行为活动都是为了满足需要而发生的，生命不息，需要不止，一些需要满足了，新的需要便会自然产生，一旦需要消失，生命亦即终结。

人们在为了满足需要而进行各种活动的同时，还可以有意识地控制调节自己的需要，既可以使某些低级的需要服从于高级的需要，又可以抑制某些需要。

（二）需要的分类

1. 按需要的起源和发展一般将需要分为生理性需要和社会性需要

（1）生理性需要　指个体维持自身生存和种族延续所必需的要求。如呼吸、饮食、睡眠、运动、求偶等。这是需要的自然属性，是人与动物所共有的。但是，人类的生理性需要与动物的本能需要有着本质区别。一方面，人能按自己意愿，通过创造性劳动来获得种种需要，而动物只能依靠生存环境中现有的自然条件来满足需要。另一方面，人在获得需要的方式上，受到社会环境及人类文明等条件的制约，而动物为了满足需要则表现出随心所欲。

（2）社会性需要　指人类在社会活动中逐渐形成的，为维护社会的存在和发展而产生的高级需求。如交往、求知、友爱、文明、劳动和理想。社会性需要不由人的生物本能所决定，而是由社会的发展条件所决定。社会性需要的满足多表现在精神方面，其限度有很大弹性，虽然对于单纯生存的意义不大，但却能维持人的内心世界平衡，使人领略生活的意义与人生的价值。

2. 按需要的对象性质，把需要分为物质需要和精神需要

（1）物质需要　人对物质产品的需求，如对衣、食、住、行等有关物品的需要。既包括生理性的物质需要，也包括社会性的物质需要。

（2）精神需要 指人对社会精神生活及其产品的需求，如对知识的需要，对文化艺术、道德、审美的需要。它是人学习科学知识、探索自然和社会发展规律的动力。

（三）需要的层次理论

需要层次理论是由美国人本主义心理学家马斯洛提出的，他认为人的发展的最基本的原则就是满足各层次的需要。他将人的需要按其发展顺序及层次高低分为 5 个层次，由低级到高级排列（图 5 – 5）。

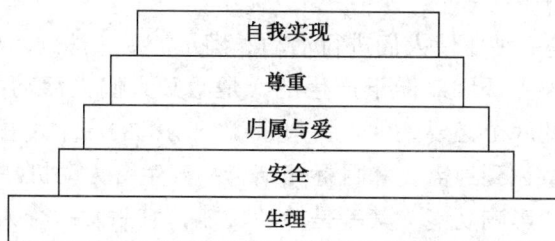

图 5 – 5 需要层次图

1. 生理的需要

人类最原始、最基本的需要，具有自身种族保存的意义，是一切其他需要的基础。

2. 安全的需要

人的生理需要基本满足后，就会产生安全的需要。包括心身免受威胁、劳动安全、职业保证、生活稳定、希望未来有保障等。

3. 归属与爱的需要

当安全需要满足后，人们便产生进一步的社会性需要，归属的需要是指被某些组织接纳或依附于某个团体或个人。爱的需要是指能与他人保持一定的交往和友谊，即爱别人和接受别人的爱，同时还应保持适度的自爱。

4. 尊重的需要

为一较高层次的需要。包括自我尊重、尊重他人和被他人所尊重。表现为个体对荣誉的追求，渴望自己有实力、有成就、有地位，能够得到别人的尊重和赏识。

5. 自我实现的需要

为最高层次的需要。表现为个体希望能充分发挥自己的才能，充分体现自身的价值，实现自己所追求的伟大理想，对人类、对社会做出贡献。

马斯洛认为，人类的各种需要虽然有层次高低之分，但它们是彼此关联的。一般情况下，只有当较低层次的需要得到某种程度的满足后，才会有动力促使较高层次需要的产生，若较低层次的需要一直处在不满足的状态，较高层次的需要就不容易产生。譬如，一个乞丐可以夜宿街头，无所顾忌安全问题，当他伸手行乞的时候，只求得到一点维持生存的食物，其他需要对他来说，实在是太遥远了。但在某些特殊情况下，对某些特殊人群而言，这种层次的递增就会出现例外。如在 2003 年抗击"非典"一线的医务工作者，其基本生理需要得不到满足，而生命安全又随时面临着威胁，但他们却完成了自我实现的需要。

当需要发展到较高层次时，低层次的需要并不消失，只是对人们活动的影响减少而已。有时由于外在环境的改变，也可使需要由高层次退回到低层次。

马斯洛还提出，不同年龄阶段需要的主题是不同的。如婴儿期主要是生理的需要占优势，而后这种需要逐渐减弱，安全的需要、归属与爱的需要依次递升，到了青少年初期，尊重的需要日渐强烈，到青年晚期，自我实现的需要开始占优势。

二、动机

（一）动机的概念

动机（motive）是一种驱使人们进行活动，满足需要，达到目标的内部动力。动机是以需要为基础，在外界诱因刺激下产生的，是激励人们去活动的心理因素。需要和目标刺激是动机产生的两个必要条件。一般来说，动机的产生过程可归纳为4个环节：需要的产生→需要被意识到→需要和目标相结合→产生行为动机。

动机对活动有三种影响功能：其一是始动功能，它激发一个人开始进行某种活动；其二是导向功能，它使行动朝着特定的目标进行；其三是强化功能，当活动趋于目标时，动机就会得到强化，而使活动进一步得到增强。

动机作为一种内部过程，而无法直接观察到，只能通过动机的选择性和活动性来推测，一般说来，动机越强烈，对所需对象的指向性选择及相应的活动就越明显。

（二）动机的分类

人类的动机极为复杂，其对人们日常活动的影响也不尽相同，因此动机的分类也就具有多样性。

1. 依据需要的种类分为生理性动机和社会性动机

起源于生理性需要的动机称为生理性动机，如饥、渴、性等动机。起源于社会性需要的动机称为社会性动机，是人类高级心理活动的一种追求，如成就动机、劳动动机、交往动机、抱负水平、赞许动机与亲和动机等。

2. 依据动机内容性质可分为高尚动机和卑劣动机

高尚动机是指符合社会发展和人民利益的动机，在这种动机的驱使下，表现出清正廉洁、克己奉公、助人为乐的社会风尚。卑劣动机是指违反社会发展规律和人民利益的动机，如贪污受贿、损人利己等都是由于这种动机所驱使。

3. 依据动机在活动中所起的作用可分为主导动机和从属动机

人们的行动往往不是由一种动机所驱动，而是多个动机的综合，但其中必有一个具有推动和指导该活动的主要动机，即称主导动机。而其他若干动机对该活动仅具有辅助作用的动机，则称为从属动机。主导动机与从属动机的关系是相对的，在某些情况下可以相互转换，例如，学生入学动机中父母之命可能是主导动机，而个人志向则为从属动机，但入学后随着学习的深入及对专业的理解，个人志向就可能上升为主导动机，而父母之命则降为从属动机。

4. 依据动机产生的原因可分为外在动机和内在动机

外在动机是指人们活动的动机是由外部吸引力诱发出来的，如一个人为酬金去做一件事，一个学生由于教师或家长的要求才学习。内在动机是指人们的行为出自本身的自我激发，由于做某件事情而令某人感到无比愉快，就无须外力的驱动，它本身就是行动者所追求的目的。外在动机与内在动机在学习和工作中都具有重要的现实意义，只有把这两种动机有机地结合起来，才能促使人们主动、积极、勤奋、热情地去学习和工作。

（三）动机冲突

在现实生活中，由于人们有多种需要，于是就会形成多种动机。在诸多的动机中，有时可出现互相矛盾的动机，如果两个相互排斥的动机强弱悬殊，强者必然成为优势动机，如果两者强弱相差不大，个体在选择时就会难以取舍，从而产生互相矛盾的心理状态，即形成动机冲突。动机冲突主要有以下三种类型：

1. 双趋冲突

指两种目标同时出现，对个体具有同样的吸引力，形成强度相等的两个动机，但由于条件受限，只能择其中之一。此时，个体往往会产生难以取舍的矛盾心情，称之为双趋冲突。双趋冲突对个体心理困扰的程度，取决于两个目标对当事人吸引力的大小和做出选择所需的时间。两个目标的吸引力越大，选择所需时间越多，对个体的影响就越大。一般而言，双趋冲突并不很难解决，只要使动机或环境有细小变化就可以解决，冲突即可得以消除，因此，它不会引起情绪上的明显变化。

2. 双避冲突

指两个事物同时对个体形成威胁，使个体产生对两个事物的逃避动机，但迫于环境和条件，只有接受一个才能避开另一个，这种选择时的心理冲突称之为双避冲突。"前遇悬崖，后有追兵"，便是一种严重的双避冲突情境。双避冲突比双趋冲突对人危害要大，解决冲突有赖于其他因素的出现，譬如，对一位必须在手术与药物治疗间做出选择的患者，他既恐惧手术的危险又担心药物的毒副作用，而深深地陷入双避冲突之中，此时若有一位他十分信任的医生亲自主刀或找到了一种新的治疗方法，冲突即可缓解。

3. 趋避冲突

指某一事物对个体的需要具有利与弊的双重意义时，会使人产生两种截然相反的动机，一方面好而趋之，另一方面恶而避之，"想吃鱼又怕腥"，此种矛盾心理称之为趋避冲突。其解决方法是改变个体的认知评价，以增加对趋之目标的吸引力，或降低对避之目标的厌恶程度，从而使趋的倾向压倒避的倾向。

动机冲突可以造成个体不平衡、不协调的心理状态，有时可能引起轻度的不愉快，若这种状态过于严重或持续时间过长可引起心理障碍，而影响心身健康。

三、兴趣

（一）兴趣的概念

兴趣（interest）是指个体对一定事物所持有的稳定而积极的态度倾向。表现为个体对客观事物的一种选择性态度和自觉行动，并始终伴随着积极愉快的情绪。兴趣是以需要为基础，在社会实践过程中形成和发展起来的。它能对人的活动产生极大的推动力，从而促使个体为满足自身对客观事物的需要或实现自己的目标而积极努力。

一般来说，兴趣有三个特点：第一是指向性，任何一种兴趣总是针对一定事件，为实现某种目的而产生，在需要的基础上产生并发展；第二是情绪性，兴趣总是与人的积极情绪相联系的；第三个特点是动力性，兴趣对一个人所从事的活动起支持、推动、促进的作用，同时为未来活动做准备。

（二）兴趣的分类

1. 根据兴趣的内容可分为物质兴趣与精神兴趣

物质兴趣表现为对物质的渴望和追求，如富有的财物、华贵的衣着、珍奇的首饰和豪华的别墅等。物质兴趣如果不加节制的任意发展，就有可能走向贪得无厌、利欲熏心的歧途。精神兴趣表现为对学习和某些有益活动的爱好，如对医学、心理学、文学、艺术感兴趣，喜欢参加体育、美术、音乐、舞蹈等活动。精神兴趣标志着个体心理发展的水平程度，有助于扩大知识容量，提高自身素质。

2. 根据兴趣的指向性可分为直接兴趣与间接兴趣

直接兴趣是指由事物或活动本身引起的兴趣，如对诗歌、钓鱼、旅游等的偏爱。间接兴趣是指由活动的结果所引起的兴趣，如对自己的某篇作品、某项科研成果津津乐道，兴趣盎然。

（三）兴趣的品质

人的兴趣在广度、深度、稳定性和效能方面都表现有不同的特点和品质。

1. 兴趣的广度

指兴趣范围的大小。有的人兴趣极为广泛，乐于探求；而有的人兴趣索然，常将自己禁锢在个人的小圈子里。兴趣广泛的人对新生事物比较敏感，常以积极的态度去学习、去钻研，从而大大丰富了自己的知识，锻炼发展了自身的能力。兴趣狭窄的人，不但影响其人格的全面发展，而且也因生活内容贫乏而深感空虚。

2. 兴趣的深度

指兴趣的浓厚程度。人不可能对所有事物都抱有同样的兴趣，而多是对某些或某一件事物特别感兴趣，因此，在广泛兴趣的基础上就存在一个中心兴趣。一个人如果对什么都感兴趣，但又都浅尝辄止，博而不专，就很难有所建树。如果一个人既兴趣广泛，又有中心兴趣，其他兴趣在中心兴趣的支配下，就能发挥积极的作用，使之又博又专，才有可能在某个方面取得突出的成就。

3. 兴趣的稳定性和持久性

有了稳定而持久的兴趣，才能推动人们去深入地钻研他们所感兴趣的事物，从而获得系统而深刻的知识，取得事业的成功。如果兴趣缺乏稳定和持久，朝三暮四，见异思迁，必然是一事无成。但这并不是说一个人的兴趣是不可转移的，有目的、有计划地兴趣转移，有时也是非常必要的。

4. 兴趣的效能

指兴趣对活动产生的效果。据此效果的不同可以将兴趣分为积极的和消极的两种。积极的兴趣是指有效能的兴趣，它能使个体积极主动地去发展人格，掌握知识，提高各种能力，是一种有力的动机。而消极的兴趣只是限于"心向往之"的阶段，而不能成为活动的动力因素。

作为一名当代护理工作者,一方面要以自己的专业为中心兴趣,同时积极发展有利于自身素质提高的其他兴趣,丰富自己的精神生活,刻苦钻研业务,才能事业有成;另一方面也要重视患者的兴趣,主动引导、激发和培养他们对生活的兴趣感,增强其对未来的信心,这对他们的病程转归是十分有益的,这也应作为系统化整体护理的内容之一。

四、信念

信念(faith)是激励、支配人们按照自己的观点、原则去行动的动机表现形式。信念的基础是对自己有关自然和社会的观点有深刻认识,深信是完全正确的,并形成了自己实践活动的原则。

科学真理、道德伦理、宗教信仰等都可成为信念的内容。信念是人格倾向系统中的高层次成分,它决定着需要的内容和方向,对于人的行为具有巨大的激励和支持作用。人们对信念富有深刻的情感和热情,并在生活实践中努力去追求它,捍卫它,为了实现自己的信念,必要时可献出宝贵的生命。

信念能使人激发出积极性和坚强的意志,使人在身心遭受难以置信的折磨和痛苦时,产生出巨大的勇气和能量而为之奋斗。

五、世界观

世界观(world outlook)是人们对整个客观世界总的根本看法和态度,是人格倾向的最高表现形式。它是在需要、动机、兴趣和信念的基础上通过社会活动逐渐形成的。

世界观支配着人的认识和言行,影响着人的整个精神面貌,反映了一个人的人格品质,具体表现在:第一,它决定着人格发展的趋向和稳定性;第二,它影响人们认识的正确性和深度;第三,它制约情感的性质和情绪变化;第四,它调节人的行为习惯。

第四节 自我意识

一、自我意识概述

1. 意识的概念

意识是反映现实的最高形式。就心理状态而言,意识意味着清醒、警觉、注意集中等。就心理内容而言,意识包括可用语言报告出的一些成分,如对幸福的体验、对周围环境的知觉、对往事的回忆等。在行为水平上,意识意味着受意愿支配的动作或活动,与自动化的动作相反。

2. 自我意识的概念

自我意识(self – consciousness)是指个体对自己作为客体存在的认识和评价,即对自己的人格特征、人格倾向性的认识和评价。自我意识是人格结构中的协调控制因素,其作用是对人格结构中的各种成分进行调控,从而保证人格的完整、统一与和谐。

自我意识是一个特殊的认识过程。一般而言，人们的认识过程是主体对客观的反映过程，而自我意识则是主体对自身的反映过程，"自我"既是反映者（主我），又是被反映者（客我），主我（I）根据社会规范调控客我（me）使自身（self）符合社会的要求。

3. 自我意识系统

自我意识也是一个复杂的认识过程，它既依赖于感知觉、记忆和注意，更依赖于语言和思维的发展，同时还常常伴随着个体情感和意志活动的参与。所以说，自我意识是一个具有三维结构的心理系统：自我认知、自我体验和自我调控。

（1）自我认知 个体对自己的洞察和理解，包括自我观察和自我评价，是对自己的心理活动和行为调节控制的前提。自我观察是指对自己的感知、思想和意向等内部感受的觉察；自我评价是指一个人对自己的期望、想法、品德、人格特征及行为的判断与评估。一个人如果不能正确地认识自我，过高地估计自己，就会刚愎自用、自命不凡、目空一切，而导致失误；相反，如果只看到自己的不足，认为处处不如别人，就会产生自卑自责，丧失信心，而一事无成。因此，正确恰当地认识自我，实事求是地评价自己，是自我调控和健全人格的重要前提。

（2）自我体验 自我体验是自我意识在情感上的表现形式，是人对客观事物是否符合人的需要而产生的内心体验，伴随自我认识而产生的。例如一个人对自己做出积极评价时，就会产生自尊、自信；而做出消极评价时，就会产生自卑、内疚。自我体验一方面可以使自我认识转化为信念，进而指导一个人的言行；另一方面还可伴随自我评价，激励适当的行为，抑制不适当的行为。

（3）自我调控 个体对自己行为的调节和控制，是自我意识在意志行为上的表现形式。如一个学生若能意识到学习对自身发展的重要意义，就会激发起奋发学习的动机，在行为上表现出刻苦努力、积极主动的精神。

二、自我意识的形成与发展

自我意识是个体在日常生活学习中，通过与外界环境的相互作用逐渐形成和发展起来的。自我意识形成和发展水平，直接反映出人格形成和发展的水平。

一个人刚出生时并不具有自我意识，出生2个月的婴儿分不清自己的手指与母亲的乳头。从儿童出生后8个月到3岁左右，是自我意识发展的初始阶段。

1岁时幼儿有了自我认定，察觉到名字与自身是同一体，1.5岁能够将自己的动作与动作对象区分开来，2~3岁时能用第一人称代词"我"来表达自己的意思，"我"字的应用是自我意识萌芽的主要标志。儿童从知道自己的名字发展到知道"我"，意味着已意识到自己是行动的主体。

3岁以后，儿童在家庭、幼儿园、学校等受到社会文化的影响，通过学习、游戏等活动逐渐掌握各种角色观念，如性别角色、家庭角色、伙伴角色等。4岁左右，自我意识系统渐显雏形，5~6岁儿童大多已能进行自我评价，多数也已表现有自我情绪体验（如自尊感）和自我调控，但幼儿的自控能力还较弱。7岁之前，儿童对自己的描述仅限于身体特征、年龄、性别和喜爱的游戏等，尚不会描述内在心理特征。在小学时期，儿童的自我意识正处于所谓的客观化时期，是获得社会自我的关键时期，伴随着角色意识的建立，标志着儿童的社会自我观念趋于形成。

自我意识的真正确立是在青春期以后。随着身体的生长，性发育的成熟，初中生日益把注意力转向自身，开始有成年人的独立感，并在心理上摆脱对监护人的依赖，进入"心理断乳期"。许多心理学家认为，青春期是自我意识发展的飞跃期，其突出表现是，他们的内心世界越来越丰富，在日常学习生活中，常将许多心智用于内省。"我到底是个怎样的人？"、"别人喜欢我还是讨厌我？"等一系列关于我的问题开始反复萦绕于他们心中，这种倾向在其作文和日记中常会清晰地表露出来，并产生逆反心理。

高中或中专阶段，正是一个人明确自己人格主要特征，开始考虑自己人生道路的时期，所以，一切问题都是以"自我"为核心展开的，又是以解决好"自我"这个问题为目的的。这种主观上独立自主的需求，使得高中生或中专生的自我意识获得了高度发展，这对于其形成稳定的人格特征以及价值观等方面均具有决定性的作用。可以说，高中生或中专生对其自身的态度和看法，将会直接影响着他们实际发展的各个方面。

进入青年期后，随着社会活动的不断增加，生活阅历日积月累，心理活动更加丰富多彩，自我意识将进一步得到发展。自我意识形成后，并非固定不变，在社会实践中还要不断改造和完善。孔子自称："吾十有五而志于学，三十而立，四十不惑，五十知天命，六十而耳顺，七十而从心所欲，不逾矩。"反映了人活到老需学到老，自我意识也在不断更新内容。

实验　气质类型测验

【目的】通过问卷答应，在掌握测验方法的同时，了解自己的气质类型，并进行自我评价。

【材料】气质问卷量表（附表1）、气质类型记分表（附表2）、铅笔。

若有条件，在教师指导下，最好选用艾森克人格问卷（EPQ）进行测验。

【方法】根据气质问卷量表所列题目，学生各自逐一回答，并计算和评价结果。

【评定标准】

1. 如果某一类气质得分明显高出其他三种，均高出4分以上，则可定为该类气质，如果该型气质得分超过20分，则为典型性，在10~20分之间，则为一般型。

2. 两种气质类型得分接近，其差异低于3分，而且又高出其他两种类型4分以上，则可定为这两种气质的混合型。

3. 三种气质得分均高于第四种，而且接近，则为三种气质的混合型。

【实验报告】

确定自己的气质类型，分析其积极和消极因素有哪些，以利于人格的完善。

附表1 气质问卷量表

姓名：　　　　　　性别：　　　　　　年龄：

下面60道题可以帮助你大致确定自己的气质类型。在回答这些问题时，记分如下。

很符合自己情况的	记2分
比较符合的	记1分
介于符合与不符合之间的	记0分
比较不符合的	记-1分
完全不符合的	记-2分

1. 做事力求稳妥，不做无把握的事

2. 遇到可气的事就怒不可遏，想把心里话全说出来才痛快

3. 宁肯一个人干事，不愿很多人在一起

4. 到一个新环境很快就能适应

5. 厌恶那些强烈的刺激，如尖叫、噪音、危险镜头等

6. 和人争吵时，总是先发制人、喜欢挑衅

7. 喜欢安静的环境

8. 善于和人交往

9. 羡慕那种善于克制自己感情的人

10. 生活有规律，很少违反作息制度

11. 在多数情况下情绪是乐观的

12. 碰到陌生人觉得很拘束

13. 遇到令人气愤的事，能很好地自我克制

14. 做事总是有旺盛的精力

15. 遇到问题常常举棋不定，优柔寡断

16. 在人群中从不觉得过分拘束

17. 情绪高昂时，觉得干什么都有趣，情绪低落时，又觉得什么都没有意思

18. 当注意力集中于一事物时，别的事物很难使我分心

19. 理解问题总比别人快

20. 碰到危险情景时，常有一种极度恐怖感

21. 对学习、工作、事业怀有很高的热情

22. 能够长时间做枯燥、单调的工作

23. 符合兴趣的事情，干起来劲头十足，否则就不想干

24. 一点小事就能引起情绪波动

25. 讨厌做那种需要耐心、细致的工作

26. 与人交往不卑不亢

27. 喜欢参加热烈的活动

28. 爱看感情细腻，描写人物内心活动的文学作品

29. 工作学习时间长了，常感到厌倦

30. 不喜欢长时间谈论某一个问题，愿意实际动手干

姓名：　　　　　　性别：　　　　　　年龄：

下面60道题可以帮助你大致确定自己的气质类型。在回答这些问题时，记分如下。

很符合自己情况的	记 2 分
比较符合的	记 1 分
介于符合与不符合之间的	记 0 分
比较不符合的	记 -1 分
完全不符合的	记 -2 分

31. 宁愿侃侃而谈，不愿窃窃私语

32. 别人说我总是闷闷不乐

33. 理解问题常比别人慢些

34. 疲倦时只要短暂的休息就能精神抖擞，重新投入工作

35. 心里有话，宁愿自己想，不愿说出来

36. 认准一个目标就希望尽快实现，不达目的，誓不罢休

37. 同样和别人学习、工作一段时间后，常比别人更疲倦

38. 做事有些莽撞，常常不考虑后果

39. 老师或师傅讲授新知识、技术时，总希望他讲慢些，多重复几遍

40. 能够很快地忘记那些不愉快的事情

41. 做作业或完成一件工作总比别人花的时间多

42. 喜欢运动量大的剧烈体育活动，或参加各种文艺活动

43. 能很快地把注意力从一件事转移到另一件事上去

44. 受一个任务后，就希望把它迅速解决

45. 认为墨守成规比冒风险要强一些

46. 能够同时注意几件事物

47. 当我烦闷的时候，别人很难使我高兴起来

48. 爱看情节起伏跌宕、激动人心的小说

49. 对工作抱认真严谨、始终一贯的态度

50. 和周围人们的关系总是相处不好

51. 喜欢复习学过的知识，重复做已经掌握的工作

52. 希望做变化大、花样多的工作

53. 小时候会背的诗歌，我似乎比别人记得清楚

54. 别人说我"出语伤人"，可我并不觉得这样

55. 在体育活动中，常因反应慢而落后

56. 反应敏捷，头脑机智

57. 喜欢有条理而不甚麻烦的工作

58. 兴奋的事常常使我失眠

59. 老师讲新概念，常常听不懂，但是弄懂以后就很难忘记

60. 工作枯燥无味，马上就会情绪低落

附表2　气质类型计分表

胆汁质	题号	2	6	9	14	17	21	27	31	36	38	42	48	50	54	58	总分
	得分																
多血质	题号	4	8	11	16	19	23	25	29	34	40	44	46	52	56	60	总分
	得分																
黏液质	题号	1	7	10	13	18	22	26	30	33	39	43	45	49	55	57	总分
	得分																
抑郁质	题号	3	5	12	15	20	24	28	32	35	37	41	47	51	53	59	总分
	得分																
计算结果	你的气质是																

目标检测

一、单项选择题

1. 人格是指人的（　　）
   - A. 脾气
   - B. 秉性
   - C. 心理特征的总和
   - D. 性情
   - E. 生理状况

2. 在心理学上，天才是指（　　）
   - A. 反应敏捷
   - B. 记忆迅速
   - C. 杰出的创造才能
   - D. 想象丰富
   - E. 认识深刻

3. 音乐家的乐感、节奏感属于以下哪种能力的范畴（　　）
   - A. 一般能力
   - B. 特殊能力
   - C. 操作能力
   - D. 创造能力
   - E. 模仿能力

4. 天才爱迪生最突出的能力是（　　）
   - A. 认识能力
   - B. 社交能力
   - C. 模仿能力
   - D. 创造能力
   - E. 操作能力

5. 人的智力发展最重要的时期在（　　）
   - A. 胎儿期
   - B. 新生儿期
   - C. 儿童期
   - D. 青年期
   - E. 中年期

6. 能力类型的差别说明了（　　）
   - A. 能力发展的倾向性不同
   - B. 能力的大小不同
   - C. 能力发展水平的差异
   - D. 能力表现的性别差异
   - E. 能力表现的年龄差异

7. 影响能力形成与发展的因素不包括（　　）
   - A. 遗传
   - B. 环境
   - C. 教育
   - D. 情绪
   - E. 社会实践

8. 胆汁质气质的表现不包括（　　）
   - A. 果敢
   - B. 易冲动
   - C. 直率

D. 精力充沛　　　　　E. 情绪稳定

9. 某学生活泼、好动、乐观、灵活，喜欢结交朋友，爱好广泛，缺乏毅力，易见异思迁，他的气质类型属于（　　）

　　A. 多血质　　　　　B. 胆汁质　　　　　C. 抑郁质

　　D. 黏液质　　　　　E. 血液质

10. 个体对现实的态度和行为方式是指（　　）

　　A. 气质　　　　　　B. 性格　　　　　　C. 兴趣

　　D. 能力　　　　　　E. 需要

11. 根据巴甫洛夫的高级神经活动类型学说，强、平衡、灵活的气质类型是（　　）

　　A. 兴奋型　　　　　B. 活泼型　　　　　C. 弱型

　　D. 安静型　　　　　E. 灵活型

12. 气质主要反映心理活动哪个方面的特征（　　）

　　A. 动力特点　　　　B. 认识水平　　　　C. 态度

　　D. 情绪　　　　　　E. 意志

13. 最早提出气质概念的学者是（　　）

　　A. 柏拉图　　　　　B. 苏格拉底　　　　C. 亚里士多德

　　D. 冯特　　　　　　E. 希波克拉底

14. 希波克拉底的体液气质类型不包括（　　）

　　A. 多血质　　　　　B. 胆汁质　　　　　C. 黏液质

　　D. 胃液质　　　　　E. 抑郁质

15. 关于气质的说法以下正确的是（　　）

　　A. 可用于评估智商　　B. 可用于评估情商

　　C. 具有择业价值　　　D. 有优劣之分

　　E. 深受行为动机的影响

16. 一个人经常表现出来的坚定、勇敢、顽强的特点，属于性格的（　　）特征

　　A. 态度　　　　　　B. 理智　　　　　　C. 情绪

　　D. 意志　　　　　　E. 职业

17. 受先天因素影响最大的是（　　）

　　A. 兴趣　　　　　　B. 能力　　　　　　C. 性格

　　D. 气质　　　　　　E. 信念

18. 与情绪相联系的需要是（　　）

　　A. 生理需要　　　　B. 自我实现的需要　C. 尊重的需要

　　D. 安全需要　　　　E. 爱与归属的需要

19. 有关动机下列哪项是错误的（　　）

　　A. 以需要为基础　　B. 属于人格特征　　C. 属于人格倾向性

　　D. 是驱动人们活动的内部动力　　E. 有生理性与社会性之分

20. 有关兴趣下列哪项是错误的（　　）

　　A. 个体对客观事物的一种选择性态度

　　B. 伴以自觉行动

C. 伴随着愉快的情绪

D. 个体生存的一种必备条件

E. 具有动力作用

二、填空题

1. 人格也称_____，是指人的_____的总和。

2. 个体的差异主要表现在_____方面。

3. 心理过程涉及心理现象的共同性，_____则侧重于心理现象的差异性。

4. 能力是在_____的基础上，环境与_____的影响下，在学习和_____中通过_____而形成发展起来的。

5. 智力可分为晶态智力和_____。

6. 能力的个别差异一般表现在_____、_____、_____三个方面。

7. 气质表明一个人的心理活动的_____，古希腊医生_____最早提出气质概念。

8. 性格是指个体对客观现实的_____以及与之相适应的习惯化了的_____，性格是人格的_____，体现一个人的本质属性。

9. 探索和求知属于_____需要。

10. 一般说来，需要的满足是由_____层次向_____层次不断发展的。

11. _____提出的需要层次理论将人类需要分为五个层次，由低到高依次为_____、_____、_____、_____、_____。

12. "熊掌与鱼翅不可兼得"属于动机的_____冲突。

13. 兴趣是以_____为基础，在_____过程中形成和发展起来的。

14. 自我意识是主体对_____的反映过程。

三、名词解释

1. 人格

2. 动机

3. 气质

4. 性格

5. 需要

6. 智力

四、简答题

1. 舒尔茨健全人格的四项要点是什么？

2. 简述影响能力形成和发展的因素。

3. 简述气质的动力学特点。

4. 简述自我意识系统。

五、论述题

1. 试述性格与气质的关系。

2．试述影响性格形成与发展的因素。

3．某医院两位护士，在日常工作和生活中，甲护士表现为：温柔、和气，观察敏锐，反应敏感，情绪体验深刻，想象力丰富；在工作中做事小心谨慎，认真负责，遵守纪律。乙护士表现为：动作迅速，精力充沛，热情洋溢，易激动，难以自制，为人直率表现积极，但是粗心大意，坚持己见。

（1）根据案例描述，判断两位护士的气质类型。

（2）试述各气质类型的主要表现特征。

（3）结合日常生活经验，分析气质类型在职业活动中的作用。

（贾新静）

第六章

心理健康

1. 了解个体发展各阶段的心理健康。
2. 熟悉胎教及孕期心理健康。
3. 掌握健康、心理健康的概念和标准。
4. 学会心理健康知识的宣传与普及。

【引导案例】

2010年10月20日晚，在西安市大学城学府大道上发生的一起交通事故震惊了全国，肇事者是西安音乐学院大三的学生药家鑫。药家鑫当时边开车边换光盘，结果撞倒了前面骑电动车的张妙。药家鑫撞人后，并没有选择马上报警救人，而是想驾车逃逸，但他发现被害人侧躺在地上，能看到他的车牌号码，他怕张妙记下以后会无休止地找他麻烦，随即下车用随身携带的尖刀对张妙连捅八刀，致其当场死亡。其实这起交通事故本身并不严重，据事后医生检查，当时张妙只是腿骨骨折，颅脑轻度损伤，如果及时救治完全可以治好。本来是一起很平常的交通事故，却因药家鑫的疯狂举动，毁了两个家庭，最终也把自己送上了不归路。

问题思考：

是什么让一个象牙塔里的天之骄子，对鲜活的生命如此漠然？

是什么让一个生活在法制社会的年轻人，丧失了对法律的敬畏？

心理健康知识的普及，将有助于促进个体心理健康发展，使人们能够更好地适应社会环境，培养健全的人格，提高挫折的耐受力，防止或减少青少年犯罪的发生。

第一节　心理健康概述

一、健康的概念及标准

人人都希望健康（health），健康是人的基本权利，也是每个人都希望拥有的最大财富。随着社会的发展、科学技术水平的提高和医学模式的演变，人们对健康的认识不断提高，健康的内涵不断地拓宽。

传统的健康观认为"无病即健康"，即能吃、能睡，身体没病就算是健康的。现代的健康观强调"整体健康"即健康包括一个人在身体、心理和社会等方面都处于良好的状态。1948年世界卫生组织对健康的定义为："健康不仅仅是没有疾病和身体的虚弱现象，而是一种在身体上、精神上和社会适应上的完美状态。"1989年世界卫生组织又提出了21世纪健康新概念："健康不仅是没有疾病，而且包括躯体健康、心理健康、社会适应良好和道德健康。"只有具备了上述四个方面的良好状态，才算是一个健康的人。这一定义是一种积极的、全面的概念，指出了健康所涉及的各个方面，具有重要的现实意义。

世界卫生组织对健康提出的最新标准为"五快、三良好"。

五快：

（1）食得快 进食时有良好的胃口，能快速吃完一餐饭而不挑食，说明内脏功能正常。

（2）便得快 一旦有便意，能很快排泄完大小便，且感觉轻松自如，说明胃、肠、肾功能良好。

（3）睡得快 上床后能很快入睡、且睡得好，醒后精神饱满，头脑清醒。

（4）说得快 语言表达正确，说话流利，表示头脑清楚、思维敏捷，心肺功能正常。

（5）走得快 行走自如、活动灵敏，说明精力充沛，身体状况良好。

三良好：

（1）良好的个性 情绪稳定，性情温和，意志坚强，感情丰富，胸怀坦荡，豁达乐观。

（2）良好的处事能力 看问题客观现实，具有较好的自我控制能力，能适应复杂的社会环境。

（3）良好的人际关系 待人接物能大度和善，不过分计较，助人为乐，与人为善，与他人的关系良好。

二、心理健康的概念及标准

（一）心理健康的概念

迄今为止，对于什么是心理健康（mental health）还没有一个统一的、公认的定义。1946年第三届国际心理卫生大会指出，心理健康是指："身体、智力、情绪十分协调；适应环境，在人际交往中能彼此谦让；有幸福感；在工作和职业中能充分发挥自己的能力，过有效率的生活。"《简明不列颠百科全书》将心理健康解释为："个体心理在本身及环境条件许可范围内所能达到的最佳状态，但不是十全十美的绝对状态。"国内外许多学者从各自关注的不同角度对心理健康进行论述，概括起来心理健康应该包括两层含义：一是没有心理疾病，这是心理健康最基本的条件，心理疾病包括各种心理与行为异常；二是具有一种积极向上的心态，能够主动减少问题行为和解决心理困扰。

（二）心理健康的标准

关于心理健康的标准具有相对性，许多心理学家提出了自己的看法，其中美国心理学家马斯洛的 10 项标准得到了较多的认可。

（1）有充分的安全感。

（2）充分了解自己，并对自己的能力做出恰当的估计。

（3）生活目标能切合实际。

（4）与现实环境保持接触。

（5）能保持人格的完整和谐。

（6）具有从经验中学习的能力。

（7）能保持良好的人际关系。

（8）适度的情绪发泄与控制。

（9）在不违背集体意志的前提下，有限度地发挥个性。

（10）在不违背社会规范的情况下，能恰当地满足个人基本需求。

我国学者王登峰、张伯源教授在《大学生心理健康与咨询》一书中根据各方面的研究结果，提出有关心理健康的八项指标。

1. 了解自我，悦纳自我

一个心理健康的人能体验到自己存在的价值，既能正确了解自己，又能有自知之明，对自己的能力、性格和优缺点都能做出恰当的、客观的评价；对自己不会提出苛刻的、非分的期望和要求；同时，对自己的生活目标和理想也能定的切合实际，因而对自己总是满意的。一个心理不健康的人则缺乏自知之明，对自己的生活目标和理想定的不切实际，主观和客观的距离相差甚远，总是对自己不满意，从而自责、自怨、自卑；由于总是要求自己十全十美，而自己却又无法做到完美无缺，于是就总是同自己过不去，结果使自己的心理状态永远无法平衡，也无法摆脱自己感到将已面临的心理危机。

2. 接受他人，善与人处

心理健康的人乐于与人交往，不仅能接受自我，也能接受他人、悦纳他人，能认可别人存在的重要性和作用。同时他也能为他人所理解，为他人和集体所接受，能与他人相互沟通和交往，人际关系协调和谐；既能在与朋友相聚时共享欢乐，又能在一个人独处时无孤独之感；在与人相处时积极的态度（同情、友善、信任、尊敬、赞赏等）总是多于消极的态度（猜疑、嫉妒、畏惧、敌视等）。因而在社会生活中有较强的适应能力和较充足的安全感。一个心理不健康的人，总是置身于集体之外，与周围的人格格不入。

3. 正视现实，接受现实

心理健康的人能够正视现实，接受现实，并主动去适应现实环境。对周围的事物能作出客观的评价，并能与现实环境保持良好的接触，既有高于现实的理想，又不会沉湎于不切实际的幻想与奢望中。同时对自己的能力有充分的信心，对生活、学习和工作中的各种困难和挑战都能妥善处理。心理不健康的人往往以幻想代替现实，不敢正视现实，没有足够的勇气去接受现实的挑战，总是抱怨自己"生不逢时"或责备社会环境对自己不公而怨天尤人，因而无法适应现实环境。

4. 乐于工作，热爱生活

心理健康的人能在学习和工作中尽可能地发挥自己的个性和聪明才智，并从学习和工作的成果中获得满足和激励，把工作看作乐趣而不是负担。心理健康的人还能珍惜和热爱生活，并在生活中尽情享受人生的乐趣，把生活看成是轻松愉快的过程而不会认为是重负和劳累。

5. 能协调与控制情绪，心境良好

心理健康的人愉快、乐观、开朗、满意等积极情绪体验总是占优势，虽然也会有悲、忧、愁、怒等消极情绪体验，但一般不会长久；同时能适度地表达和控制自己的情绪，喜不狂、忧不绝、胜不骄、败不馁、谦而不卑、自尊自重，在社会交往中既不妄自尊大，也不退缩畏惧；对于无法得到的东西不过于贪求，能在社会允许的范围内满足自己的各种需求，对于自己能得到的一切感到满足，心情总是开朗的，乐观的。

6. 人格完整和谐

心理健康的人，其人格结构包括气质、能力、性格和理想、信念、需要、动机、兴趣、人生观等各方面能平衡发展，人格作为人的整体精神面貌能完整、协调、和谐的表现出来；思考问题的方式是适中和合理的，待人接物能采取恰当灵活的态度，对外界刺激不会有偏颇的情绪和行为反应；能够与社会的步调合拍，也能和集体融为一体。

7. 智力正常

智力正常是人生活的基本心理条件，是心理健康的重要标准。智力主要指人的观察力、记忆力、思维力、想象力和操作能力的综合。一般通过智力测验来确定智力发展水平的高低（详见第九章第一节）。

8. 心理行为符合年龄特征

在人生命发展的不同年龄阶段，都有相对应的不同的心理行为表现，从而形成不同年龄阶段独特的心理行为模式。心理健康的人应该具有与同年龄多数人相符合的心理行为特征。如果一个人的心理行为经常严重偏离自己的年龄特征，一般说来都是心理不健康的表现。

如果严格按照以上标准进行对照，可能很难找到一个心理完全健康的人。只能说，注重心理健康的人，可以基本符合上述标准；不注重心理健康的人，则远离上述标准，而且容易患心理疾病。大量的生活经验告诉我们，只有心理健康的人才能更好地把握自己，适应环境，面向未来，积极进取，真正获得生命的价值。有些学者把心理健康的标准概括为五个方面：智力正常、情绪稳定、社会适应、人际和谐、人格完整。

第二节　优生与胎教

一、优生

优生起源于英国，意思为"健康遗传"。主要是研究如何用有效手段降低胎儿缺陷发生率。现在优生已经成为一项国家政策，其主要的内容是控制先天性疾病新生儿，以达到逐步改善和提高人群遗传素质的目的。目前可以通过科技手段，来确保胎儿健康。多年来，我国开展优生工作主要有如下几点：禁止近亲结婚，进行遗传咨询，提倡适龄生育和产前诊断等。

优生是人类健康的基础。我国是人口大国，也是出生缺陷高发国家。据《中国出生缺陷防治报告（2012）》指出：据估计，目前我国出生缺陷发生率在5.6%左右，每年新增出生缺陷数约90万例，其中出生时临床明显可见的出生缺陷约有25万例。出生缺陷不仅影响儿童的生命健康和生活质量，而且影响整个国家人口素质。健康的小生命能否诞生，取决于配偶的选择以及母亲在孕期的心理健康。为了生一个健康、聪明、活泼、可爱的小宝宝，应从以下几方面做起。

（1）配偶选择　不近亲结婚，不在狭小的区域内寻找配偶。

（2）婚前检查　做好婚前健康检查，以便及早发现疾病，保证婚后的婚姻幸福。重视遗传病的咨询，避免下一代患遗传性疾病。

（3）受孕年龄　选择最佳受孕年龄受孕。最佳妊娠年龄为25～29岁。这一阶段胎儿生存率最高，流产率、死胎率、早产率和畸形儿率最低。见表6-1和表6-2。

（4）孕前准备　受孕前做一次健康体检，看是否适宜怀孕。孕前6个月要注意调整工作环境，进行营养储备，保持良好的身体状况和情绪状态。

表6-1　母亲年龄与围生期胎儿、婴儿死亡的关系

母亲年龄（岁）	~19	20~24	25~29	30~34	35~39	40~
孕后期死产（‰）	21.7	11.7	10.6	13.2	23.1	45.2
早期新生儿死亡（‰）	10.2	5.7	5.2	6.1	9.7	14.7
总计（‰）	31.9	17.4	15.8	19.3	32.8	59.9

表6-2　孕妇年龄与先天愚型发生率的关系

孕妇年龄（岁）	25~29	30~34	35~39	40~44	45~
先天愚型发生率	1/1350	1/800	1/260	1/100	1/50

二、胎教

1. 胎教的概念

胎教就是有目的、有计划地为胎儿的生长发育实施最佳措施。利用胎儿的感觉对其进行多方面的刺激，促进胎儿大脑的正常发育。重视胎教是培养健全儿童的一个重要措施。

2. 胎教的理论基础

神经解剖学和神经生理学的研究表明：怀孕第4周时，胚胎已生出一根头大尾细的神经管，对直接或间接的刺激能做出反应；第8周时，胎儿的大脑已略能分层，脑细胞发育迅速，对母亲传来的信息较敏感；第10周时，压觉、触觉感受器已形成；第16周时，对音响有反应；第23周时，胎儿大脑皮质结构形成，沟回逐渐增多，到出生前，脑细胞分裂基本完成。

此外，通过子宫内窥镜的检查发现，胎儿的眼睛能随着被送入的光波而活动；用细棍触碰胎儿手心，手指会攥拳；触足底，脚趾可动、膝关节可屈曲。根据多普勒仪的监测，在不同音响出现时，胎儿的心跳次数有变化。这说明，声音可传入胎儿听觉器官，通过生理反射而引起心跳变化。比利时一名医生观察到：孕妇做梦时，8个月的胎儿和母亲有同样特点，身体不动、眼动迅速；胎儿与母亲的慢波、快波睡眠是同步的。

3. 胎教的方法

（1）言语胎教　经常与胎儿"聊天"。各国胎教的研究似乎都从不同的角度证实了一个有趣的事实，即父母在孕期经常喜欢与胎儿"聊天"，孩子出生后往往言语和智力发育多好于"未聊天"的孩子。主要做法是要像孩子已经出生、懂事那样，带着感情去与孩子进行语言交流，把注意力集中在孩子身上，并始终保持安详、稳定的情绪。也有人主张在胎儿期就给孩子取相应的乳名，父母经常呼唤，并讲故事或唱歌给胎儿听。这样，不仅能增加夫妻间的感情，还能把父母的爱传递给胎儿，对胎儿的情感发育具有很大好处。

（2）音乐胎教　听胎教音乐是古今中外各学派的学者在进行胎教时通常使用的方法。专家认为，优美的音乐能促进孕妇分泌适量有益健康的激素和酶，起到调节血流量及兴奋神经细胞的作用，从而改善胎盘供血状况，增加血液中有益成分。

一般认为，音乐胎教可以从孕期16周开始，选择在胎儿觉醒有胎动时进行。每天做1~2次，每次15~20min。孕妇距音响1~2m，可选择自己喜欢的胎教音乐（最好不带歌词），并随着音乐的进行，做自由的情景联想，借以调节情绪，达到心理平和、心旷神怡的意境。孕妇还可以经常收听一些明朗轻快的乐曲，通过神经体液调节将良好情绪感受传递给胎儿，以促进胎儿感官功能的发育。

（3）运动胎教　轻轻抚摸胎儿。人类的天性是需要爱抚，胎儿在受到母亲双手轻轻地抚摸之后，亦会引起一定的条件反射，从而激发胎儿活动的积极性，形成良好的触觉刺激，通过反射性躯体蠕动，促进大脑功能的协调发育。从孕期6个月开始，孕妇每晚睡觉前先排空膀胱，平卧床上，放松腹部，用双手顺时针、逆时针交替沿腹壁轻轻地抚摸胎儿，就像在抚摸出生后的婴儿一样亲切，胎儿受压后出现欢快的蠕动，每日5~10min即可。注意动作要轻柔，切忌强悍。经过此种胎教训练的婴儿能较早地站立和行走。注意有早期宫缩的孕妇禁用。

三、妊娠期心理健康

妊娠期是生命发生、发展的重要时期。研究发现母亲在妊娠期几乎所有重大的生理和心理变化都会影响胎儿。因此，在妊娠期母亲要保持心情舒畅、情绪稳定、生活规律、营养丰富和适度运动，维护生理、心理的良好状态，为胎儿健康的生长发育创造一个良好的环境。

1. 营养丰富，膳食合理

胎儿生长、发育所需的营养物质，通过胎盘来源于母体，母亲的营养状况直接影响到胎儿的生长发育。因此，母亲要摄取丰富的营养，注重膳食的合理搭配，同时也要避免营养过剩。另外，还要保证自己的身体健康，防止疾病和外伤，这样才能保证胎儿健康成长。

2. 情绪稳定，心情舒畅

孕妇的情绪对胎儿的生长发育有明显影响。积极的情绪会使血液中有利于健康发育的生化物质增加，保证胎儿的正常发育。被消极情绪困扰的孕妇，在妊娠期和分娩期容易引起并发症。具有长期过度紧张、焦虑、恐惧或忧愁等情绪的孕妇往往伴有严重的妊娠反应，有可能会导致早产、流产、产程延长或难产。这样的胎儿出生后往往多动、易激惹、好哭闹，甚至影响哺乳和睡眠。

3. 戒烟戒酒，不滥用药物

吸烟、酗酒，有可能导致胎儿畸形、智力低下。有些药物可对胎儿的健康造成影响，妊娠期间尽量避免用药，必须用药时一定要在医生的指导下进行。

4. 防止 X 射线，避免病毒感染

X 射线能引起基因突变，造成染色体异常，故妊娠早期应避免受 X 射线辐射。虽然胎盘在某些方面能对胎儿提供保护作用，但对于病毒却无济于事，如风疹、伤寒、梅毒和淋病等都可能对胎儿造成损伤。

5. 定期进行产前检查

由于胎儿的生长发育，孕妇的身体会发生一系列相应的变化，所以必须定期进行产前检查，这样可以及时了解母亲和胎儿的健康状况。此外，全面的产前检查还是及时发现各种遗传病的有效方法。

第三节 不同年龄阶段的心理健康

一、儿童期心理健康

儿童期包括乳儿期、婴儿期、幼儿期和童年期。是个体身心迅速发展的时期，也是人格形成的关键时期，其心理发展健康与否，对今后身心发展具有持久和深远的影响。

（一）乳儿期心理特征及心理健康

1. 乳儿期心理特征

乳儿是指出生至满 1 周岁的儿童。这一时期的心身发育是一生中最快的时期之一。神经系统的发育呈直线上升；运动能力已达到可以受意识控制的水平。乳儿期是动作发展最迅速的时期，从全身性的，笼统散漫的整体动作逐渐分化为局部的、准确的、专门化的动作；逐渐学会了翻身、坐起、爬行、站立、行走，会用双手及手眼协调玩玩具，开始"咿呀"学语，会表达需要，并有相应的情绪反应。

2. 乳儿期心理健康

（1）提倡母乳喂养 母乳喂养不仅可以供给孩子最好的营养，有利于大脑的发育，更重要的是可以让小宝宝获得感情上的满足，使母子之间有了亲密的依恋关系，有利于孩子的心理发展。研究表明，缺乏母乳喂养的儿童在智力和情绪稳定程度上都较母乳喂养的差。有报道，国外某育婴院，因保育人员太少，采用自动化喂奶的方法，到时候一按电钮就往孩子嘴里灌奶。结果孩子情绪很坏，患病率和死亡率很高。后来在心理学家的建议下增加了保育人员，并规定每次抱起来给孩子喂奶，还规定每天将孩子抱起来亲近、抚爱，结果情况大有好转。

（2）满足乳儿的情感要求　乳儿期已经出现了极为强烈的依恋需要，依恋的缺乏对其以后的成长有不良影响。因此，父母应与他们建立亲密的情感联系，经常给予乳儿身体的接触，如经常抚摸、搂抱、轻拍孩子，让孩子享受爱抚，以满足其"皮肤饥饿"。

（3）对乳儿进行感官、动作、言语三大训练　实验证明，经常给予乳儿以感官刺激（色彩、光线、音乐等），可明显提高乳儿的感觉动作能力，对促进其生理功能的迅速提高和心理活动的健康发展都大为有益。可在乳儿上方的天花板上拉起彩带，床周围布置色彩鲜艳的图片等，这样当孩子一睁开眼睛时五彩缤纷的刺激就映入眼帘。不过这些视觉内容要经常变换花样及方向。孩子出生后经常为其播放优美的音乐，室内不宜太静，只要不发出噪音，人们的说话声、走路声，以及做事情发出的响声等都是对孩子听觉的训练。

儿童言语能力的发展，是在与他们不断地言语交流中产生的。父母应耐心地、不断地与乳儿进行言语交流。通过反复教孩子说话、唱儿歌、讲故事等促进孩子的言语发展。

（二）婴儿期心理特征及心理健康

1. 婴儿期心理特征

婴儿是指1～3周岁的儿童。这一时期，婴儿的动作发展非常迅速，他们学会了随意独立行走，扩大了生活范围。他们的行动有了随意性，手的动作也有了相当的发展，如学会了用笔画图画、扣纽扣、拿匙吃饭等。婴儿期是口头言语发展的关键期。在这一时期，婴儿能积极理解言语，能听懂一些简单的故事，自己能说出一些词，随着年龄的增长，能说一些简单的句子，掌握了基本句型，言语的概括和调节作用开始发展。随言语的发展，婴儿的自我意识也开始发展，逐渐学会用"我"来表达意思。在婴儿期除了有简单的情绪反应外，开始出现一些比较复杂的情感体验。如喜欢与自己亲近的人进行交往，也有了羞耻感、同情心及嫉妒心等。

2. 婴儿期心理健康

（1）断奶的心理健康　断奶对婴儿来说是件大事，常因处理不当而对其幼小的心灵造成重大的伤害。因此，应注意选择合适的断奶时间、方式及季节。断奶前就要有计划地逐渐减少哺乳次数，同时注意增加辅助食品，断奶过程要循序渐进，千万不要搞"突然袭击"。

（2）感觉整合训练　脑发育的关键是感觉整合训练，即同时进行五种以上的感觉刺激，特别是皮肤、前庭、肌肉，关节感受器的刺激，这就需要运动，只有运动才能刺激上述感受器，也能刺激视、听、嗅、味、内脏感受器。如多做爬行、滑板、秋千、平衡、球类等运动以促进脑发育。

（3）口头言语训练　婴儿期与言语有关的中枢已发育成熟，1～3岁是语言发展的关键期。因此，应多与婴儿交谈，鼓励婴儿说话。成人说话要合乎规范，尽量少用或不用儿语及方言，以免影响婴儿标准化言语的发展。训练婴儿说话时要耐心，而且要讲究方式、方法。

（4）注意婴儿智力的开发　婴儿期已有了求知欲、探究欲，所以他们喜欢发问，对任何现象都想知道为什么，父母切不可责训、也不可胡编乱造或以深奥的科学知识加以解释，而应深入浅出地、用婴儿能理解的言语给予讲解。

（5）培养婴儿良好的习惯　婴儿期应注意培养：①睡眠习惯。养成良好的睡眠习惯，每天按时睡觉。睡眠对儿童身心发育极为重要，如睡眠不足会引起烦躁不安、注意力不集中等。②进食习惯。培养婴儿自己进食，以锻炼手的灵活性。但要注意不要让他们狼吞虎咽或边吃边玩。③卫生习惯。训练婴儿对大小便的控制及排泄等卫生习惯，训练时要耐心、和蔼，不要埋怨、斥责。有研究指出，通过严厉斥责，甚至打骂来训练孩子的大小便，不但训练时间过长，而且还会使孩子产生紧张、恐惧或自卑心理，甚至留下心理创伤，严重者可出现病态人格。

（三）幼儿期心理特征及心理健康

1. 幼儿期心理特征

幼儿期指 3～6 周岁的儿童。随着年龄增长，内抑制迅速发展，能调节自己的行为，但自我控制能力较差。这一时期感觉迅速发展，3～4 岁一般可辨认 5～6 种颜色，思维活动以形象思维为主。幼儿期情绪不稳定，以易变性和冲动性为特征，有时候会莫名其妙地产生恐惧、快乐等多种情绪，甚至无缘无故地发脾气。幼儿的社会性需要发展很快，社会情感也因而得到发展，他们有同情心，也有了初步的友谊感、道德感和理智感。

2. 幼儿期心理健康

（1）开展丰富多彩的游戏活动　游戏是幼儿期的主要活动，是促进幼儿认识、情感和意志发展的重要手段；是培养幼儿学习和劳动兴趣的重要方式；也是身心健康发展的重要途径。要让孩子多玩自己喜欢的游戏，要鼓励孩子们在一起玩，成人不必多加干涉。游戏可以训练幼儿的各种运动技能，成人可在游戏中对幼儿提出更高的协调使用手脚的要求，以训练身体的平衡功能及反应速度。

（2）创建温馨和睦的家庭　家庭是儿童的主要生活场所，温馨和睦而又民主的家庭环境，对培养良好的情感和性格，形成美好的道德情操具有十分重要的意义。相反，家庭不和睦，争吵不休，常使孩子无所适从，恐惧不安。离异和单亲家庭对孩子心理的负面影响尤为突出，易形成退缩、自卑、好斗、攻击、违纪等不良行为。父母要爱孩子，但不能溺爱，不能以孩子为中心。娇生惯养，事事迁就，容易使孩子形成以自我为中心、任性、自私、缺乏独立性、怯懦等不良性格特征，从而导致其不能适应社会环境。

（3）注意保护孩子的自我意识　幼儿期儿童在心理发展上有个自我中心时期，3 岁左右就可以表现出独立的愿望，喜欢独自活动。虽然他们本领不大，但往往这要自己来，那要自己干，显得不大听话了。其实，这正是孩子心理发展的一个明显标志，在心理学上称为"第一反抗期"，是儿童自我意识开始发展的表现。因此，父母要因势利导地帮助孩子实现那些可以做到的事情，而不要事事包办代替和过分保护或强行压制。要注意培养孩子独立坚强的个性，并尊重幼儿"独立"的愿望，不能认为是孩子不听话了，便强行压制。

（4）口头言语的训练和书面言语的培养　幼儿期是培养儿童口头言语表达能力、丰富词汇量、发展连贯性语句、完善句子结构的重要阶段。因此，应该经常给他们讲故事，并要求其复述。书面言语主要靠有计划地学习而形成，所以应该开始教幼儿认识一些简单的字及数字。

（5）注意数概念的培养　是否掌握抽象的数概念是衡量儿童思维发展的标志。幼儿期儿童已经开始有了数概念，但这种数概念还脱离不了具体物体，如他们能知道3个苹果，4块糖，也知道3个苹果吃了一个，还剩2个。但他们不能理解3减1意味什么。也就是说幼儿最初的数概念必须与他所熟悉的物体相联系。整个幼儿期数概念发展很迅速，如能注意幼儿数概念的培养，对幼儿抽象思维的发展非常有利。

（6）注意幼儿的社会化训练　幼儿期是个体社会化发展最重要的时期，为了适应自己所赖以生存的社会环境，应该让幼儿与同伴进行各种各样的游戏、交往，学会合作、谦让、为别人着想、讲礼貌等。我国多数孩子在3岁以前是在家里成长的，3岁以后应送孩子上幼儿园，上幼儿园是他们社会化的开端，在幼儿园里可以学会处理与小朋友、教师的关系；学会独立完成各种任务；学会在游戏中扮演各种角色等。

（7）正确对待孩子的过失　对幼儿的过失和错误应注意以下几点：①不打骂、不压服；②指导孩子心情舒畅地认识过失，改正错误；③批评教育孩子时，父母口径要一致。

（8）培养良好的习惯　幼儿期要注意培养良好的习惯。①自己动手做力所能及的事，如自己穿衣服、刷牙等；②培养乐于助人的好品质，以体现自我的价值；③学会独立处理一些简单的人际关系。在客人面前应顺其自然的让孩子自己回答问题，如果孩子出现一些失误，要以适当方式加以指点，父母不要代替孩子回答客人对孩子提出的问题。此外，应及时矫正幼儿期常见的不良行为，如遗尿、咬指甲、作怪相、口吃、偏食和厌食等。

（四）童年期心理特征及心理健康

1. 童年期心理特征

童年期是指6～12周岁的儿童。此时儿童开始接受正规教育，开始承担一定的社会义务，他们的社会地位、交往范围、生活环境都发生巨大的变化，促使儿童的心理产生质的飞跃。这一时期各种感觉的感受性不断提高，知觉的分析与综合水平也开始发展。有意注意迅速发展，并能自觉集中注意力，注意的稳定性逐渐延长；注意的范围逐渐扩大；注意的转移逐渐灵活协调；逐渐学会较好的分配注意。记忆能力从机械记忆逐渐向意义记忆发展。思维形式由具体形象思维向抽象逻辑思维过度。想象力丰富，富有幻想，性格逐步形成。言语发展迅速，书面言语在这一时期进行着大量的正规训练，这些训练不仅促使口头言语的继续发展，而且促进了儿童思维的发展。情感的表现仍比较外露、易激动，但已经开始学着控制自己的情绪。

2. 童年期的心理健康

（1）培养入学适应能力　孩子在家或幼儿园的生活规律与学校不大一样，为了避免儿童入学时适应困难，可在儿童入学前提前调整饮食、起居规律，使之逐渐与学校要求一致。尤其要教育儿童热爱学习，向往学校。一般来说，愉快的学校生活有益于儿童身心健康的发展。如果儿童把上学视为精神负担，甚至产生"学校恐怖症"，势必有害于他们的心理健康。

（2）激发学习动机，培养学习兴趣　儿童具有强烈的好奇心和求知欲，即处在"知识饥饿"的时期。所以，教师要注意激发学生的学习动机和培养学生的学习兴趣，教给学生科学的学习方法，让学生养成自觉学习的好习惯。

（3）发展认知能力　培养儿童迅速地默读及有表情地朗读课文的能力，初步的观察能力、写作能力，掌握一定的记忆方法，促进具体形象思维向抽象思维过渡，让学生学会思考，启发他们的思维、想象等。

（4）培养良好的习惯　①良好的学习习惯。要让儿童做到上学不迟到、不早退，不随便缺课；上课专心听讲，积极举手发言；独立完成作业，自己整理学习用具。②培养集体意识。让儿童认识到自己是集体的一员，集体的光荣就是自己的光荣，要为集体争光，为集体做好事。③学会有始有终。教育儿童做任何事情都要持之以恒，不能半途而废。④学会替别人着想，不打扰别人。⑤培养儿童对家庭的责任心，学做一些力所能及的家务活动。

（5）及时纠正不良行为　①逃学：儿童在学校如学习成绩不好，常常受老师批评，同伴排斥，便会引起学习积极性下降，交往障碍，甚至产生厌学、逃学。面对这种情况首先要了解其原因，针对原因予以纠正。②说谎：儿童的兴趣极为广泛，自制力又较差，他们常常会因为贪玩而忘了时间、忘了学习、同时又担心家长及老师的批评，所以采用说谎来"补救"自己的错误。若发现儿童有说谎行为，不要过分严厉地指责，也不要置之不理，应以说理的方式教导他们，并让其为说谎而感到惭愧。③偷窃：有些是因为对物质的羡慕和贪小便宜，有些则是精力得不到正当发泄而寻找刺激。对个别行窃的儿童要说服教育，切忌当众令其出丑，引起同学的嘲笑，伤害其自尊心。对集体行窃的儿童，要注意让他们的精力正当发挥，充分发挥榜样的力量，培养他们的兴趣爱好，防止同伴间不良行为的影响。

二、青春期心理健康

青春期一般是指10～19岁这一年龄阶段。发达国家因生活水平较高，个体进入青春期的年龄较早，发展中国家则稍晚一些。

（一）青春期的心理特征

青春期是个体从儿童过渡到成年，逐步达到生理和心理上成熟的阶段。此期身体发育突然加快，各器官的生理功能不断成熟，特别是生殖系统的发育迅速成熟。随着性生理的发育及性心理的发展，逐渐出现了性意识、性欲望及性冲动。大脑神经系统迅速发育、脑功能基本健全，但还不能从事长时期的脑力活动。情绪活跃，富有感染力，很容易动感情，但情绪发展还欠成熟、稳定，容易冲动、失衡。情感已从儿童期幼稚、单纯的较原始的情感向高级的、复杂的社会性情感发展，有了理智感、道德感和美感。自我意识发生冲突，原来一体的自我意识分化为理想的自我与现实的自我，观察的自我与被观察的自我，同时还出现了自我意识多方面的矛盾。由于生理发育的迅速及心理发展的延缓，使得青春期的孩子生理成熟早于心理成熟，因而常显得身心发育不平衡。

（二）青春期心理健康

1. 促进自我意识的健全发展

青春期是心理上的"断乳期"，在心理学上称为"第二反抗期"，一个显著的特点是自我意识的迅速发展。他们强烈要求对自己的各种需求和行为进行独立的选择和思考，但由于知识经验少，对事物的认识常带有很大的片面性，往往把他们认为好的东西看成绝对好，坏的东西看成绝对坏；是非界限不太清楚，对勇敢与鲁莽、顽强与执拗、团结友爱与感情用事等不易区别开来，不知不觉地产生一种盲目成熟感。此时父母、老师再用以前那样的方式对待他们就会产生不满，甚至会产生对抗情绪。因此，对青春期的孩子既不能事事过问，样样安排，又不能放手不管，任其发展，而要平等相待，互相信任，在尊重他们选择的基础上，加强引导和教育。

青春期的孩子情绪波动强烈而不稳定，遇到满意的事情可以兴奋得手舞足蹈，稍遇挫折困难，又可垂头丧气；"理想我"与"现实我"往往会有较大的距离。因此，要引导他们注意心理调整，鼓励他们努力学习，积极参加社会实践，扩大知识面，丰富生活经验，不断完善自我意识。

2. 科学地认识和对待性意识

进入青春期后，由于生殖系统的发育和第二性征的明显表露使他们逐渐开始产生追求异性的需要。青春早期对突然来临的性冲动、性要求，由于好奇和不解，常会产生一些误解和不必要的紧张、恐惧、羞涩。如对月经初潮或首次遗精的困惑和惶恐，对手淫后的追悔和焦虑等。因为性知识的缺乏使不少孩子不得不在神秘而奥妙的生理感受和心理体验中独自猜测探索，以致不少青年在心理上留下某些阴影，导致心理扭曲，甚至出现犯罪。因此，应对青少年进行必要的性教育，有步骤、有系统地向他们介绍科学的性知识，让他们正确认识性生理、性心理的本质，消除性紧张、性迷惑、性心理障碍及可能产生的各种错误的观念。进行性道德教育，让他们学会克制自己的性冲动，学会将精力放在学习及奋斗目标上。加强法制教育，增强青少年的法制、道德观念，防止性犯罪。

3. 激发学习动机、培养学习兴趣

青春期是学习的重要时期，学习问题也是青少年的主要压力之一，各种心理问题均可干扰学习活动而影响学习质量，反过来学习障碍又可困扰人的精神生活，两者交互作用形成恶性循环。出现学习障碍的心理因素中主要是学习兴趣不足、成就欲望缺乏、抱负水平不高、情绪波动、班风或校风不好、同学关系紧张、受教师歧视以及学习能力低下等。要有针对性地指导，正确认识和对待这些问题，教给他们合理用脑和科学的学习方法，并确定合适的奋斗目标，激发学习动机，培养学习兴趣，发挥学习的潜能，形成良好的学习氛围。

4. 关注心理问题，注意结交益友

青春期有时内心矛盾和心理冲突非常强烈，自我控制能力较差，对某些事情的误解往往导致行为上的偏差，有时甚至不顾一切地做出伤害自己、损害他人及社会的极端行为。因此，要关注青春期心理问题，广泛开展心理健康教育。青春期的青少年兴趣广泛，社交范围扩大，他们喜欢结交朋友，但由于鉴别能力较差，容易受社会不良风气的影响而染上不良行为。因此，应鼓励他们多接触品行好、爱学习、爱劳动的伙伴，鼓励他们多参加有益的集体活动。引导他们妥善处理好与父母、朋友、师生以及异性之间的关系。

三、青年期心理健康

青年期一般是指 18～44 岁这一年龄阶段。此期要经历升学、就业、恋爱、婚姻、为人父母及成就事业等重大人生事件，心理健康就显得更加重要。

（一）青年期心理特征

青年期是人生的黄金时代。在人的一生中，青年期是最佳状态，如果把人生比作不断攀登高峰的过程，那么青年期就具有四大高峰的特征。一是体力高峰：骨骼、肌肉、体力都进入了人生的最佳状态，体力和精力最为充沛。二是智力高峰：学习、记忆、理解都进入了人生的最佳状态，脑功能成熟，认识能力提高。三是探索高峰：思考人生、追求理想、憧憬未来都进入了人生的最佳状态，思想活跃，求知欲旺盛。四是创造高峰：思维、想象、求新都进入了人生最佳状态，思维敏捷、富于想象、敢于创新。

（二）青年期心理健康

1. 树立正确的人生观和世界观

青年人应该把个人的理想、抱负同祖国和人民的需要及现实生活结合起来。从实际出发，树立正确的人生观和世界观。有了正确的人生观和世界观，就能对社会、对人生、对各种事物保持正确的认识，并能采取适度的态度和行为，做到冷静而稳妥地处理问题，使人心胸开阔，积极乐观，提高对心理冲突和挫折的承受能力，从而防止心理障碍等问题的出现。

2. 加强自我意识的教育

青年人有时容易过高估计自己的能力，得意忘形；有时又过分低估自己的能力，产生自卑。要通过各种教育活动，使他们正确认识自己，能够对自己作出客观的评价，扬长避短，充分发挥自己的潜力，确立恰当的目标，发挥主观能动作用，并通过努力实现这一目标。在获得成功的过程中，需要得以满足，自身价值得以体现，信心得以巩固和增强，从而为追求下一个更高的目标打下了良好的基础。

3. 妥善处理成家与立业的关系

青年人在与异性的接触中，不断形成、修正着恋爱观、婚姻观。对性问题有了比较系统和稳定的认识，性观念已基本形成。恋爱是青年的一个主要问题，恋爱的不顺利和挫折，易造成情绪波动或出现不良后果，要教育青年树立正确的恋爱观。先成家后立业，还是先立业后成家，对青年人来说是需要面对的问题。应正确处理好两者的关系，既要事业有成，又要家庭和睦。好交朋友是青年的特点，要引导青年树立正确的友谊观，提高识别是非的能力。

4. 注意多种角色的适应

由于家庭、工作的需要，他们同时要承担父母、子女、领导或被领导等多种不同的角色。在家庭与社会不同的环境中，要扮演好相应的角色，妥善处理好各方面的人际关系。在日常生活、学习和工作中，若能建立起一种相互尊重、相互帮助、同心同德、同舟共济的人际关系，就会使自己常常处于积极的情绪体验之中，从而使自己精神振奋、心情舒畅，有利于身心健康。

四、中年期心理健康

中年期一般是指 45～59 岁这一年龄阶段。这是个体一生中发展最成熟，经验最丰富、工作能力最强，同时也是社会负担、心理压力最大的年龄阶段，这一阶段最易出现"亚健康"状态。

(一) 中年期心理特征

中年期是知识不断积累，经验日益丰富，事业成功，易出成果的时期。然而体力、精力、魅力却在逐渐衰退，从而产生自我价值感的丧失，令人沮丧。

中年人面临着复杂、严峻的生活和工作环境。他们需要努力工作、抚养后代、照料老人。处理复杂的人际和社会关系，家庭和工作负担都比较重。由于强烈的成就欲，过高的抱负，必然要付出艰辛的劳动，使自身处于持续的紧张状态。日常工作的压力，家庭琐事，或事业的失败，人际关系的矛盾，容易困扰人的精神生活，产生焦虑、抑郁情绪，也可因疾病或家庭关系处理不当而出现退缩行为，缺乏自尊，缺乏足够的判断力和自信心，表现出胆怯和压抑情绪。从而影响自己的创造力，难以实现和发展自己的潜能。因此，应重视中年人的心理健康问题。

(二) 中年期心理健康

1. 面对现实，量力而行

对自己的体力和能力要有正确的认识和估计，不把超负荷任务强加于自己，要量力而行，尽力而为。要善于用脑与科学用脑，用正确的思维方法来指导和协调生活和工作中的各种矛盾。要面对现实，正确评价自己，善于自我控制、自我调节、自我教育，以保持良好的心境与稳定的情绪。

2. 保持良好的人际关系

人际关系紧张是中年期心理紧张的重要原因之一。怎样处理好家庭问题，协调上下级和同事关系，正确认识和对待自己的经济地位，工作环境和生活变迁等等，确实是困扰人们精神生活的重要问题。在协调和处理各种人际关系中，要克服好虚荣、嫉妒、冲动、软弱、孤僻和过分内向的性格。培养踏实、稳重、勇敢、坚韧与合群的性格。

3. 修身养性，陶冶性情

中年人应有更高的修养，克己奉公，力戒奢欲，表里如一，光明磊落。良好的品行有利于保持心理平衡。琴棋书画即可陶冶性情，又可丰富业余爱好和充实精神生活。

适当的体育锻炼，能消除疲劳，健壮体格，有益于身体健康。

4. 实现自我，发展自我

中年阶段是一个不断的、可极大地丰富自身的过程，是自我与社会相互作用使自我走向完全成熟的过程，只有不断地去实现和发展自我，实现和发展自身的潜能，才有可能走向完全成熟，达到理想的境界。

（三）更年期心理健康

更年期是个体从成熟走向衰老的过渡时期，女性一般为 45～55 岁，男性一般为 55～65 岁。由于生理上的变化会影响到心理，部分人会产生明显的心理反应，甚至发生更年期综合征。因此，注重更年期心理健康具有重要的意义。

1. 正确认识自身的身心变化，保持情绪愉快

处于更年期阶段者应学习掌握更年期的生理、心理知识，正确对待，注重保健，争取平稳过渡更年期。如果出现症状时应保持情绪乐观、开朗，切忌猜疑、孤独，必要时配合医生处理。

2. 自我调节和控制

更年期的身心变化易使个体产生情绪不稳，烦躁不安，必须学会和提高自我调节和自我控制的能力。

3. 生活要有规律

饮食起居要有规律、娱乐爱好应有节制，适当参加有意义的活动、坚持体育锻炼，注意防止各种疾病。

4. 创造良好的环境氛围

对更年期心身反应明显的人，应为其创造良好的环境氛围，家庭其他成员、邻居同事、单位领导等应给予以理解、体谅，容忍，同情和关怀。

五、老年期心理健康

老年期一般是指 60～90 岁这一年龄阶段；90 岁以上为高寿老人；100 岁以上为百岁老人。老年人是需要关爱的一代，关爱今天的老人，就是关爱明天的自己。

我国早已进入老龄化社会，有关资料表明："中国老龄化发展规模大，速度快，结构复杂，且面临着前所未有的挑战。截至 2011 年底，全国 60 岁以上老年人口达到 1.85 亿，占总人口的 13.7%。本世纪中叶，中国老年人口规模将达顶峰，占总人口的三分之一，数量将超过发达国家老年人口的总和。"

（一）老年期心理特征

人到老年，生理上各个器官都逐渐趋于衰老，发病率增高。心理过程的各个方面逐渐出现衰退现象，感知觉能力下降，易在短时间内造成疲劳，记忆力减退，智能与学习能力下降，尤其是判断力和注意力的减弱，使老人对微妙的差异变得迟钝，运动能力衰退，大脑及神经系统易发生病理现象，出现言语障碍和失语症。人格改变，易出现精神障碍。退休和社会职能的变化，家庭变故（丧偶、丧子女）、经济上不能独立，生活困难等都是老年期的重要问题。由此而使老年人产生孤僻、自卑、固执、多疑等心理问题，如不及时调整，将影响老年人的身心健康。

（二）老年期心理健康

1. 正视现实，发挥余热

机体衰老是自然规律，社会角色的改变是必然结果，老年人要正视这一现实，不能像年轻时那样要求自己，要把离退休后造成的失落感、孤独感、被社会抛弃感降到最低程度。重新调整自我，有病及早就诊，及时治疗，定期体检。重新树立生活目标，追求新的志向和乐趣，继续发挥余热，从事力所能及的活动。

2. 合理用脑，积极活动

适当的脑力劳动和体育活动，可延缓脑功能和躯体功能的衰退。懒得动脑筋，不爱思考只能加快衰退的进程。应多与社会接触、积极参加力所能及的社会活动，走出家门，去领略大自然的美好风光。生活要有规律，饮食起居要适当，坚持体育锻炼，力求身心健康。

3. 重建新的人际关系

离退休后，人际交往的对象会发生明显变化，应在晚年生活中结交新朋友，友爱互助。妥善处理家庭关系，父慈子孝，和睦相处，使老人尽享天伦之乐，有利于老年人健康长寿。

4. 创造愉快的心境

老年人要善于控制情绪，尽量减少消极悲观情绪，保持乐观的心情。遇难事不急躁；遇急事不惊恐；遇悲事不过分伤心；遇喜事不过于兴奋。凡事不多计较，使自己生活在轻松、愉快、和谐的氛围中。

5. 发挥社会支持系统的作用

随着人民生活水平的提高，住房条件的改善及家庭养老功能的逐渐弱化，中国老年人居住安排更倾向于独立居住，家庭"空巢化"日趋严重。据有关调查报告：我国城乡老人近一半"空巢"。城乡合计"空巢"老年人占49.3%，城镇"空巢"老年人占54.0%，农村"空巢"老年人占45.6%。因此，政府、单位、社区、邻里、子女，亲友等都应对老人多加关心和支持，形成尊老、敬老、爱老、养老的社会风气，提供各种方便满足老人的社会需求，以保证老年人安度晚年。

"出门一把锁，进门一盏灯"是多数"空巢老人"的真实生活写照，不少"空巢老人"正面对或遭受心理危机的困扰。"空巢老人"除具有一般老人普遍存在的"黄昏心理"和"自卑心理"外，还有心境凄凉的"空巢老人综合征"。主要表现为郁郁寡欢，行为退缩，对自己的存在价值表示怀疑，常陷入无趣、无欲、无望、无助的状态。有调查表明，15.3%的空巢老人存在抑郁症状。北京回龙观医院北京心理危机研究与干预中心近几年的研究表明，中国自杀率最高的人群是老年人，占每年自杀人群的36%。调查还发现，"空巢老人"中，27.5%存在焦虑症状，24.6%有孤独感，87%的老人觉得寂寞。因此，要充分认识老年人心理健康问题的严峻性，要大力普及空巢老人心理健康教育，要认识到老年人的心理健康工作是各项老龄服务工作的重要内容之一。

目标检测

一、单项选择题

1. 心理健康中确定的最佳妊娠年龄是（　　）
   A. 18～25 岁　　　　　　B. 22～23 岁　　　　　　C. 25～29 岁
   D. 25～35 岁　　　　　　E. 26～30 岁

2. 儿童期不包括（　　）
   A. 乳儿期　　　　　　　B. 青春期　　　　　　　C. 婴儿期
   D. 童年期　　　　　　　E. 幼儿期

3. 女性更年期一般出现在（　　）
   A. 45～50 岁　　　　　　B. 40～45 岁　　　　　　C. 55～60 岁
   D. 45～55 岁　　　　　　E. 50～60 岁

4. 儿童口头言语发展的关键期是（　　）
   A. 乳儿期　　　　　　　B. 幼儿期　　　　　　　C. 婴儿期
   D. 童年期　　　　　　　E. 青春期

5. 一般认为，音乐胎教可以从孕期（　　）周开始
   A. 10 周　　　　　　　　B. 18 周　　　　　　　　C. 20 周
   D. 15 周　　　　　　　　E. 16 周

6. 世界卫生组织提出的衡量身体健康的"五快"不包括（　　）
   A. 吃得快　　　　　　　B. 说得快　　　　　　　C. 走得快
   D. 看得快　　　　　　　E. 睡得快

7. 婴儿是指（　　）的儿童
   A. 0～1 周岁　　　　　　B. 1～3 周岁　　　　　　C. 1～2 周岁
   D. 0～4 周岁　　　　　　E. 0～3 周岁

8. 心理上的"断乳期"出现在（　　）
   A. 乳儿期　　　　　　　B. 幼儿期　　　　　　　C. 婴儿期
   D. 童年期　　　　　　　E. 青春期

9. 人一生中发展最成熟，经验最丰富的时期是（　　）
   A. 中年期　　　　　　　B. 更年期　　　　　　　C. 老年期
   D. 青年期　　　　　　　E. 青春期

二、填空题

1. 健康是指以下四个方面的良好状态，即躯体健康、_____、_____和_____。

2. 心理健康的标准可概括为五条即_____、情绪稳定、_____、_____和人格完整。

3. 心理发展的第一反抗期出现在_____期，第二反抗期出现在_____期。

4. 胎教的方法有_____、_____和_____。

5. 儿童期包括_____、婴儿期、_____和童年期。

三、名词解释

1．健康
2．心理健康
3．优生
4．胎教

四、简答题

1．简述胎教的方法。
2．简述妊娠期的心理卫生。

五、论述题

1．试述我国学者提出的心理健康标准。
2．如何认识青春期的心理特征及心理健康问题？

（李波）

第（七）章

心理防御与心理应激

学习目标

1. 了解心理防御机制及心理应激的概念。
2. 熟悉挫折的原因、应激源的类型
3. 掌握常用的心理防御机制。
4. 学会应用心理应对，保持心理平衡。

【引导案例】

    2009 年 6 月 30 日晚 8 点 30 分，在南京江宁区，地产开发商张某醉驾，将正常行走的市民 5 人撞死，4 人撞伤，当时马路上血肉模糊，惨叫声不绝于耳，其中最为惨烈的就是一对正在散步的年轻夫妻双双身亡，妻子已经怀孕 6 个多月，胎儿当场被从母体中撞出，幼小的生命还在地上蠕动挣扎……

    噩耗袭来，孕妇的婆母当即昏厥，送医抢救……数日后，当邻居们再见到阿婆时，老人家往日的风采荡然无存，面色极度憔悴，目光呆滞地看着儿子、儿媳的结婚照，手摸着自己亲手给孙辈缝制的小衣服，嘴中不停喃喃自语……。老伴告诉记者知晓儿媳怀孕后，她整天高兴地合不上嘴，就连夜间做梦都能笑出声来，可如今，三个孩子就这么没了，谁能受得了啊……

    面对突发事件，人们会发生哪些生理、心理反应？应该怎样应对？

    人的一生要面对各种不同的挫折情景，人体会发生各种心理应激反应，继而采取不同类型的心理防御机制与心理应对。

第一节　挫折与心理防御机制

一、挫折的概念

    挫折（setback）是指个体在从事有目的的活动过程中，因客观或主观的原因而受到阻碍或干扰，致使动机不能实现、需要不能满足时的情绪体验。

二、挫折的原因

引起挫折的原因有多种，但总的来说，可分为外部因素和内部因素。

1. 外部因素

（1）自然环境因素　由于各种无法克服的自然环境条件的限制，使个人需要不能满足，动机和目标无法实现。如自然灾害、意外事故、疾病、亲属挚友的生离死别。

（2）社会环境因素　包括在社会生活中所遇到的社会制度、经济条件、道德、宗教、风俗习惯、种族、人际关系等社会环境的限制，而使个人的动机与目标无法实现，这远比自然因素的影响大的多。如某同学一心想当班干部，但因人际关系紧张，屡次竞争落选而造成挫折。

2. 内部因素

（1）生理因素　指个体因某些生理条件的限制而无法达到目的所引起的挫折。如色盲者想报考医学院校而受限。

（2）心理因素　如个体智力低下、能力差、知识经验不足等。各种动机冲突也是造成个体挫折的原因之一。

三、影响耐受挫折的因素

挫折是一种主观感受体验，同样的挫折，发生在不同个体，其耐受程度有很大差别。影响耐受挫折的主要因素如下。

1. 抱负水平

这是指一个人对自己所要达到目标的期望值。一般来说，期望值越高，就越难以实现，发生挫折的机会就越多，挫折感也就越重；相反，期望值越低，则越容易实现，而较少或无挫折感。如有两位考生，甲发誓一定要考上重点大学，而乙的目标是专科学校，但结果两人同时均被普通大学录取，乙认为取得了出乎预料的成功而欣喜若狂，甲则认为遭受了惨痛的失利而深感挫折。

2. 受挫动机的重要性

个体的心理发展水平不同，需要结构不同，认识评价的水平也就不同。越是被个体视为重要的动机受挫，挫折的感受程度就越强烈。"早年丧父，中年丧妻，老年丧子"是人生中最大的不幸就是这个道理。

3. 个体容忍力

这是指个体对挫折的承受力与适应能力。由于每个人对挫折的容忍力不同，所以对挫折的感受程度也就不同。有的人遭受重大的挫折，仍百折不挠、奋斗不息；而有的人遇到轻微的挫折就意志消沉、一蹶不振。面对挫折而保持沉着、理智与自信者，是人格完整、适应良好、心理健康的重要标志。个体对挫折的容忍力与下列因素有关。

（1）遗传与生理条件　高级神经活动类型属于强、平衡、灵活的人比弱型的人容忍力要强；身强力壮的人比体弱多病的人更能忍受挫折。

（2）经验、阅历、受教育水平　容忍力作为个体在生活过程中为适应逆境和挫折而获得的一种能力，必然受个体的生活阅历、受教育的水平、以往对挫折的经验及主观判断等因素的影响。一般认为，生活阅历丰富、历尽艰辛的人比初涉社会、生活一帆风顺的人更能忍受挫折；受过良好教育，主观判断和评价较为科学的人比无知或不切实际的人更能忍受挫折。

四、心理防御机制与心理应对

（一）心理防御机制

1. 心理防御机制的概念

心理防御机制是弗洛伊德最早（1894 年）提出来的，是构成其人格理论的重要概念之一。它是指个体处在挫折与冲突的紧张情境时，在其潜意识活动中所产生的一种解脱烦恼，减轻内心不安，以恢复情绪平衡与稳定的适应性心理反应。

应用心理防御机制，有两种作用，一种是积极的作用，它虽只能暂时地减轻心理症状，而不能根本解决问题，但可使个体有更多的机会去寻找应对挫折更为有效的方法。另一种则是消极的作用，使个体依赖于心理防御，逃避现实，而不能学会有效地去解决问题。心理防御机制是常见的心理现象，几乎每个人都在不知不觉中使用，但若使用不当或过多地依赖，也是不正常的，甚至表现为某种病态。

2. 常用的心理防御机制

心理防御机制的种类很多，按照出现的先后及与心理关系间的联系程度，可分为如下四种类型：

（1）自爱的防御机制　心理学的观点认为，婴儿早期人格的发展处于自我为中心阶段，常常使用自爱的心理防御机制。此类防御机制也常见于严重的精神病患者，所以，又称之为精神病性的心理防御机制。主要有以下几种。

①否认：这是一种比较原始而简单的心理防御机制。是指对已经发生但令人不愉快的事情加以否定，就像根本没有发生过一样，以此逃避心理上的不安和痛苦。如癌症患者否认自己的病情，坚信是医院误诊。此种否认机制，在精神病患者中常以妄想的形式表现出来。

②外射：又称投射。是把自己遭受挫折的原因完全归咎于他人或周围的事物，认为是别人给其造成了困难和障碍，以此来减轻自身的焦虑不安。如考试成绩不好，不是从主观上查找原因，而是埋怨试题太偏、太难，监场太严等。

③曲解：将客观事实作歪曲性的解释，以符合自己的内心需要。采用此机制的人，不仅曲解事实，而且确信实际上就是像曲解的那样。例如，将别人对自己的排斥当作照顾，把别人的讽刺当作赞扬，即所谓"自我感觉良好"，以保持自尊心不受伤害。

（2）不成熟的防御机制　此类防御机制多见于幼儿时期，其性质是不成熟的。主要有以下几种。

①退化：是指当个体遇到挫折时，放弃已经获得的成人应对方式，而恢复使用早年幼稚的方式，以此来争取别人的同情、帮助和照顾，从而减轻心理上的痛苦和压力。比如，堂堂七尺男儿在有病需要打针时，像小孩一样号啕大哭。此种退化行为常见于癔症和疑病症患者。

②幻想：是指个体在遇到实际困难而无法处理时，便脱离现实，想入非非，以其

愿望和情感任意想象，在"白日梦"中"自我陶醉"，以求得内心的满足。如灰姑娘对英俊王子的企盼；怀才不遇的青年人想象突然有一天被一位伯乐发现而大展宏图。

③内射：与外射作用相反，即将原本指向外界的本能冲动或情感转而指向自身。例如，有人常将自己的不幸归咎于"前世作孽"，是"上帝"对自己的惩罚。许多抑郁症患者的自伤、自杀行为，正是由于其对自身过分的指责，把对外界的怨恨转向自己的缘故。

（3）神经症性的防御机制　这一组防御机制常被神经症患者使用，故统称神经症性心理防御机制。主要有以下几种。

①合理化：是指个体在遭受挫折或无法达到所追求的目标时，为了减轻自己的焦虑不安，维护自尊，"自圆其说"地寻找一些牵强附会的缘由进行自慰。例如，伊索寓言里所描写的那只狐狸，因吃不到长在高处的葡萄，就说葡萄是酸的，与此相反，在得不到葡萄而只有柠檬时，就认为柠檬是甜的。这种"酸葡萄心理"、"甜柠檬心理"都是典型的合理化防御机制。

②转移：是指由于某些原因无法向某一对象直接发泄情感时，而将这种情感转移到其他替代者身上。例如，丈夫在外受气，回家拿妻子出气，妻子就朝孩子发泄，孩子又对家中的小狗小猫乱踢一通，由于愤怒被逐一转移，各自心境也就得以平静。

③反向：是指个体表现出来的外在行为与内在动机截然相反。因为人们的许多动机和欲望不能被意识和社会规范所认可，而常常被压抑到潜意识中去，不敢表露，但其并未因之而消失，随时都有进入到意识的可能，所以，人们进行全力防范，结果反而从相反的方向表现出来。比如，有的人对内心憎恨而伺机报复的对象却表现出过分的热情，正是他在无意中用反向作用来掩盖其本意。

（4）成熟的防御机制：此类防御机制属于比较成熟有效的适应方式，容易被现实社会所接受。

①升华：是指将各种不为意识和社会认可的冲动及欲望加以改变，使之导向崇高的目标。这是一种最为积极的心理自卫方式。歌德不因失恋而自暴自弃，写下了不朽名著《少年维特之烦恼》即是升华的典型范例。

②幽默：是指通过幽默的语言或行为来应付紧张、尴尬的局面或者间接表达潜意识欲望的防御机制。著名哲学家苏格拉底的夫人是一位脾气非常暴躁的女人，有一次，苏格拉底正在与一群学生谈论学术问题，夫人突然冲进来，先是大骂，接着又往苏格拉底身上浇了一桶水，面对如此难堪的局面，苏格拉底一笑说："我早就料到，打雷之后，定会下雨"。经此幽默，即把事情化解了。可见幽默也是一种积极的心理防御机制。聪慧、机敏、坦荡而自信的人能在适当的场合，巧妙地运用幽默，打破窘境，渡过难关。另外，从医学心理学的角度来讲，幽默对心身健康也十分有益。

③理智化：是指以理智的方式对待紧张的情境，借以将自己超然于情绪烦扰之外。这种机制对于经常与痛苦和死亡打交道的医务人员尤为重要，一个优秀的医务工作者无论面对多么危急复杂的病例，都应保持理智、沉着、冷静。

总之，所谓心理防御机制，就是人们在受到心理挫折和压力时所表现出来的一种心理状态和行为，是日常生活中常有的心理现象。从精神卫生的观点而言，掌握个体对防御机制的选择应用情况，有助于了解其心理问题，以提高心理治疗的针对性。

（二）心理应对

应对的方式分无意识和有意识两种。前者即心理防御机制，后者是指个体在应激状态时，自觉地、主动地调节自己的心理状态，修正期望目标，改变认识和行为。保持心理平衡，达到适应的过程。应对是机体的一种适应功能，主要方式有以下几种：

（1）改变情绪或环境　当心理应激时，可以通过改变情景或环境而有效地应对应激。如调整与周围人的人际关系，获得社会支持系统的关心和帮助，或改变一下造成心理应激的环境，使心身紧张状态得以缓解。

（2）适度的压抑　当处于心理应激时，用意志力量适度压抑住愤怒、焦虑等情绪反应，以冷静积极的情绪应对应激，解决问题。但长期过分的压抑则有损于心身健康。

（3）正确对待应激　在人的一生中都不可避免地遇到各种各样的、程度不同的困难挫折和应激事件。面对这些情境要冷静分析原因、总结经验教训，改变消极认识，在应激状态下不惊慌失措，不悲观丧气，增强信心，克服困难，以豁达的心态对待应激源。

（4）面对现实修正目标　有许多心理压力和挫折感来源于个体脱离现实对客观事物绝对化的要求，或对自己估计过高，因此，必须根据客观实际情况修正期望目标，才能减轻应激强度。

（5）精神宣泄和放松　遭受心理应激时，要创造一种能自由宣泄受压抑情感的情景，使各种消极情绪得以发泄，内心的压力得到缓解。否则，长期的心理社会刺激可导致心身疾病。如悲痛时想哭就哭一场，心烦时向亲人或好友尽力倾诉，愤怒时合理恰当地出口气，或者通过到大自然中散步、游戏，从事文体活动，使紧张的心身状态充分得到放松。

第二节　心理应激

一、心理应激的概念

应激（stress）一词在物理学上译为压力、应力。原意是指一个系统在外力的作用下竭尽全力对抗时的超负荷状态。1936 年加拿大生理学家塞里将这个词引入到生物学领域，提出了应激学说。此后，人们对这个问题进行了广泛深入的研究，使应激的概念有了进一步的发展。但由于研究者的理论观点及研究的侧重点不同，时期不同，各学派对应激的理解也不尽相同。目前的研究较倾向于把应激看作机体与环境之间的不适应状态。人在生命过程中，为了生存和发展，总在不断地产生生理、心理需要，人们必须通过自己的行为努力来满足这些需要，但其能力是有限的，当这些需求与满足这些需求的能力不相适应的时候，就会出现平衡失调。如果这种情况得以及时调整，应激可能不出现或很快被消除。但如果这种不平衡强烈、持久且机体难以应付，就难免陷于应激状态之中。

综上所述，可将心理应激定义为：当个体察觉需求和满足需求的能力不平衡时所表现出的心身紧张性反应状态，其结果是适应或适应不良。

心理应激可看作一个连续的动态过程，顺次包括互相联系的 3 个环节：刺激物的形成，刺激物与机体的互动作用，机体的应对效应。

二、应激源

心理应激总是由来自环境或自身的刺激而引起，凡能引起应激反应的各种刺激物统称为应激源，一般可分为以下几类。

1. 躯体性应激源

是指对机体直接产生刺激作用的某些刺激物。包括各种理化和生物刺激物。例如，高温、低温、强烈的噪音、损伤、微生物和疾病等。此类应激源不仅引起生理反应，也常常改变人的情绪状态，而导致心理反应。

2. 心理性应激源

是指来自人们头脑中的某些紧张信息。包括各种心理冲突与挫折、不切实际的过高的期望值、不祥预感、人际冲突以及与工作责任有关的压力和紧张等。不符合客观现实和规律的认识评价是心理应激产生的主要因素。

3. 文化性应激源

是指因语言、风俗习惯、生活方式、宗教信仰等改变所造成的刺激或情境。如迁居异国他乡、个体进入一个与原来文化背景不同的环境。

4. 社会性应激源

包括重大的社会与经济变革、战争、自然灾害、失业、家庭稳定危机和亲人意外事故等。

三、应激反应

当个体察觉到应激源的威胁后，就会产生各种心理、生理的变化，这些变化称为应激反应。

（一）应激的心理反应

1. 认知反应

轻度的应激状态有助于增强感知，活跃思维，提高认知能力。但若应激过强，则对认知活动产生不良影响，如感知过敏或歪曲、思维和言语迟钝或混乱、自知力下降、自我评价能力降低等。究其原因，一是强烈的焦虑情绪和冲动行为破坏了人们心理上的内稳定状态，二是与不能恰当使用自我防御机制有关，妨碍和歪曲对应激源的认知。

2. 情绪反应

根据应激源性质和强度的不同，人们可产生焦虑、恐惧、愤怒和抑郁等情绪反应。焦虑是心理应激下最常见的一种心理反应。适度的焦虑可以提高人的警觉水平，促使人们投入行动，以适当的方式应对应激源，而有利于个体适应外界环境的变化。但过度的焦虑则是有害的，因其影响人们准确地认识、分析和考察自身所面临的挑战，从而就难以做出符合理性的判断决定。如果把焦虑看作尚未接触应激源，但已预感到即将发生危险或威胁时的情绪反应，恐惧则是一种企图摆脱已经明确的危险或威胁的逃避情绪。恐惧的应激源产生于外界事物威胁其生存或地位时，或是躯体疾病威胁其生命和安全时。愤怒多出现于个体受到挫折并发现挫折是有人故意设置障碍所致时。抑郁包括一组消极低沉的情绪。如悲观、失望、失助和绝望等，引起抑郁的应激源多是在个体评估后，自认为缺乏应付能力，而对前途丧失信心。

3. 行为反应

应激状态下个体的行为可表现为"战"或"逃"两种类型："战"是知难而上，去接近应激源，这可以是与愤怒有关的拼搏和攻击行为，也可以是非攻击性的，表现为正视现实，分析研究，想方设法解决问题。"逃"则是回避远离应激源的防御行为，多受避免伤害的安全动机的驱使，与恐惧情绪有关。此外，还有一种既不"战"也不"逃"的行为，称为退缩性反应，表现为归顺、依附、抑制与讨好，多与保存实力和安全需要有关，具有一定的生物学与社会学意义。

4. 自我防御反应

借助于自我防御机制，面对环境的挑战，对自己的应对效果做出新的解释，以减轻应激所引起的紧张和内心痛苦。这是除了行为反应外，减轻心理应激的另一类常用方法。

（二）应激的生理反应

在应激的生理反应中，下丘脑、垂体和肾上腺系统起着重要作用。

应激源作用于人体时，中枢神经系统对应激信息接受、整合、传递至下丘脑。下丘脑通过兴奋交感－肾上腺髓质系统，释放大量儿茶酚胺，增加心、脑、骨骼肌的血流供应。同时下丘脑还分泌神经激素，如肾上腺皮质激素释放因子（CRF）等，兴奋垂体－肾上腺皮质系统，广泛影响体内各系统的功能，以利于机体进一步全面动员，更有效地适应各种刺激。

在日常生活中，当人们遇到一些刺激性生活事件，如考试、与陌生人会见或接受一项重要任务而造成紧张时，体内释放的肾上腺素会不断增加通向心、脑等器官的血流，提高机体的感知能力，增加能量以便应付挑战。同时，机体发生一系列生理反应，如心率加快、心排出量增加、血压升高、胃肠分泌减少且蠕动减缓、呼吸加快、尿频、出汗、畏食、失眠多梦等。直到人们适应了相应应激源的刺激后，这些生理反应才会逐渐消失。

如果人们遭遇一些意外灾祸或遭受重大失败挫折而面临紧急危难，承受强烈而持续的精神刺激时，将会发生一系列更为显著的生理反应。肾上腺素大量释放会增强心肌收缩，引起心动过速、血糖升高、肾血流量减少。肾素分泌进一步加剧血压及水盐代谢变化，皮质激素大量分泌，对血压、血糖、水盐代谢、蛋白质代谢、细胞膜稳定性、胃蛋白酶分泌以及脑电活动均产生显著影响。此外，糖皮质激素大量分泌，还会抑制免疫功能，降低细胞免疫力，干扰抗体形成。总之，严重的应激可引起机体生理功能的紊乱、失衡，以致发生病理性改变（图 7－1）。

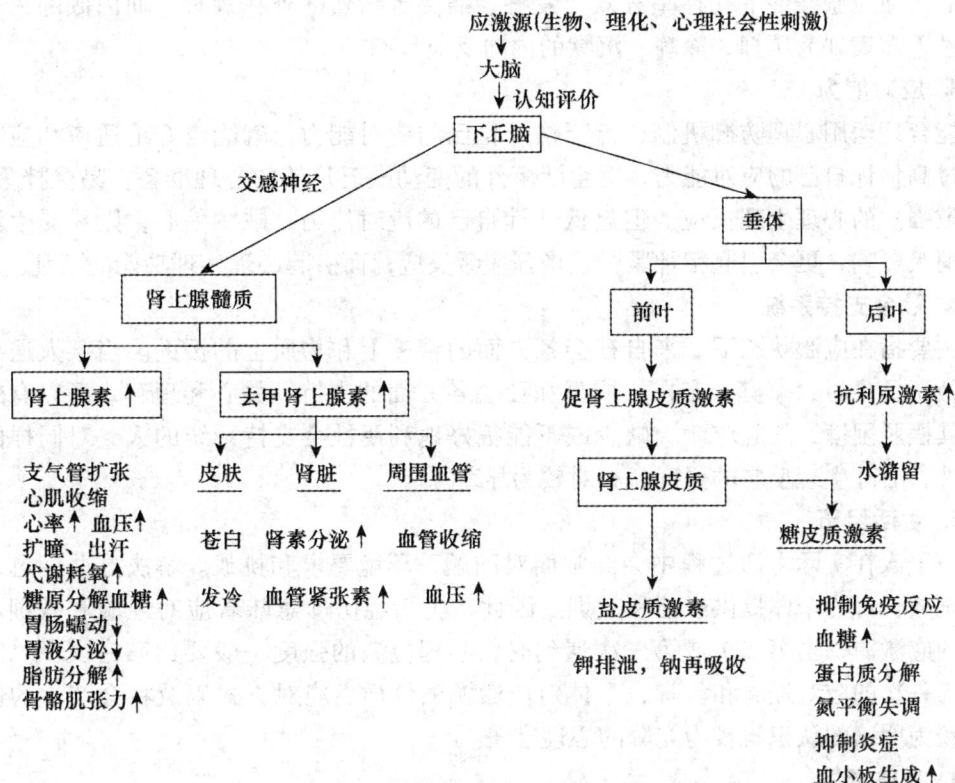

图 7-1 应激反应中的生理变化

（三）影响应激反应的因素

在现实生活中，应激事件是普遍存在的，也是难以避免的。为什么有些人产生了强烈的应激反应，甚至发生疾病，而另一些人却在同样的应激环境中适应良好，并未出现健康问题呢？这说明个体对应激反应有很大的差异性。一般说来，影响应激反应强度的因素有以下几种。

1. 认识评价

认识评价与人的文化教育、价值观念和行为准则关系密切。对同一类应激源，可因个体对事物的认识、评价、体验、观念等不同而存在很大差异。如同对失恋这一应激，有人将它认定是重大挫折而抑郁悲伤甚至轻生，有人却看作是一次重新生活和重新选择的机会，并不表现出强烈的情绪反应和生理反应。另外，认识评价也与抱负水平有关，如一个学生可因考试得 80 分而异常难过，而另一学生可能为得 80 分而十分高兴。

2. 性格特征

性格特征影响个体的适应能力。如初次离家到一个新的学校或工作环境，对于有良好性格特征的青年人会产生愉快的情绪，并调整机体各种功能很快即适应新的环境。但对于缺乏独立生活能力、胆怯羞涩的青年人来说，却如临大敌，精神高度紧张，不知所措，甚至产生神经症或躯体疾病。性格特征也决定人们对应激源的反应方式，如外倾的人在应激条件下往往呈狂欢、发怒、痛哭等强烈的外在表现，而内倾的人在应激条件下多表现为压抑、冷静、沉默的内向反应状态。

3. 应对能力

能合理运用心理防御机制，恰当估计自己的应对能力，就能较好地适应和应对应激。过高估计自己的应对能力，对生活事件的变动缺乏足够的心理准备，易受挫失败，而导致强烈的心理生理反应。但过低估计自己的应对能力，缺少信心，则易受生活事件的消极影响，更会引起精神紧张，增强应激反应，而引起心理生理功能的紊乱。

4. 社会支持系统

主要指在应激状态下，来自社会各方面的精神上和物质上的援助。当某人遇到不幸或处于危难时，家庭、亲友、同事和社会各方面的支持、关心和理解，可以有效地帮助其摆脱困境、战胜应激。缺少或不能很好地利用社会支持系统的人，对同样的应激事件，心理生理反应的强度就相对较为显著。

5. 生活经历

一个人在实际生活过程中会经常面对问题、环境要求和挑战。解决这些问题、要求和挑战，可为个体提供经验和教训。因此，生活经历即意味着应对经验和教训。对同样的应激源，当第二次或第三次遇到时，心理应激的强度一般要比第一次小。因为有了第一次的应对经验和教训，个体对应激源的性质、应对方式以及将会产生的影响有了较为明确的认识与较为充分的心理准备。

6. 身体素质

因遗传、营养条件、体育锻炼等因素导致了个体身体健康状况的不同，对应激反应的承受程度也就有所差异。一般来说，健康状况较好的人对应激反应的承受力较强，而健康状况较差者对应激反应的承受力则较弱。

四、心理应激与健康

应激与人的健康有密切的关系，既有积极的一面，也有消极的一面。应激期间发生的生理反应，既是身体对应激的适应调整活动，又是在某些情况下导致疾病的生理基础。因为这些反应有助于身体对抗应激源所造成的变化，恢复内稳定，但如果反应过于剧烈、过于持久，便会损害人的适应能力，而引起心身症状或心身疾病。

（一）心理应激对健康的积极影响

适度的心理应激对人的健康和功能活动具有促进作用，这类应激称为"良性应激"。心理应激对健康的积极影响表现在以下两个方面。

1. 适度的心理应激是人类成长和发展的必要条件

人的成长和发展涉及人的身、心和社会功能的成长和发展。遗传与环境是影响成长和发展的两个因素，心理应激的经历可看作一种环境因素。心理学的许多研究表明，幼年期的适度心理应激可促使其心身发育，早年的心理应激经历可提高个体在日后生活中的应对及适应能力，从而能更好地耐受各种紧张性刺激物和致病因子的侵袭。日常经验也表明，那些小时候受到"过分保护"的儿童，待其长大成人走向社会后，往往容易发生适应问题，甚至因长期、剧烈的心理应激而中断学业、工作或罹患疾病。

健全的人格和良好的适应能力是心理健康的重要标志，但它们却是在长期的社会生活和实践中逐步形成发展起来的，在此过程中，充实的心理社会环境将起着十分关键的作用。

2. 适度的心理应激是维持心理和生理功能的必要条件

在日常生活中，一个人总会碰到矛盾，遭受各种应激源的侵袭，解决矛盾，应付挑战既可引起紧张、苦恼和劳累，也可带来成功的喜悦、轻松和欢乐。没有紧张，就无所谓松弛，没有苦恼就难以体味幸福。实验心理学关于感觉剥夺和单调状态的大量研究已证实，缺乏适度的环境刺激会损害人的心身功能，包括脑电图的改变、错觉、幻觉、智力功能和情感障碍。工业心理学中有许多关于流水线作业的研究，由于此种工作性质缺少变化和挑战性，进入岗位后不久，工人们就感到疲乏、嗜睡、厌烦、情绪不稳定、易激动、注意力难以集中，工作效率也自然随之下降，事故和缺勤也相应地增加。一旦增加工作场地的刺激性和工作的变异性、挑战性，就可以明显改善工作人员的心身功能，提高工效。

显而易见，心理应激可以消除单调、厌烦的情绪，提高学习与工作的乐趣。因此，在日常生活中常见到人们主动地寻求适度的紧张性刺激，例如，参加某项充满紧张性的比赛或从事某项冒险活动等。

（二）心理应激对健康的消极影响

1. 心理应激与疾病

对于某一具体个人而言，各类应激源的刺激作用都是发生在其生活历程之中。为了研究个体接受多少社会心理刺激量便可产生疾病，美国学者霍尔姆斯（Holmes）等人根据大量社会调查及病历资料分析，把在现代社会中个体所可能遭受到的、需要付出努力来应付的各类事件归纳出 43 项，并将每项事件按其对人的影响程度以生活事件单位（life event unit，LEU）为指标予以定量，编制了社会再适应评定量表（表 7-1）。

表 7-1 社会再适应评定量表

等级	生活事件	LEU	等级	生活事件	LEU
1	配偶死亡	100	23	儿女离家	29
2	离婚	73	24	姻亲纠纷	29
3	夫妻分居	65	25	个人取得显著成就	28
4	坐牢	63	26	配偶参加或停止工作	26
5	亲密家庭成员死亡	63	27	升学或毕业	26
6	个人受伤或患病	53	28	生活条件的改变	25
7	结婚	50	29	个人习惯的改变（衣着、习俗）	24
8	被解雇	47	30	与上级矛盾	23
9	复婚	45	31	工作时间或条件变化	20
10	退休	45	32	迁居	20
11	家庭成员健康变化	44	33	转学	20

等级	生活事件	LEU	等级	生活事件	LEU
12	妊娠	40	34	娱乐改变	19
13	性功能障碍	39	35	宗教活动较正常增多或减少	19
14	家庭增加新成员（出生、老人迁入）	39	36	社会活动的变化	18
15	业务上的再调整	39	37	抵押或少量负债	17
16	经济状况的变化	38	38	睡眠习惯改变	16
17	好友死亡	37	39	生活在一起的家庭人数变化	15
18	工作性质变化（改行）	36	40	饮食习惯改变	15
19	夫妻多次吵架	35	41	休假	13
20	中等负债	31	42	圣诞节	12
21	抵押品赎回权被取消	30	43	轻微的违法活动	11
22	工作职责上的变化	29			

霍尔姆斯发现，一年内 LEU 累积得分超过 300 分者，次年患病的可能性达 86%，在今后两年内发生重大疾病的可能性达 75%；一年内 LEU 累积在 150～300 之间者，次年患病的可能性为 50%；150 分以下者，感到严重不适或患病的可能性只有 33%。社会再适应评定量表对各种应激源进行了量化处理，为研究心理应激与疾病的关系提供了客观的可比性的资料依据。但是，各种生活事件在不同的个体，由于认识水平的差异所形成的心理应激强度不同，对健康带来的影响也就不同。同一项生活事件有的人可造成严重的心身紧张状态，而对另一些人可能并无明显反应。因此，这一评定量表尚需进一步完善。

2. 急性心理应激综合征

以急剧超强的精神创伤作为直接原因，一般在受创伤或超强应激性生活事件的影响后立刻发病。表现为表情呆滞，意识茫然，不动不语，呆若木鸡，对外界刺激无相应反应，称为心因性木僵。一般数分钟或数小时后恢复正常或进入意识蒙眬状态出现定向力障碍，偶有自发只言片语，但词句零乱不连贯，令人难以理解。严重者表现为自发活动明显减少，可在长时间内毫无动作保持呆坐或卧床不起，虽有时睁眼，但缄默不语。

3. 心理应激可引发多种疾病并可加重或激化病情

引发疾病是心理应激对健康的严重消极影响。临床上一般将这类疾病称为心身疾病，是指那些由心理社会因素引起的持久的心理功能紊乱及其所致的器质性疾病，如冠心病、高血压、消化性溃疡和癌症等。另外，在神经症和精神疾病中应激也有着广泛的影响，应激不仅可降低个体对这类疾病的抵抗力，而且还直接影响其症状的构成。应激既可使具有生理始基（指心身疾病患者病前的某些生理特点）的人易患溃疡病、支气管哮喘、甲状腺功能亢进，也可导致冠状动脉痉挛、供血不足而直接诱发心绞痛或心肌梗死，这也是冠心病患者猝死的主要原因。心理应激还可诱发高血压，导致脑血管硬化患者发生脑血管痉挛或脑出血。应激引发和加重病情的情况在临床上非常多见，心理应激虽不是唯一的因素，但却是影响许多疾病发生、发展和转归的重要因素。

目标检测

一、单项选择题

1. 有关挫折下列哪项是错误的（　　）
   A. 与动机无关　　　　　　　　　　　　B. 与个体的容忍力有关
   C. 与个体的抱负水平有关　　　　　　　D. 与生活阅历有关
   E. 与个体经验有关

2. 引起挫折的内部因素是（　　）
   A. 自然灾害　　　　　B. 意外事故　　　　　C. 种族歧视
   D. 金融危机　　　　　E. 能力差

3. "酸葡萄、甜柠檬"机制是心理防御机制中的（　　）
   A. 幽默　　　　　　　B. 幻想　　　　　　　C. 反向
   D. 合理化　　　　　　E. 升华

4. 把别人的讽刺当作赞扬，是何种心理防御机制（　　）
   A. 外射　　　　　　　B. 曲解　　　　　　　C. 转移
   D. 反向　　　　　　　E. 幽默

5. 有人在外受气，回家向家人发泄，是以下何种心理防御机制（　　）
   A. 转移　　　　　　　B. 外射　　　　　　　C. 退行
   D. 抵消　　　　　　　E. 补偿

6. 把自己遭受挫折的原因完全归咎于别人，是下列哪种心理防御机制（　　）
   A. 内射　　　　　　　B. 转移　　　　　　　C. 外射
   D. 反向　　　　　　　E. 补偿

7. 应激源的分类不包括下列哪项（　　）
   A. 心理性应激源　　　B. 文化性应激源　　　C. 躯体性应激源
   D. 生理性应激源　　　E. 社会性应激源

8. 应激的心理反应不包括（　　）
   A. 情绪反应　　　　　B. 行为反应　　　　　C. 理化反应
   D. 认知反应　　　　　E. 心理防御反应

9. 在霍尔姆斯编制的社会再适应评定量表中单位数值最高的生活事件是（　　）
   A. 离婚　　　　　　　B. 退休　　　　　　　C. 坐牢
   D. 配偶死亡　　　　　E. 儿女离家

二、填空题

1. 抱负水平越高，期望值就_____，挫折感就越_____。

2. 心理防御机制最早是由_____提出的。

3. 心理防御机制分为_____、不成熟的、神经症性的和_____防御机制。

4. 阿 Q 精神胜利法就是典型的_____心理防御机制。

5. 最为积极的心理防御机制是_____。

6．适度的心理应激对人的健康和功能活动具有_____作用。

7．应激的心理反应包括认知反应、_____、_____和自我防御反应。

三、名词解释

1．挫折

2．心理防御机制

3．心理应激

4．合理化

四、简答题

1．简述心理应对的方式。

2．简述应激的心理反应。

五、论述题

1．如何理解心理防御机制的作用。

2．列举本人一件实例，说明挫折后的一种行为反应。

（刘志超）

第八章

心理障碍

学习目标

1. 了解成瘾的分类及成瘾的主要临床表现。
2. 熟悉心理障碍、神经症、人格障碍和成瘾的概念。
3. 熟悉正常与异常心理的判断标准。
4. 掌握心理障碍形成的原因及人格障碍的主要特点。
5. 掌握神经症的共同特征及常见的神经症。

【引导案例】

　　货运司机小张，男，27岁，初中文化。他是一个自尊心很强，不善于与人往，守规矩，胆小的人。一年前，在工作中与领导发生了矛盾。这以后，他非常不安。为此调动了工作。但是不久前，原来与他有矛盾的那位领导也调到了这个单位。这使小张更加不安，经常失眠、食欲不佳。逐渐变得不敢见人，开始是对领导，后来是对异性，再后来与同性也不敢目光对视了。近来，发展为不能上街，不能参加集体活动，不能去食堂进餐，不能开车，出入都要戴墨镜。为此，小张深感痛苦。

　　分析一下小张患了什么病？

　　心理障碍不仅是一个医疗问题，而且更重要的是一个社会问题。心理障碍既影响本人的正常工作、学习和生活，也影响家庭、人际关系及社会的稳定，有些人甚至成为性质极为恶劣的罪犯，应引起我们的高度重视。

第一节 概　　述

一、心理障碍的概念

　　心理障碍（mental disorder）是由于某种原因导致的心理功能不能正常发挥作用，影响了个体的正常生活、学习和工作状态，以个体无法有效适应日常生活要求为指征。它是对不同种类的感知觉、情绪、行为及人格异常的统称。心理障碍既可以表现为各种心理过程的异常，或表现为明显的行为偏离，还可以表现为严重的精神疾病。

二、正常与异常心理的判断标准

人的心理现象是非常复杂的，判断心理正常与异常往往比较困难。由于正常心理与异常心理活动之间的差别是相对的，所以很难确定一个明确的分界线。尤其是在临界状态下，比如精神病患者在恢复时期，一般也会具有正常人的心理活动；而有些正常人在某些情况下也会有失态的表现或出现极端的行为。另外，不同的文化背景和不同的历史时期，对正常与异常心理和行为的判断标准也是有所变化的。目前，临床一般采用多种判断标准综合应用，从多个角度、多个侧面来判断个体心理是否出现或存在异常。

1. 内省经验标准

内省经验标准包括两个方面，一是从个体的主观体验的角度来判断，即自己对自己评价。如果个体感到有焦虑、抑郁等消极情绪，或者有不明原因的不适感，或者感到难以控制自己的行为，并且持续了一段时间，于是自己察觉到有心理障碍，因而觉得需要寻求他人的支持和帮助。二是从观察者的角度而言，观察者根据自己的知识和经验，以大多数人对正常心理与行为的看法为参照，对被观察者的心理与行为进行判断，评价其心理活动和行为是否正常。

内省经验标准的优点是方便，是一般人判断心理正常与否时较常用的方法。同时，这种方法也具有明显的局限性。从个体主观体验角度来看，在某些情况下，个体没有表现出不适感反而表明他可能存在某种心理异常。比如当一个人遇到亲人突然死亡，却没有一点悲伤的情绪反应，这时就要考虑他可能有心理问题。从观察者的角度来看，这种判断则具有很大的主观性。不同的观察者的评判标准是有较大差异的，由于评价者的知识经验、生活经历、观察角度、心理状态和态度倾向各方面的不同都会影响到判断结果，因此这种判断标准具有较大的个体差异性，可比性和一致性比较差。接受过专业知识训练和有丰富临床经验的人，对多数心理患者的看法一致性相对较高，但对少数病例个案仍可能有分歧意见。而非专业人员观察结果的一致性则较差。

2. 统计学标准

这一标准的基础是对人群某项心理特征的测量，以具有某项心理特征的人在人群中的分布为依据。测量的结果常常呈常态分布，即大多数人处于中间位置，将居中的大多数人的心理视为正常，而将远离中间的两端视为异常。所以心理异常是一个连续的变量，是相对的，偏离平均值的程度越大就越不正常。因此决定一个人的心理正常与否是以其心理特征偏离平均值的程度来决定的。由此可以看出，心理正常与异常的界限是人为划定的，依据这种标准判断心理异常是相对的，是以统计数据为标准的。

统计学标准提供了心理特征的量化资料，而且相对比较客观，操作简单易行，便于比较和交流。但这种标准也存在一些明显的缺陷。在某些情况下心理测验的结果处于偏离常态时，并不一定是心理障碍。比如智力超常者和智力低下者的智力测验结果都明显偏离平均值，但只有智力低下才被视为是一种心理异常。此外，有些心理特征和行为在人群中也不一定呈常态分布，而且心理测验的内容同样会受到社会文化因素的制约。因此，统计学标准也不是普遍适用的，不能仅仅根据统计学标准做出诊断。

3. 医学标准

医学标准源于医学诊断方法，是指运用医学检查、诊断手段及标准找到引起异常心理症状的生物性原因，以判断心理活动是否正常。坚持这种观点的学者认为心理障碍的患者的脑部都应当有相应的病理变化存在。如果找到与一个人的心理现象或行为表现相对应的病理解剖或病理生理变化，则可以判定此人有精神疾病或心理障碍，这种病理变化才是心理正常与异常的可靠划分标准。比如阿尔茨海默病（Alzheimer's disease，AD）就有神经病理学的改变以及基因的突变等。

医学标准的优点是重视理化检查、心理生理测定及其他的新技术方法，因而比较客观。但是由于目前人类对脑的认识还处在初级阶段，很多心理过程的中枢机制尚未明确，许多心理障碍尚未找到具有诊断意义的脑器质性或功能性改变。因此，医学标准对脑器质性精神病、躯体疾病伴发的精神障碍以及感染中毒所致的精神障碍的判定有较大的帮助。但是对于大多数心理障碍而言，这种标准的应用是受一定限制的。特别是对神经症和人格障碍等心理障碍的判断则显得无能为力。

4. 社会适应标准

在正常情况下，个体能够按照社会生活的需要适应环境，并将自己的观念和行为纳入社会规范之中，使其行为符合社会准则，并能按社会要求和道德规范行事。如果个体的心理或行为特征明显偏离社会公认的行为规范，不能适应社会的要求，就可以判断为心理障碍。根据社会适应标准进行判断时，心理的正常或异常主要是与社会认可的行为常模比较而言的。正常人能够根据社会要求和道德规范控制自己的行为，使自己的行为符合社会准则。如果由于器质性损伤或功能缺陷等原因，导致个体自控能力受损，不能按照社会认可的方式行事，其行为明显偏离公认的社会标准、不能为常人所理解或接受时，则认为此人有心理障碍。

另外，个体适应环境的能力是否缺失，或者社会功能是否不同程度地受到损害，则是社会适应标准的另一层含义。一般认为，个体的社会适应能力应包括四个方面：其一，生活自理能力；其二，人际交往和沟通能力；其三，工作、学习和操持家务的能力；其四，遵守社会道德、法律、行政法规和社会风俗习惯等社会规则的能力。无论个体的心理特征和行为表现多么明显地偏离社会文化常模，都不能判定其心理障碍的存在。只有当个体的异常行为妨碍了其适应正常生活的要求时，才可以判断为心理障碍。

除了和社会常模相比外，与个体一贯的心理状态和行为模式相比较，也可以辨别出其心理过程或行为特征是否发生了异常改变。如果个体的心理和行为特征在短时间内出现明显改变，则需要注意是否产生了心理障碍。例如一个向来都是精力充沛、乐观外向、工作积极的人，近来变得疲乏无力、郁郁寡欢、沉默寡言，甚至经常出现"活着没意思"、"死了算了"等消极想法，却又找不到明显原因来合理解释这些变化，使人感到难以理解，则需要认真考虑是否存在有心理障碍。

第二节　心理障碍形成的原因

关于心理障碍产生的原因，不同学派的心理学家根据其观察、分析和研究，提出了不同的观点。然而，目前还没有一种观点可以对心理障碍的产生提供全面的解释。近年的研究趋向于将生物因素、心理因素和社会因素综合起来考虑。

一、生物学因素

1. 遗传

现代的大量研究资料表明，遗传因素是某些心理障碍的主要原因之一。在精神疾病中，尤其是精神分裂症，躁狂抑郁症和癫痫等内源性精神病的发病因素中，遗传因素占十分重要的地位。考尔曼（Kallmann）曾对精神病患者的家族进行调查，发现其亲属中血缘关系从远到近，患病率也出现由少到多的趋势，即与本家族患病者的血缘关系越近，发病率就越高，其中同卵双生者可高达 86.6%，而同期无血缘关系的一般普通人群的发病率只有 0.85%，相差 100 倍以上。1964 年，上海市对精神病患者及其家族进行了分析研究，也发现了其发病率与血缘关系是十分密切的。

2. 基因改变

近几年的研究发现，有些精神疾病是由于基因碱基对排序或染色体出现错误或变异造成的。例如：先天愚型（又称唐恩氏综合征）就是染色体畸变导致的遗传病。

3. 脑部病变

心理活动是大脑的功能，如果大脑中枢某些部位出现病变或损伤，心理活动则会出现障碍。

二、心理因素

有关心理因素对心理障碍产生的致病机制，不同学派从不同的方面进行了研究，并提出了各自的理论。

以弗洛伊德为首的精神分析学派认为，心理障碍的产生并不是由于躯体因素，而是个体潜意识中的冲突，特别是本我和超我的矛盾冲突造成的。这种激烈的冲突会让自我感到非常焦虑，为了缓解焦虑情绪，自我发展出心理防御机制加以对抗。过度应用某种或某几种心理防御机制不但不能解决问题，反而影响了个体有效应对现实世界，损害了个体的心理功能，因而导致某种心理障碍。这种被压抑在潜意识中的冲突是心理异常的动力性原因。该理论还认为童年时期的经历是成年人心理障碍的根源，因此，精神分析学派非常重视童年的经历。

行为主义学派的理论认为，人所有的行为都是通过"条件反射"学习得到的，不良行为也是由学习得来的。行为主义往往并不关心心理障碍者的症状起源，而更关注如何矫正异常行为。

人本主义心理学认为，人类有一种与生俱来的充分发挥其潜能的自我实现的倾向，心理异常是由于个体的健康发展和充分发挥潜能的自然倾向被阻断和扭曲造成的。

认知心理学认为，人的情绪和行为的发生是以个体认知为中介的。正常的认知方式产生正常的情绪反应，异常的认知方式则导致异常的情绪反应。个体的认知特点和对环境、对自身以及自身与环境关系的认知评价偏差是产生心理障碍的根源。

还有一些理论和研究表明，强烈或持续的紧张状态和消极情绪、动机冲突以及挫折也是造成个体心理和行为异常的心理学因素。

三、社会文化因素

社会文化因素是指人们在一定历史时期的社会物质和精神生活条件，其中包括社会制度、经济状况、生产水平、社会地位、民族传统、风俗习惯、伦理道德及教育方式等。人们在社会生活中，要不断适应社会文化环境的发展变化，与社会文化保持一种"动态平衡"。如果社会文化关系太复杂，或者变化太快，超过了个体的适应能力，就会造成个体的社会文化关系失调，导致心理问题发生。这种失调现象是否出现，主要取决于两个方面：一是客观现实中社会文化因素变化的强烈程度，二是个体的主观内部状态，即对变化的敏感性和适应水平。

客观现实因素主要有重大或频繁的恐怖事件、战争，严重的自然灾害或意外事故及恶劣的生活环境等，这些都是造成人格障碍的主要因素，如受歧视、失学、居住拥挤等，均可对儿童和青少年的心理发展造成不良影响；还有一些不良的社会环境会导致吸毒、酗酒、道德败坏及各种犯罪的增加。另外，家庭结构出现危机以及经济上的负担、工作上的压力等等，如果超过了个体的适应能力，就会导致其社会适应失调，产生心理障碍。

第三节　神　经　症

一、神经症的概念

神经症（neuroses）是一组主要表现为焦虑、抑郁、恐惧，强迫、疑病症状，或神经衰弱症状的精神障碍。神经症的特征主要有以下几个。

（1）病前多具有一定的素质基础或人格特征，如情绪不稳定和性格内向、胆小多疑、焦虑不安、悲观和刻板等。

（2）发病常与心理、社会（环境）因素有关。

（3）症状没有可证实的器质性病变作基础。并与患者的现实处境不相称。

（4）社会功能保持相对完整，基本上能生活自理，能坚持学习和工作，行为一般保持在社会允许的范围内。

（5）自知力完整或基本完整，有痛苦感受，有改变现状的求治要求。

（6）患者没有幻觉、妄想等精神病性症状。病程多迁延。

二、常见的神经症类型

1. 恐怖型神经症

又称恐怖症，是一种以过分和不合理地惧怕外界客体或处境为主的神经症。具有明确具体的恐惧对象，如某些物体或特殊的情景。恐怖发生时往往伴有显著的自主神经系统症状，患者明知其恐惧是不合理的和不必要的，但仍然不能克制自己的反应，因而极力回避所害怕的事物或情景，以至于影响了正常的生活与工作。患者的性格特点常常是偏于胆小、害羞、依赖性强、内向。恐怖型神经症常见类型如下。

（1）场所恐怖症　患者对某些特定环境非常恐惧，如广场、密闭的环境、黑暗场所和拥挤的公共场所等。患者担心在这些场所中出现恐惧感而无法逃离，所以竭力回避这些环境，甚至不敢出门。

（2）社交恐怖症　主要表现为害怕被人注视，一旦发现别人注意自己就不自然、脸红、不敢与人对视，因而不愿参加社交活动。若被迫进入社交场合则会产生严重的焦虑反应。甚至出现惊恐发作。

（3）单一恐怖症　表现为对某一具体物件、动物等有一种不合理的恐惧。如动物（如昆虫、鼠、蛇等）、高处、黑暗、雷电、鲜血、外伤、打针或尖锐锋利物品等。当患者接触恐惧对象时会极度紧张，心慌、胸闷、憋气、无力、甚至出现惊恐发作。特定的恐惧症常起始于童年，多限于某一特殊对象，症状往往恒定。在儿童中对某一小动物的恐惧很普遍，一般情况下，如果这种恐惧随着年龄增长而消失，就属于正常现象。

2. 焦虑型神经症

焦虑型神经症是指没有明确客观对象和逻辑根据，而出现过分的担忧和恐惧不安的一种情绪状态。它以广泛和持续性焦虑或惊恐不安反复发作为主要特征，伴有自主神经系统紊乱、肌肉紧张和运动性不安等，然而其提心吊胆的紧张状态却与实际环境不相称。患者的性格特点表现为，胆小怕事、敏感多疑、依赖性强、过分关心自己、情绪不稳定。焦虑症主要分为两大类：

（1）广泛性焦虑　经常或持续地存在焦虑，但是又缺乏明确对象和具体内容，整日提心吊胆，紧张害怕等。常伴有口干、心悸、坐卧不安、睡眠障碍等症状。

（2）惊恐发作　患者在日常生活中，没有特殊的恐惧性情景时，突然感到一种突如其来的惊恐体验，伴有濒死感或失控感以及严重的自主神经系统紊乱症状，如心动过速、胸闷、肢体麻木、眩晕、呼吸困难等。发作期间患者意识清醒，事后能回忆。发作急骤，终止也迅速，一般不超过 1h。发作间歇期患者有预期性焦虑，担心下次发作，因而产生回避行为，如不敢单独外出，不敢到人多的场所等。

3. 强迫型神经症

强迫型神经症是指一种以强迫症状为主的神经症，表现为不能为主观意志所控制的反复出现的一些观念、意向和行为。强迫症的特点是有意识的自我强迫和自我反强迫同时存在，两者的尖锐冲突使患者焦虑和痛苦。患者能够意识到强迫症状的异常性，但无法摆脱，因而感到焦虑、烦躁。患者可能因强迫表现导致社会功能明显受损。患者有不安全感、不完善感、不确定感、小心多疑、缺乏灵活性。强迫症的大致可以分为两类。

（1）强迫观念　反复而持久的观念、思想，也可以是冲动念头。表现为强迫性怀疑、强迫性回忆、强迫性穷思竭虑、强迫性联想、强迫性对立思维等。

（2）强迫行为　又称强迫动作。患者反复进行一种无意义的行为。其行为可能是为了减轻强迫观念引起的焦虑而不得不采取的顺应措施。患者也知道自己的行为不合情理，但非做不可，否则感到非常焦虑。可以表现为洁癖、强迫检查、强迫计数、强迫性仪式动作等。

4. 抑郁型神经症

抑郁型神经症也称为抑郁症，是以显著持久的心境低落为主要特征的一组心理疾病。抑郁症多于秋冬季发病，在女性人群中患病率较高。患者的生活、工作和社会功能虽没有明显损害，但总感觉生活无趣，前途渺茫，非常痛苦，常主动求医。大部分患者有反复发作的倾向，患者往往缺乏自信、孤独内向、容易悲观、依赖他人、总是自罪自责，情感脆弱。主要临床表现如下。

（1）情绪低落　主要表现为显著而持久的情绪低落、抑郁悲观。患者终日忧心忡忡、郁郁寡欢、愁眉苦脸、长吁短叹。

（2）思维迟缓　患者思维联想速度缓慢，反应迟钝，思路闭塞。临床表现为主动性言语减少，语速明显减慢，思考问题困难，学习和工作能力下降。

（3）思维内容障碍　多数抑郁患者出现自责，产生无用感、无助感和无望感。感到自己没有能力，对未来感到前途渺茫，常常出现自杀念头。

（4）意志活动减退　表现为行为缓慢，生活被动，不想上班，不愿外出，不愿和周围人接触交往，常闭门独居、回避社交。

（5）其他症状　主要有睡眠障碍、焦虑、食欲减退、体重下降、性欲减退、便秘等。

5. 疑病症

疑病症是一种以担心或相信自己患严重躯体疾病的持久性优势观念为主的神经症。患者对自身的健康状况或身体的某些功能过分关注，往往四处反复就医，各种医学检查阴性和医生的解释均不能打消其疑虑。临床表现主要为：对躯体疾病过分担心，其严重程度与实际情况明显不相称；对其健康状况，如通常出现的生理现象和异常感觉做出疑病性解释，但不是妄想；疑病观念牢固，但缺乏根据；经常有多种躯体症状并伴有抑郁焦虑情绪。严重者会使其生活、工作、社会交往受到明显影响。患者多具有孤僻、内向、敏感多疑，对周围事物缺乏兴趣，对身体变化过度关注，具有自恋倾向等性格特点。

6. 癔症

又称歇斯底里，是由明显的心因性刺激因素作用于易感个体而引发的一组精神症状。大多在精神因素作用下急性起病，可有多种临床表现，但缺乏相应的器质性病变基础。症状具有做作、夸张或富有情感色彩、易受暗示、自我中心、富于幻想等特点。有反复发作的倾向，患者女性居多，发病年龄多在 16～35 岁，预后一般较好。癔症的临床表现复杂，主要表现为以下两大类。

（1）分离性障碍　包括意识障碍、情感爆发、癔症性痴呆、癔症性遗忘等。

（2）转换性障碍　表现为感觉和运动障碍，例如：感觉过敏、感觉缺失、痉挛发作、癔症性瘫痪等，但医学检查却不能发现神经系统和内脏器官有相应的器质性损害。

7. 神经衰弱

神经衰弱指一种以脑和躯体功能衰弱为主的神经症。大多缓慢起病，病程迁延，症状呈慢性波动性，与心理冲突关系明显。以精神易兴奋却又易疲劳为特征，表现为紧张、烦恼、易激惹等情绪情感方面的症状，以及肌肉紧张性疼痛和睡眠障碍等生理功能的紊乱。患者具有内向、孤僻、敏感、多疑、依赖性强、缺乏自信、任性、急躁、自制力差等性格特点。主要临床表现如下。

（1）脑功能衰弱症状　是神经衰弱的常见症状，主要表现为精神易兴奋、易疲劳。易兴奋表现为联想、回忆增多且不易控制，注意力不集中，容易随外界刺激而转移；易疲劳则表现为患者感到容易疲劳、记忆力下降、工作效率下降等。

（2）情绪情感症状　如烦恼、心情紧张、易激惹等，常与现实生活中的各种矛盾有关，感到困难重重，难以应付。

（3）躯体症状　睡眠障碍，如入睡困难、多梦、醒后仍感疲惫，睡眠感丧失，睡眠与觉醒节律紊乱；紧张性疼痛、肢体肌肉酸痛；其他心理生理症状，如头晕耳鸣、心慌、胸闷、腹胀、消化不良、尿频、多汗、阳痿、早泄或月经紊乱等。

第四节　人格障碍

一、人格障碍的概念

人格障碍（personality disorder）又称人格变态或病态人格，是一组以人格结构和人格发展明显偏离正常为特征的精神障碍。人格障碍是在某种不健全的先天素质基础上，经后天不良社会环境的影响所形成的。由此使患者形成特有的根深蒂固的行为模式，这种行为模式相对稳定且对环境适应不良，明显影响了患者的社交和职业功能，或者使患者感到痛苦。人格障碍通常有以下一些特征。

（1）早年开始，一般开始于童年、青少年或成年早期，没有明确的起病时间。症状一直持续到成年乃至终生。

（2）严重的人格缺陷，人格严重偏离正常，不协调，与他人格格不入，而且性格的某些方面非常突出和过分发展。

（3）严重的情感障碍，情绪不稳定，易激惹，有的人情感肤浅甚至冷酷无情。一般智能正常。

（4）行为的动机和目的不明确，行为大多受感情冲动等偶然因素或本能愿望的支配。自制力较差，容易与他人发生冲突。

（5）大多数人格障碍者对自身的人格缺陷缺乏自知力，难以从生活经验中吸取教训。有些人虽然有部分自知力，但始终不能以正确的认识来有效指导自己的行为。其行为在法律上具有责任能力。

（6）矫正困难，预后不良。一旦形成人格偏离，具有相对的稳定性，不易改变。有些到40~50岁以后可以逐渐趋于缓和。

二、常见的人格障碍类型

1993年世界卫生组织在ICD－10中将人格障碍分为10种类型，其常见类型特点如下。

1. 偏执型人格障碍

偏执性人格障碍是以猜疑和偏执为特点，其主要表现如下。

（1）敏感多疑，广泛猜忌，容易将他人无意的、非恶意的甚至是友好的行为误解为敌意或歧视。

（2）易产生病态嫉妒，无端怀疑配偶或情侣的忠诚，经常限制对方与异性的交往，或表现出极大不快。

（3）过分自负，自我评价过高。若有挫折或失败则归咎他人，推诿客观，而不从自身寻找主观原因。

（4）记恨别人，对轻视、侮辱和伤害耿耿于怀，对他人的过错不能宽容。

（5）过分自我中心的倾向，总感觉受压制、被迫害。

（6）容易与人争辩、对抗，固执地追求个人不够合理的权利或利益。

2. 分裂样人格障碍

分裂样人格障碍是以外表和行为奇特以及人际关系明显缺陷，且情感冷淡为主要特征。一般男性发病略多于女性。其特点表现如下。

（1）性格孤独、被动、退缩，与家庭和社会疏远，除生活或工作中必须接触的人外，基本不与他人主动交往，没有亲密朋友。

（2）表情呆板，情感冷淡，甚至不通人情，不能表达对他人的关心、体贴以及愤怒等。

（3）奇异的观念或与文化背景不相称的行为，服饰奇特、不修边幅，行为怪异，不合时宜。

（4）对赞扬和批评反应淡漠或无动于衷，并缺乏愉快感。

（5）言语怪异、用词不妥，简繁失当，意思表达不清。

3. 社会紊乱型人格障碍

社会紊乱型人格障碍是以行为不符合社会规范，经常违法乱纪，对人冷酷无情为特点，男性多于女性。这种人格特征的人非常缺乏责任感，无视社会规范、规则与义务，不能从经历中特别是从惩罚中吸取教训。对挫折的耐受性极低，易激惹。往往在童年或少年期就出现品行问题，列举如下。

（1）经常逃学，说谎、吸烟、酗酒、外出过夜，过早发生性行为。

（2）经常偷窃、反复挑起或参与斗殴、多次参与破坏公共财产活动。

（3）反复违反家规或校规、被学校开除或因行为不轨而停学，多次被拘留或被公安机关管教。

（4）虐待动物或欺负弱小同伴。

成年以后的主要特点表现如下。

（1）严重和长期不负责任，不遵守社会常规、准则和法规。如经常旷工、旷课，不能维持长久的工作或学习甚至违法乱纪。

（2）行动无计划而具冲动性。持续地易激惹，并有攻击行为，轻微刺激便可引起攻击甚至暴力行为。如反复斗殴或攻击他人包括殴打配偶和子女。

（3）缺乏爱和责任感。对他人感受漠不关心，经常不承担经济义务，如拖欠债务，不抚养子女或不赡养父母。

（4）缺乏道德观念，极端自私和自我中心，对危害别人无内疚感。经常撒谎、欺骗他人，以获得个人利益或快乐。

（5）容易责怪他人，或为自己的不合理行为进行辩解。

4. 情绪不稳型人格障碍

这类人格障碍主要以情感爆发，伴明显行为冲动为特征，患病男性明显多于女性。其特点表现如下。

（1）易与他人发生争吵和冲突，特别在冲动行为受阻或受到批评时。

（2）有突发的愤怒和暴力倾向，对导致的冲动行为不能自控。

（3）对很可能出现的事情缺乏预见性，做事虎头蛇尾，不能坚持任何没有即刻奖励的行为。

（4）不稳定的和反复无常的心境，经常出现自杀、自伤行为。

（5）容易产生人际关系的紧张或不稳定，时常导致情感危机。

5. 表演型（癔症型）人格障碍

这类人格障碍是以过分的感情用事或夸张言行吸引他人的注意为特点。其特点表现如下。

（1）情感体验肤浅，感情用事，表现夸张，装腔作势。

（2）暗示性高，很容易受他人的影响或诱惑。

（3）自我中心，强求他人满足他的需要或意志，不如意就表现强烈不满。

（4）经常渴望表扬和同情，经受不起批评，任性、爱撒娇。

（5）爱表现自己，渴望得到别人的注意，为了引起注意，不惜哗众取宠。

（6）富于幻想，说话夸大其词，掺杂幻想情节以补充现实，言语内容可信度差。

6. 强迫型人格障碍

这种人格障碍是以过分的谨小慎微、严格要求与完美主义以及内心的不安全感为特征。男性多于女性。其特点表现如下。

（1）做任何事情都要求完美无缺，按部就班，有条不紊，常拘泥于细节，因而影响了工作效率。

（2）主观、固执，坚持别人也要严格按照他的方式做事，否则即感不快。

（3）犹豫不决，常推迟或避免做出决定，否则感到焦虑不安。

（4）常有不安全感，穷思竭虑，反复考虑，反复核对检查，唯恐疏忽或差错。

（5）过分节俭，甚至吝啬。

（6）完成工作之后常缺乏愉快和满足的内心体验，相反容易悔恨和内疚。

7. 焦虑（回避）型人格障碍

以一贯感到紧张、提心吊胆、不安全和自卑为特征，总是需要被人喜欢和接纳，对拒绝和批评过分敏感。习惯性地夸大日常处境中的潜在危险。其特点表现如下。

一贯的自我敏感，不安全感，自卑感；对遭到排斥过分敏感；不断追求被人接受和受到欢迎；惯于夸大生活中潜在的危险因素，达到回避某种活动的程度，但无恐惧性回避；因"稳定"和"安全"的需要，生活方式受到限制。

8. 依赖型人格障碍

这种类型的人格障碍是以过分依赖和顺从为主要为特征，对日常生活中的大小事情都很难自己做决定．需要他人反复的指导和保证。有时听任他人替自己做出重大的生活抉择，甚至过分地服从他人的意志；感到自己无助、无能，或缺乏精力，独处时会感到很难受，竭力避免独自一人；非常害怕被抛弃、被遗忘，不断要求别人对此做出保证；当与他人的亲密关系结束时，会感到异乎寻常的绝望和痛苦；即使明知他人不正确，为了讨他人喜欢，也要迎合他人。

第五节　性心理障碍

一、性心理障碍的概念

性心理障碍（psychosexual disorder）又称性变态，指性行为明显偏离正常的一组心理障碍，表现为以异常的性行为作为满足性需要的主要方式，从而不同程度地干扰了正常的性活动。性心理障碍者的行为触犯社会规范，但他们并不都是道德败坏的人。性心理障碍者主要表现为寻找性欲满足的对象和性行为方式与常人不同，在其他方面的缺陷一般并不明显。他们一般没有突出的人格障碍，大多数并非性欲亢进，相反，大多数性心理障碍患者性欲低下，甚至没有或不能进行正常的性活动。家庭生活往往不和谐，甚至破裂。他们中的大多数人性格内倾，社会适应良好，工作认真负责，具备正常人的伦理道德观念。他们对自己的行为有充分的辨认能力，但控制力相对低下。事后多有后悔、内疚之心，却往往难以控制自己。

性心理障碍的表现是多种多样的，形成原因目前并没有一致的看法。在大多数性心理障碍者身上并没有发现肯定的生物学的异常因素。心理和社会因素可能占据主要地位。

二、性心理障碍的分类

1. 性指向障碍

包括恋物癖、恋兽癖、恋尸癖、恋足癖、恋童癖等。在我国以恋物癖比较常见，其他异常较为少见。

恋物癖是指反复出现以异性使用的物品或异性躯体的某一部分作为性满足的刺激物，几乎仅见于男性。通过抚摸、触弄该物品而获得性的满足，他们对某些直接接触异性体表的物品，如内衣、乳罩、月经带、袜子及手帕等表现出极大的兴趣，通过抚摩、嗅、咬等方式而获得性兴奋。这类人大多性功能低下，对正常性生活胆怯。他们为了获取异性物品，不惜冒险偷盗，以致触犯刑律，受罚后仍会再犯。

2. 性偏好障碍

包括异装癖、露阴癖、窥阴癖、摩擦癖、施虐狂和受虐狂等。

异装癖是指反复出现穿戴异性装饰的强烈欲望并付诸实施，通过穿戴异性装饰可以引起性兴奋，当这种行为受到抑制时，可引起明显不安情绪。

露阴癖是患者反复在异性面前暴露自身的生殖器，引起性兴奋，从而获得性的满足。

窥阴癖是患者反复在暗中窥视异性的生殖器、裸体和性活动，以达到性兴奋，以男性多见，通过厕所、浴室、卧室的窗户等进行这些活动。

摩擦癖是在拥挤的场所或乘人不备，以身体的性感部位摩擦和触碰异性身体的某一部分，以达到性兴奋的目的，多发生在公共汽车、地铁、电梯和电影院等人流拥挤场所。

施虐狂是向性爱对象施加虐待以取得性的满足，受虐狂是指接受性爱对象施加的虐待以获得性的满足。

3. 性身份障碍

即易性症，又称异性认同癖。患者心理上对自身性别的认定与解剖生理特征相反，持续存在改变自身性别的解剖生理特征以达到转换性别的强烈愿望。开始时往往用性激素做改变性别的尝试，继而发展到要求医生实施变性手术。其性爱倾向为同性恋。

第六节　成　　瘾

一、成瘾的概念

成瘾（habitual craving）是指包括各种依赖、癖习和迷恋，即指由于反复使用某种致瘾源或反复刺激中枢神经，在一定的人格基础和外界条件下所引起的一种周期性或慢性中毒状态以及发生特有的嗜好和形成难以舍弃的习性，虽然带来各种不良后果，但仍无法控制。成瘾的共同特点是满足心理需要的强烈愿望，对致瘾源物质和行为缺乏控制和节制，只想得到物质的使用和行为的执行，而不考虑后果。

如果一个人对某一行为或物质的欲望达到了渴求的程度，影响到了正常的心理、生理或社会功能，并造成了严重的社会危害和出现精神卫生问题，就被认为属于病态成瘾，如吸毒、酗酒、赌博、网络成瘾等。我们所讨论的成瘾行为指的就是有害的病态成瘾行为。

所谓依赖是指一组由反复使用精神活性物质引起的行为、认知和生理病态群。其表现包括强烈的对精神活性物质的渴求；尽管明知对自身有害，但难以控制持续使用；耐受性增加、有戒断症状和强迫性觅药行为。所谓精神依赖是指由于反复使用精神活性物质使机体产生了病理性适应改变，以至于需要精神活性物质在体内持续存在，否则机体不能正常工作，临床表现为耐受性增加和戒断症状。

据世界卫生组织统计，全球每年大约有10万人死于吸毒，由此而丧失劳动能力者约千万之众。目前世界精神病学界、行为医学界普遍认为成瘾行为属于脑部疾病，从而对成瘾行为问题的看法由道德角度转入了医学角度。

二、成瘾的分类

成瘾的分类方法比较多，这里主要介绍两种，即药理学分类和根据使用环境不同进行的分类。

1. 药理学分类

（1）中枢神经系统抑制剂 能抑制中枢神经系统，如巴比妥类、乙醇等。

（2）中枢神经神经兴奋剂 能兴奋中枢神经系统，如咖啡因、苯丙胺、可卡因。

（3）大麻 是世界上最古老、最有名的致幻剂，适量的吸入或食用，可使人欣快，增加剂量可使人进入梦幻，陷入深沉而爽快的睡眠中。

（4）致幻剂 能改变意识状态或知觉感受，如麦角酸二乙酰（LSD）、仙人掌毒素等。

（5）阿片类药物 是指由阿片或从阿片中提取的生物碱，如海洛因、吗啡等吗啡衍生物及具有吗啡作用的化合物如哌替啶（度冷丁）。

（6）挥发性溶剂 如丙酮、苯环己哌啶等。

2. 根据使用环境分类

（1）社交性成瘾物质 在一些成瘾性物质中，有些是在普通商店中可以买到的，如香烟、酒类，这类物质主要在社交场合下使用，所以称为社交性成瘾物质。

（2）非法成瘾物质 指某些处方用药品或一些属于在任何场合下都禁止使用的药物，如海洛因，这称为非法成瘾物质。由于这类成瘾物质成瘾性大，对使用者的心理、身体损害较大，所以又称为毒品。

三、成瘾的主要临床表现

1. 依赖综合征

依赖综合征是个体反复使用某种精神活性物质导致躯体或心理方面对某种物质的强烈渴求与耐受性。这种渴求导致的行为已极大地优先于其他重要活动。

主要临床表现如下。

（1）反复使用某种精神活性物质，有使用某种物质的强烈欲望。

（2）对使用某种物质的自我控制能力下降，明知该物质有害，但仍使用，主观希望停用或减少使用，但总是失败。

（3）机体对该物质的耐受性增高，使用时体验到快感，减少或停用后出现戒断症状。

（4）使用该物质导致放弃其他活动或爱，同时社会功能明显受损。

2. 戒断综合征

戒断综合征是因停用或减少精神活性物质所致的综合征，由此引起精神症状、躯体症状，或社会功能受损。主要临床表现如下。

（1）精神症状 意识障碍；注意力不集中；内感性不适；幻觉或错觉；记忆减退；判断力减退；情绪改变，如坐立不安、焦虑、抑郁、易激惹、情感脆弱；精神运动性兴奋或抑制；不能忍受挫折或打击；睡眠障碍；人格改变。

（2）躯体症状或体征 寒战、体温升高；出汗、心率过速或过缓；手颤加重；流泪、流涕、打哈欠；瞳孔放大或缩小；全身疼痛；恶心、呕吐、畏食或食欲增加；腹痛、腹泻；粗大震颤或抽搐。

四、成瘾的治疗

成瘾的治疗可采用社区康复治疗、美沙酮替代治疗、认知行为干预等方式。包括：帮助成瘾者认识和学会处理导致复发的高危因素；帮助患者理解复发作为一个过程，能避免固然最好，发生时也不要慌乱和沮丧，要学会吸取教训，总结正确处理方法；帮助患者理解和处理对药物的渴求；帮助患者理解和处理使用药物的社会压力，放弃不良的社会交往，培养正常有益的人际关系；鼓励患者的家属积极参与；帮助患者学会处理负性情绪的方法；帮助患者纠正错误的认知；帮助患者建立健康的生活方式。

五、网络成瘾

互联网以数字化、网络化、信息化的显著特点，直接影响到现代社会人们的学习、生活和工作。它扩大了人们的生活范围、社交范围，也扩展了人们的视野和信息量。给人们的生活带来了全新的面貌。同时，网络带来的社会问题和心理问题已受到国际社会的普遍关注。网络可能会在更大的时空范围内造成心理和精神的危机和道德失范现象的发生。尤其是互联网带来的网络成瘾综合征，全球 2 亿多网民中约有 1140 万人不同程度地上瘾，并且这一社会问题的严重性将与网络自身发展的速度相同步。据研究者对北京一些高校的近 500 名本科生的调查，大学生中网络成瘾者达 15%，网络成瘾者每周使用网络平均为 38.5h。广州曾做过一项调查，在上网的大学生中，有 1/3 的人患有网络成瘾综合征。

网络成瘾综合征最明显的症状，就是沉湎于网上自由交流或网上互动游戏，而忽视现实生活的存在。很多人上网时精神抖擞，工作学习时无精打采，久而久之，导致体质下降，疾病缠身。另有一部分人沉迷于网络不能自拔，日常生活中他们大部分时间用于上网，不善于同周围的人交流。这不但阻碍了个体思维的发展，而且在严重的时候，极容易形成孤独等心理问题，以至消极处世。有研究发现，过多使用互联网的人会导致其社会参与的减少与心理幸福感的降低。甚至导致人格障碍的发生，形成网络人格，主要包括以下几个方面。

1. 自我认知不协调

在网上的交流，常用虚假信息来保护隐私、保护自己或美化自己，虚夸自己的行为，这会潜移默化地影响到个体的自我认知，导致自我角色的迷失，从而对其世界观、价值观、人生观的形成产生影响。

2. 人际关系产生障碍

当个体过度使用网络这种隐蔽的交流方式，会造成其对现实生活中，面对面的主导交流方式的不适乃至恐惧。特别是青年人，如果长时间沉迷于互联网，使之与外界运用口语沟通的人际交往明显减少，加之与家长长期缺乏交流，势必导致与现实社会的隔离，产生人际关系的障碍。

3. 阻碍对真知的内化

互联网上大量没有价值和杂乱无章的信息，会严重干扰人们对科学文化知识的学习。特别是使学生经常处于知识内化不足，甚至产生知识硬结的状态，阻碍着他们对真知的内化与吸收。

4. 深藏真实情感

在某种情况下，上网交友、网上聊天，成了人们可以忘记权威压制、排遣孤独、宣泄不满的畅通渠道。而过多虚拟的网上情感交流，无疑会让许多大学生试图将自己的真实情感深埋心底，不愿向真实世界袒露，并懒得与活生生的人们进行情感交流。他们在生活中会表现出沉默寡言，不善言谈，不为人世间情感所动，显出一副冷漠姿态。

一些沉迷于网络游戏的学生平时无精打采，只有在网络游戏中才精神百倍。患上网络综合征的学生成绩下滑，考试不及格，人际关系淡漠。由于无节制地"泡"在网上持续浏览聊天，造成其情绪低落、生物钟紊乱、思维迟缓，个别人还出现有自残的意念与行为。成瘾者往往表现出一系列的行为异常，有的学生甚至因上网花钱太多，经济拮据，交不了学费，而发展到欺骗偷窃，甚至劫财杀人。这些给他们的社会交往、学业、就业和家庭关系等方面都带来了严重的不良影响。因此，网络有时也被人们指责为"电子海洛因"。正是这种网络成瘾综合征严重地影响了一些学生的身心健康，其危害性已引起了学校和社会各界的普遍重视，并正在采取各种积极的应对措施。

目标检测

一、单项选择题

1~5 题共用答案：

A. 焦虑症　　　B. 强迫症　　　C. 抑郁症　　　D. 癔症　　　E. 恐怖症

1. 当发现别人注意自己就不自然、脸红、不敢与人对视，因而不愿参加社交活动。若被迫进入社交场合则会产生严重的焦虑反应，这种行为表现属于（　　）

2. 缺乏明确对象和具体内容，整日提心吊胆，紧张害怕等，常伴有口干、心悸、坐卧不安、睡眠障碍等症状，这种行为表现属于（　　）

3. 患者反复进行一种无意义的行为，他也知道自己的行为不合情理，但非做不可，否则感到非常焦虑，可以表现为反复洗手、反复检查、上楼梯一定要数阶梯数等等。这些行为表现属于（　　）

4. 症状具有做作、夸张或富有情感色彩、易受暗示等特点。有反复发作的倾向，患者以女性居多。这种症状表现属于（　　）

5. 情绪持续低落、悲观失望，终日忧心忡忡、郁郁寡欢，行为缓慢，生活被动，不想上班，不愿外出，不愿和周围人接触交往，常闭门独居、回避社交。这种症状表现属于（　　）

6. 根据个体能否可以胜任日常工作和生活要求来判断心理是否存在障碍的是（　　）

A. 内省经验标准　　　B. 统计学标准　　　C. 医学标准

D. 社会适应标准　　　E. 时间标准

7. 敏感多疑，病态嫉妒，过分自负，固执，容易与人争辩是哪种人格障碍的特点（　　）

A. 偏执型人格障碍　　　B. 分裂样人格障碍　　　C. 社会紊乱型人格障碍

　　　　D．情绪不稳型人格障碍　　　　　　　　　E．表演型人格障碍

8．性格孤独、被动、退缩，与家庭和社会疏远，以外表和行为奇特，人际关系明显缺陷，且情感冷淡为主要特征为特点的人格障碍是（　　　）
　　　　A．偏执型人格障碍　　　　　　　　　　B．分裂样人格障碍
　　　　C．焦虑型人格障碍　　　　　　　　　　D．情绪不稳型人格障碍
　　　　E．癔症型人格障碍

9．主要以情感爆发，伴明显行为冲动，有突发的愤怒和暴力倾向，其冲动行为不能自控为特征的人格障碍是（　　　）
　　　　A．强迫型人格障碍　　　　B．分裂样人格障碍　　　　C．社会紊乱型人格障碍
　　　　D．情绪不稳型人格障碍　　　　　　　　E．表演型人格障碍

10．非常缺乏责任感，无视社会规范、规则与义务，以经常违法乱纪，对人冷酷无情，不能从经历中特别是从惩罚中吸取教训为特点的人格障碍是（　　　）
　　　　A．偏执型人格障碍　　　　　　　　　　B．分裂样人格障碍
　　　　C．社会紊乱型人格障碍　　　　　　　　D．情绪不稳型人格障碍
　　　　E．依赖型人格障碍

二、填空题

1．正常与异常心理的判断标准主要包括：_____、_____、_____和_____。
2．心理障碍发生的原因是_____、_____、_____。
3．性心理障碍的分类：_____、_____、_____。
4．根据使用环境不同将成瘾物质分为两类：_____和_____。

三、名词解释

1．心理障碍
2．人格障碍
3．性心理障碍
4．成瘾

四、简答题

1．简述判断心理正常与否的社会适应标准。
2．简述网络人格的主要特点。

五、论述题

1．试述神经症的主要特征。
2．试述人格障碍的特征。

（肖丹）

心理学基本技能

学习目标

1. 了解心理测验的分类、心理咨询的范围和形式。
2. 熟悉心理测验的概念、常用的智力测验和人格测验。
3. 熟悉心理治疗的概念、原则。
4. 掌握心理咨询的原则、程序和技巧、心理咨询者应具备的条件。
5. 掌握常用心理治疗的技术。
6. 学会常用自评量表的操作及结果解释。

【引导案例】 小张是某职业学院一年级男生，自卑、敏感、情绪低落、自尊心很强，别人无意的话他总会认为这是针对自己，很长时间放不下。走路时总是驼着背低着头，在大众场合不敢发言，跟别人交流时总不能恰当地表达自己的真实意图，尤其是跟老师或陌生人谈话时，总觉得十分局促不安不知如何是好，并且脸红得很厉害，说话声音很低。同学评价小张是个冷漠、孤僻的人，从高中到大学很少与异性同学交往。父亲的粗暴教养方式是他成长过程中永远的痛，父亲总是不接纳和认可他，他也从没在父亲面前完整地说完一句话。在成长和交往的过程中，他的朋友越来越少，慢慢地脱离了群体，把自己封闭起来。后来开始反省自己，自责，觉得都是自己的错，时间一长，发现自己好像已经没有脾气了。不管跟谁发生矛盾，他都不会用言语沟通，总是怪自己无能，认为是自己的错，并陷入深深自责，或者把怨气都闷在心里，极度压抑时有冲动行为，想用武力来解决问题。对喜欢的女孩不会去表达爱，这样让他更是觉得自己一无是处，极度自卑，没有勇气参加任何活动。小张曾经有自杀的念头。心理测评结果（SCL-90）如下。

项目	躯体化	强迫	人际关系	抑郁	焦虑	敌对	恐怖	偏执	精神病性	其他
得分	1.9	1.6	3.2	2.9	3.1	1.3	2.5	1.3	1.5	2.1

总均分：2.13，阳性症状均分：2.75。

1. 通过测评结果你认为小张在哪些因子上可能有问题表现？

2. 结合本章知识想想做咨询遵循的原则和技巧是什么？

3. 在心理治疗过程中哪种治疗方法更适合该案例，其基本原理是什么？

心理学理论的学习最终是为实践技能打基础，心理学技能主要包括运用心理学知识对人的心理状态做出科学心理评估，然后针对需要帮助的人群按照心理咨询和心理治疗原则运用科学的方法和技术对其实施有效地帮助。

第一节　心理评估

一、心理评估概述

（一）心理评估的概念

评估，就是评价和估量。心理评估（psychological assessment）是指应用多种方法获得的信息，对个体的某一心理现象做出全面、系统和深入的客观描述。

（二）心理评估的目的和意义

心理评估的用途很广，心理学工作者和临床工作者根据自己的目的提出不同的要求，目前心理评估的主要目的与意义有以下几点。

（1）探索病因，利于临床医学和心理学诊断。

（2）为明确护理诊断、制定护理计划提供依据。

（3）评价治疗与护理效果。

（4）是重要的科研手段。

（三）对心理评估专业人员的职业要求

（1）认真客观的态度。

（2）保护被试者利益。

（3）管理好心理评估工具。

（四）心理评估的方法

心理评估可采用的方法很多，常用的方法有观察法、晤谈法、心理测验三种方法。

1. 观察法

观察法是心理评估的最基本方法之一。观察者运用感觉器官对被观察者的可观察行为（如表情、动作、言语、服饰、身体姿势等），进行有目的、有计划的观察和记录并根据观察结果做出评估。观察法可分为自然观察法和控制观察法两种形式。

2. 晤谈法

晤谈法又称为"会谈法"或"交谈法"，是评估者与被评估者以面对面的交谈方式而进行的评估。会谈法可分为结构式会谈和自由式会谈两种形式。

二、心理测验概述

（一）心理测验的概念

心理测验（psychological test）是指依据心理学理论和原理，使用一定的操作程序，通过观察人的有代表性的行为，对于贯穿在人的全部行为活动中的心理特点，做出推论和数量化分析的一种科学手段。

（二）心理测验的分类

（1）按测验的功能目的分类有能力测验、特殊能力测验、人格测验、症状评定量表。

（2）按测量材料的性质分类有文字测验和操作测验，操作测验也称非文字测验。

（3）按测验的严谨程度分类有客观测验和投射测验。

（4）按测验的组织方式分有个别测验和团体测验。

（5）按测验的要求分为最高行为测验和典型行为测验。

（三）心理测验的特点

心理现象比较复杂，测量起来也更加困难，具有以下特点。

1. 间接性

科学发展到今天，我们还无法测量人的心理活动，只能测量人的外显行为，也就是说，我们只能通过一个人对测验项目的反应来推论出他的心理特质。

2. 相对性

在对人的行为进行比较时，没有绝对的标准，我们有的只是一个连续的行为序列。所谓测验就是看每个人处在这个序列的什么位置上，一个人被测得的结果都是与所在团体或人群的大多数人的行为或某种人为确定的标准相比较而言的。

3. 客观性

测验的客观性实际上就是测验的标准化问题，这是对一切测量的共同要求。

（四）心理测验的注意事项

（1）必须由专业人员进行操作，保证测验结果客观、准确。

（2）必须慎重地选择测验。每一种心理测验都有其特定的目的和应用范围，在选用测验量表时，应根据需要慎重考虑取舍。

（3）必须客观地看待测验结果。

心理测验在理论和方法上都还存在许多有待完善的地方，绝不能将测验结果绝对化，还要结合实际具体分析，否则就会产生不可低估的消极影响。

（4）必须遵守职业道德。对所使用的测验工具和内容及被试的测评结果要保密。

三、常用的心理测验

（一）智力测验

1. 比内-西蒙量表

比内-西蒙量表（BIS）由法国心理学家比内和西蒙二人于 1905 年发表，是世界上第一个心理测验，于 1908 年及 1911 年分别做了修订。美国斯坦福大学的特尔曼教授于 1916 年进行修订后称斯坦福-比内量表（简称 S-B）。中国心理学家陆志伟和吴天敏自 20 世纪 20 年代开始从事斯坦福-比内量表的中国版修订工作，经过了几次修订，形成了现在中国使用的比内量表，称为"中国比内量表"。

2. 韦克斯勒量表

韦克斯勒量表（WIS）由美国心理学家韦克斯勒编制，分为三套即韦氏学龄前儿童智力量表（WPPSI），适用于 4~6 岁的儿童；韦氏儿童智力量表（WISC），适用于 6~16 岁儿童；韦氏成人智力量表（WAIS），适用 16 岁以上者。这些量表均已成为世界上通用的智力量表。

以 WAIS 为例，它包括言语量表和操作量表，见表 9 - 1。

表 9 - 1　韦氏成人智力量表主要内容

项目	分测验名称	题目数	测量的主要能力	最高分
言语量表	1 知识	29	知识的广度与保持	29
	2 理解（领悟）	14	实际知识与理解能力	28
	3 算术	14	计算与推理能力	18
	4 类似（相似性）	13	抽象概括能力	26
	5 数字广度	22	注意力与短时记忆能力	22
	6 词汇	40	言语理解能力	80
操作量表	7 数字符号	90	学习与书写速度	90
	8 绘画完成（填图）	21	视觉记忆与视觉理解力	21
	9 木块图	10	视觉及结构分析能力	48
	10 图片排列	8	对社会情景的理解力	36
	11 图形拼凑	4	处理部分与整体之间关系的能力	44

WIS 的全量表分为言语量表和操作量表，各自又包含了数个分测验，每一个分测验旨在测量一个不同的智力侧面，根据这些量表计算出来的智商分别为全智商、言语智商、操作智商，故韦氏智力量表所测的一般智力是多种能力的综合测验。全智商代表受试者的总智力水平，在整个人群中呈常态分布（表 9 - 2）。

表 9 - 2　韦氏智力量表智商等级分布表

智商范围	等　级	理论分布（％）	实际分布（％）
129 以上	非常优秀	2.2	2.3
120 ~ 129	优秀	6.7	7.4
110 ~ 119	中上（聪明）	16.1	16.5
90 ~ 109	中等	50.0	49.4
80 ~ 89	中下（愚笨）	16.1	16.2
70 ~ 79	临界	6.7	6.0
70 以下	智力缺陷	2.2	2.2

（二）人格测验

最常用的人格测验方法为问卷法和投射法。问卷法也称为自陈量表，临床上常用的人格自陈量表有明尼苏达多相人格调查表、艾森克人格问卷、加利福尼亚心理调查表、卡特尔 16 种人格因素问卷等；常用的投射测验有罗夏墨迹测验、主题统觉测验等。

1. 明尼苏达多相人格调查表

明尼苏达多相人格调查表（MMPI）由哈特维（S. R. Hathaway）和麦金利（J. C. Mckingley）等人于 20 世纪 40 年代初期编制。其最初的目的是编制一套鉴别精神病患者的辅助调查表，后来发展为人格测验。该量表问世以来，应用非常广泛。1989

年 Butcher 等人完成了 MMPI 的修订工作，称 MMPI - 2。宋维真等人于 20 世纪 80 年代完成了 MMPI 修订工作，并已制定了中国常模，MMPI - 2 已引入中国。

MMPI 适用于 16 岁以上、小学文化水平以上的被试，既可个别施测，也可团体测查。

MMPI 共有 566 个自我陈述形式的题目，其中有 16 个题目是重复的，实际为 550 个题目。其题目内容范围很广，包括身体各方面的情况、精神状态、家庭、婚姻、宗教、政治、法律、社会等方面的态度和看法。被试根据自己的实际情况对每个题目做出"是"与"否"的回答，若确定不能判定则不作答。在临床工作中，MMPI 常用 4 个效度量表和 10 个临床量表。

MMPI 应用十分广泛，主要用于病理心理的研究。在精神医学主要用于协助临床诊断，在心身医学领域用于多种心身疾病如冠心病、癌症等患者的人格特征研究，在行为医学中用于行为障碍的人格特征研究，在心理咨询和心理治疗中也采用 MMPI 评估来访者的人格特点及心理治疗效果等，还可用于司法鉴定领域。

2. 艾森克人格问卷

艾森克人格问卷（EPQ）是由英国艾森克夫妇根据其人格结构理论于 1975 编制的，在国际上已被广泛使用。EPQ 成人问卷适用于 16 岁以上的成人，儿童问卷适用于 7～15 岁儿童。我国龚耀先的修订本儿童和成人均为 88 项；陈仲庚修订本成人有 85 项。

EPQ 共有 4 个分量表，1 个为效度量表，其余的 3 个分量表测量 3 种不同的人格维度。

（1）L 量表（掩饰） L 量表是效度量表，高分说明受试者过分掩饰，影响到该份答卷的真实性。

（2）E 量表（内外向维度） 艾森克认为 E 维度与中枢神经系统的兴奋、抑制的强度密切相关。E 维度属于双向特质，两端是典型的内向和外向，两者之间是连续不断的移行状态。

（3）N 量表（神经质或稳定性维度） 艾克森认为 N 维度与自主神经系统的稳定性有关。N 维度也属双向特质，极端的情绪不稳定状态者很少，大多数人均处在中间移行状态。

（4）P 量表（精神质维度） 精神质维度是一种单向维度，P 分高提示精神质，常表现为孤独、不关心人、敌意、缺乏同情心、攻击行为、行为怪癖、捉弄人等。

3. 卡特尔 16 种人格因素问卷

卡特尔 16 种人格因素问卷（16PF）是美国伊利诺伊州立大学人格及能力测验研究所卡特尔教授经观察、实验，以及用因素分析的方法确定和编制而成的一种人格测验。卡氏 16 种人格因素问卷英文版共有 5 种复本。修订后的中文版本共有 187 个陈述式测试题，共能测试 16 种根源特质和 8 种复合人格特质。

（三）评定量表

评定量表是临床护理心理评估和研究的常用方法。评定量表具有数量化、客观、可比较和简便易用等特点。具体量表见附录。

1. 90 项症状自评量表（SCL－90）

由德若伽提斯于 1975 年编制。本量表共有 90 个项目，包含有较广泛的精神症状学内容，从感觉、情感、思维、意识、行为直至生活习惯、人际关系、饮食睡眠等均有涉及，并采用 10 个因子分别反映 10 个方面的心理症状情况。

2. 抑郁自评量表

抑郁自评量表（SDS）由 Zung 于 1965 年编制。本量表含有 20 个反映抑郁主观感受的项目，每个项目按症状出现的频度分为四级评分，其中 10 个为正向评分，10 个反向评分。

本量表可以评定抑郁症状的轻重程度及其在治疗中的变化，特别适用于发现抑郁症患者。其评定对象为具有抑郁症状的成年人。

按照中国常模结果，SDS 标准分的分界值为 51 分，其中 52～59 分为轻度抑郁，60～69 分为中度抑郁，69 分以上为重度抑郁。

3. 焦虑自评量表

焦虑自评量表（SAS）由 Zung 于 1971 年编制。本量表含有 20 个反应焦虑主观感受的项目，用于反映焦虑症状的有无及其严重程度，适用于有焦虑症状的成人，也可用于流行病学调查。量表中每个项目按症状出现的频度分为 4 级评分，其中 15 个为正向评分，5 个为反向评分。

本量表可以评定焦虑症状的轻重程度及其在治疗中的变化，适用于具有焦虑症状的成年人。主要用于疗效评估，不能用于诊断。

按照中国常模结果，SAS 标准分的分界值为 50 分，其中 51～59 分为轻度焦虑，60～69 分为中度焦虑，69 分以上为重度焦虑。

另外，还有"A 型行为量表"也是常用的心理测验自评量表。

第二节　心理咨询

随着社会生活的变革和经济的高速发展，人们的物质生活不断得到改善，精神需求层次也越来越高。高效率、快节奏的工作和生活方式，激烈的竞争和商品经济的冲击，观念的变革和新型的人际关系等，使人们的心理负荷迅速增加，也促进了人们对自身健康的关注。在现实生活中，每个人都会碰到这样那样的心理矛盾和冲突，有些会引起心理障碍甚至导致严重的精神异常。因此，人们开始注重寻求适应社会、调整情绪和改善人际关系方面的帮助。社会对心理咨询的服务要求越来越迫切，其内容和范围也越来越广泛。心理咨询业在发达国家开展得很普遍，近几年来在我国发展也非常迅速。许多大中城市纷纷成立了心理咨询机构，在三级甲等医院开设心理咨询门诊，受到社会各界人士的普遍欢迎。

一、心理咨询的概念

心理咨询（psychological counseling），在台湾译作"心理咨商"，而在香港则习惯称做"心理辅导"。心理咨询是指咨询者运用心理学的理论方法，通过特殊的人际关系，帮助来访者解决心理问题、提高适应能力、促进人格发展的过程。这个定义有三层含义。

1. 心理咨询以心理学为理论基础

心理咨询是一系列心理活动的过程，从咨询者的角度看，帮助来访者更好地认识自我、接纳自我、发展自我，是一系列的心理活动；从来访者的角度看，需要接受新的信息，学习新的行为，学会解决问题的技能及做出某种决定，也是一系列的心理活动。要使心理咨询这项心理活动顺利、有效地开展，需要用心理学的有关理论做指导。

2. 心理咨询通过特殊的人际关系实现

帕特森认为：心理咨询是一种特殊的人际关系，在这种关系中，咨询者提供了一定的心理氛围和条件，使来访者发生变化，解决自己的问题，形成一个有独立感的个体，从而成为一个更好的社会成员。罗杰斯指出：许多用心良苦的咨询之所以未能成功，是因为在这些咨询过程中未能建立一种令人满意的咨询关系。这就说明在心理咨询中起关键作用的不是咨询者的方法和技能，而是咨询者与来访者之间的关系。

3. 心理咨询是咨询者帮助来访者成长的过程

在心理咨询过程中，咨询者要帮助来访者解决具体问题，但仅仅解决具体问题还不是心理咨询。心理咨询不仅要帮助来访者克服其当前所面临的问题，而且要帮助来访者培养独立解决问题的能力，使之能够自己面对和处理自己人生的各种问题，成为一个健康、成熟且能自我实现的人。这反映出心理咨询的根本目标是"助人自助"，即通过咨询者的帮助，来访者学会自己解决自己的问题，而不是咨询者代替来访者解决问题。

二、心理咨询的分类与形式

（一）按性质分类

1. 发展性心理咨询

在个人成长的各个阶段，每个人都可能产生困惑和障碍，如为适应新的生存环境、为选择合适的职业、为个人事业的成功突破个人弱点等，需要使个人达到最佳的状态，了解并开发潜能，这时，所要进行的就是发展性心理咨询。

2. 健康心理咨询

当一个精神正常的人，因各类刺激引起焦虑、紧张、恐惧、抑郁等情绪问题，或者因各种挫折引起行为问题，并且影响其正常社会功能的发挥，也就是说，发现自己的心理平衡被打破，这时，所要进行的心理咨询就是健康心理咨询。

（二）按规模分类

1. 个体咨询

个体咨询的形式，是咨询师与求助者建立一对一的咨询关系。咨询活动与求助者所处的社会、集体、及家庭无直接关系。在内容上，着重帮助求助者解决个人的心理问题。

2. 团体咨询

团体咨询是在团体情境中，向求助者提供心理帮助和指导。它是通过团体内人际交互作用，促使个体在交往中观察、学习、体验，认识自我、探讨自我、接纳自我，调整和改善与他人的交往，学习新的态度与行为模式，以促进个人良好的发展。

（三）按形式分类

1. 门诊心理咨询

门诊心理咨询现在已经不限定在医院门诊进行，也可以在专业的心理咨询中心进行。

门诊心理咨询是进行面对面的咨询，这类咨询的特点是能及时对求助者进行各类检查、诊断，及时发现问题，及时作出妥善处理（如转诊、会诊等）。因此，它是心理咨询中最主要而且是最有效的方法。

2. 电话心理咨询

电话心理咨询是利用电话给求助者进行支持性咨询。早期多用于心理危机干预，防止心理危机所导致的恶性事件，如自杀、暴力等行为。咨询中心有专用的电话，心理咨询工作人员 24h 轮流值班，并设有流动的应急小组。

现在的电话咨询，涵盖面很广，是一种较为方便而又迅速的心理咨询方式，但它也有某些局限性。

3. 互联网心理咨询

互联网心理咨询是心理咨询师通过互联网来帮助求助者。

互联网心理咨询除了可以突破地域限制外，还可以凭借行之有效的软件程序，进行心理问题的评估和测量；可以将咨询过程全程记录，便于深入分析求助者的问题以及进行案例讨论；在一个付费咨询体系中，咨询协议的具体化和程序化将使得人们更容易接受。

三、心理咨询的原则与程序

（一）心理咨询的原则

心理咨询原则是心理咨询人员在工作中必须遵循的基本要求。比较重要的有以下几项。

1. 保密性原则

咨询人员应保守来访者的内心秘密，妥善保管个人信息、来往信件、测试资料等材料。如因工作等特殊需要不得不引用咨询事例时，也须对材料进行适当处理。

2. 价值中立原则

咨询人员对来访者的语言、行为和情绪等要充分理解；不应以道德和个人价值取向评判来访者的言行，要帮助其分析原因并寻找解决方法。

3. 积极心态培养原则

咨询人员的主要目的是帮助来访者分析问题的所在，培养来访者积极向上的心态，树立自信心，让来访者的心理得到成长，自己找出解决问题的方法。

4. 时间限定的原则

心理咨询必须遵守一定的时间限制。咨询时间一般规定为每次 50~60min 左右，原则上不能随意延长咨询时间或间隔。

5. 自愿的原则

来访者必须出于自愿，这是确立咨询关系的先决条件。没有咨询愿望和要求的人，咨询者不应主动为其心理咨询，只有自己感到心理不适，为此烦恼并愿意找咨询者诉说烦恼以寻求心理援助的人，才能够获得问题的解决。

（二）心理咨询的程序

心理咨询的实施主要包括以下四个阶段。

1. 建立关系、收集资料阶段

建立关系即咨询者与来访者建立良好的关系，这是进行有效咨询的首要环节，并且咨询关系的发展贯穿于整个咨询过程中。收集资料是指咨询者明确来访者需要解决的基本问题及其与之有关的心理、躯体和社会方面的情况。收集资料的内容与来访者的问题有关，也与咨询者的理论取向有关。需要收集的资料一般包括以下内容。

（1）来访者的一般情况　如姓名、性别、年龄、职业、文化程度、民族、宗教信仰、婚姻状况和经济收入等。这些内容可由来访者以表格形式填写。

（2）来访者面临的主要问题　包括来访者的心理、躯体方面的主要症状，想要解决的心理问题，近期重大的生活事件，想要达到的咨询目的等。在此阶段，咨询者要弄清来访者当前究竟被什么问题所困扰，问题的严重程度如何，问题持续时间多久，产生的原因是什么，他本人对此有无明确的意识等等。来访者的期望目标尽量要明确。同时要注意，并非所有心理困扰的人都愿意坦诚的接受心理咨询，也不是所有的来访者都是适合咨询的对象。

（3）来访者心理问题的背景资料　围绕来访者的主要心理问题，进一步了解其有关的背景资料。如工作环境、学习能力、生活习惯、生活史、个人和家庭成员的健康状况，社会人际关系、个性特征、兴趣特长，生活的转折点和对未来的看法，以及性发育的情况等。如有必要可进行心理测试和其他检查。

2. 诊断分析、拟订方案阶段

该阶段的主要任务是根据所收集的资料，结合心理学的有关知识，对来访者的问题进行分析和诊断，明确来访者的问题原因及类型，同时要对其严重程度进行评估。尔后，咨询者以简明的语言把自己对问题的了解和判断反馈给来访者，通过讨论等方式与来访者达成共识，共同确立咨询目标，并制定出一个切合实际的、有效的咨询方案。

3. 帮助和改变阶段

该阶段是心理咨询的关键阶段，主要任务是咨询者应用心理学方法和技术帮助来访者减轻或消除心理障碍。常采用的方法有领悟、支持、解释、行为指导和改变认知等，对于比较严重的心理障碍者则要采取专业化的心理治疗技术。在咨询时要注意，咨询者不能使来访者成为一个被动、接受、依赖的角色。咨询者一般不要直接、具体的告诉来访者如何做，而要提出建议和多种可能解决的办法，让来访者通过比较，自己选择其中最适合解决自己问题的办法。

4. 评估、结束阶段

这个阶段的工作是对整个咨询过程作一个总结性的评价。咨询者帮助来访者重新回顾咨询的要点，检查咨询目标的实现情况，使来访者对自己的情况有更加清楚的认识，对咨询过程中所接受的有益帮助、启示和领悟记得更加深刻。咨询结束后，最好对来访者进行跟踪观察，以便总结经验。

总之，心理咨询是一个过程，是由不同阶段、步骤构成的，各个阶段有不同的侧重点，各阶段之间相互交叉链接、相互关联，形成统一的、完整的咨询过程。

四、心理咨询的范围与技巧

（一）心理咨询的范围

心理咨询的范围非常广泛，主要概括为以下几种。

1. 发展心理咨询

主要包括优生与优育、儿童心理咨询、青春期心理咨询、青年心理咨询、中年心理咨询、老年心理咨询。

2. 社会心理咨询

主要包括人际交往心理咨询、婚恋心理咨询、家庭心理咨询、求学与就业心理咨询、不良行为方式的心理咨询、性心理咨询、司法犯罪心理咨询。

3. 医学心理咨询

主要包括精神疾病、神经症、人格障碍、心身疾病、伤残康复咨询、性心理障碍及性心理异常咨询等。

4. 危机干预

危机是指人类个体或群体无法利用现有资源和惯常应对机制加以处理的事件和遭遇。危机往往是突发的，出乎人们的预期，如果不能得到很快控制和及时缓解，危机就会导致人们在认知、情感和行为上出现功能失调以及社会的混乱，严重者甚至产生自杀企图。危机干预就是专业人员提供及时有效的帮助，以减轻或摆脱种种因素所导致的心理失衡状态，使危机中的人恢复心身平衡的一种服务形式。

5. 其他

包括管理心理咨询、商业心理咨询、工业心理咨询、环境心理咨询、运动心理咨询、军事心理咨询、企业 EAP 等。

除上述之外，心理咨询范围还可以触及到宗教、民族、跨文化、特殊职业等领域，其本身的分支也在不断发展、完善。

（二）心理咨询的技巧

1. 尊重

尊重意味着接纳对方，信任对方，保护对方的隐私。尊重是建立良好咨询关系的基础，它表示了对来访者存在与价值的承认与肯定，传递的信息是："我敬重你"，"你对我很重要"。在咨询中要体现尊重的态度，尽量不要使用命令式、旁观式的语言交谈。

2. 真诚

指咨询者在心理咨询过程中对来访者真挚诚恳，真诚的感情基础是发自内心的"爱"与"善"。真诚能带来信任和喜爱，还可给来访者一种安全感，而且为来访者提供了一个榜样。

但要注意，不能把真诚理解为简单的实话实说，面对来访者，咨询者的言行必须是有助于来访者成长的，不能说一些可能会伤害对方的话。真诚与其说是技巧，不如说是一种人生态度。

真诚的态度一般表现为：①讲话自然、亲切，所讲的话、所表达的态度真实可信；②能站在对方角度考虑问题；③语言的表达与非语言的表达含义一致。

3. 共情

共情被人本主义心理咨询家认为是影响咨询进程和效果的最关键的咨询特质。此词有多种中文译法，比如投情、神入、同感心、同理心、通情达理、设身处地等。按照罗杰斯的观点，共情是指体验别人内心世界的能力。它包括三方面的含义：①咨询师借助来访者的言行，深入对方内心去体验它的情感、思维；②咨询师借助于知识和经验，把握来访者的体验与他的经历和人格之间的联系，更好地理解问题的实质；③咨询师运用咨询技巧，把自己的共情传达给对方，以影响对方并取得反馈。

4. 积极关注

积极关注是对求助的言语和行为的积极面予以关注，从而使求助者拥有正向价值观。积极关注涉及人的基本认识和基本情感。凡是助人工作，首先必须拥有一种信念，即受助者是可以改变的。他们身上总会有这样那样的长处和优点，每个人的身上都有潜力的存在，都存在着一种积极向上的成长动力，通过自己的努力、外界的帮助，每个人都可以比现在更好。这一观点对于心理咨询师来说非常重要。

积极关注不仅有助于建立咨询关系，促进沟通，而且其本身就具有咨询效果。尤其对那些自卑感太强或因面临挫折而"一叶障目不见泰山"者，咨询师的积极关注往往能帮助他们积极的认识自己和周围，看到自己的长处、光明面和对未来的希望，从而消除迷茫，树立自信心。

5. 参与性技术

（1）倾听　是心理咨询的第一步，是建立良好咨询关系的基本要求。倾听既可以表达对求助者的尊重，同时也能使对方在比较宽松和信任的氛围下诉说自己的烦恼。倾听时，咨询师要认真、有兴趣、设身处地的听，并适当地表示理解，不要带有偏见，不要做价值评判。

（2）封闭式询问　通常使用"是不是"、"对不对"、"要不要"、"有没有"等词，而来访者的回答也是"是""否"式的答案。

（3）开放式询问　通常使用"什么"、"如何"、"为什么"等词来发问，让求助者就有关问题、思想、情感给予详细说明。

（4）鼓励　即直接的重复求助者的话，或者以某些词语如"嗯"、"讲下去"、"还有吗"等，来强化求助者叙述的内容，并鼓励其进一步讲下去。

（5）内容反应　也称释义或说明，是指咨询师把求助者的主要言谈、思想加以综合整理，再反馈给求助者。咨询师选择求助者的实质性内容，用自己的语言表达出来，最好是引用求助者言谈中最有代表性、最敏感、最重要的言语。释义使求助者有机会再次剖析自己的困扰，重新组合那些零散的事件和关系，使会谈内容更加深入。

（6）情感反应　与上述释义很接近，但有所区别，释义着重于求助者言谈内容的反馈，而情感反应则着重于求助者的情绪反应。情绪往往是思想的外露，通过对求助者情绪的了解可推测出求助者的意思、态度等。

（7）具体化　即咨询师协助求助者清楚、准确地表达他们的观点、所用的概念、所体验到的情感以及所经历的事件。不少求助者所叙述的思想、情感事件常常是混乱、模糊、矛盾、不合情理的。这些常常是引起求助者困扰的重要原因之一，同时也使问题变得越来越复杂，纠缠不清。咨询师借助于具体化这一咨询技术，澄清求助者所表达的那些模糊不清的观念及问题，把握真实情况。同时，亦使求助者弄清自己的所思所感。

五、心理咨询人员应具备的条件

心理咨询是一项非常复杂而艰巨的工作。心理咨询人员面对的是心理上乃至身心两方面都需要帮助的人。他们来自社会各个阶层，其职业、文化程度、社会经历、性格特点、人生观和信仰各不相同，所提出的问题和需要也千差万别，其面临问题的性质和程度也各不相同。这就对心理咨询人员提出了严格的要求。从事心理咨询人员应具备以下条件。

1. 高尚的职业道德和高度的责任感

心理咨询人员应富有同情心和爱心，要真诚、平等、友好地对待咨询对象，尊重和维护咨询对象的权益、隐私。

2. 广博的知识和娴熟的咨询技能

心理咨询人员应具备有关专业的知识技能，如医学、心理学、社会学、伦理学、社会科学和行为科学的知识和技能，还应具备一定的临床实践经验。《心理咨询师国家职业标准》要求心理咨询人员掌握的基础知识包括：普通心理学、社会心理学、发展心理学、心理健康与心理障碍、心理测量学、咨询心理学、与心理咨询相关的法律知识等。要掌握的实践技能包括：心理诊断技能、心理测验技能和心理咨询技能。

3. 优良的心理品质和言语表达能力

作为心理咨询人员自身应有良好的心理素质，良好的情绪控制能力、敏锐的观察力、较强的记忆力、分析和综合能力及流畅的言语表达能力。要善解人意，体贴别人，能与不同气质、不同性格的人交往，并与之建立和谐的人际关系。此外，深沉、真挚的情感，轻松、愉快、自信的表情，在咨询过程中都会对咨询对象产生积极的暗示作用。

第三节　心理治疗

一、心理治疗的概念

心理治疗（psychotherapy）亦称"精神治疗"，指应用心理学理论、技术、方法，通过言语、表情、举止行为或结合其他特殊的手段，改变患者不正确的认知活动、情绪障碍和异常行为，消除心理问题的一种治疗方法。

在传统医学模式的影响下，长期以来人们对疾病的治疗只重视药物、手术、理疗等治疗方式，对心理治疗并没有深刻认识。直到现代的生物—心理—社会医学模式出现后，心理治疗的重要性和必要性才逐渐被人们所认识，医疗实践有力地证明了心理治疗与药物治疗、手术治疗等同样具有治疗作用，有时是非常有效的。因此，心理治疗作为一种独立和专门治疗技术广泛应用于临床各科之中。

二、心理治疗的原则

心理治疗应遵循以下原则。

1. 科学性原则

心理治疗一定要遵循心理学规律，以科学的心理学理论为指导，以保证心理治疗的严肃性。无论何种治疗，都应根据事先收集到的来访者的各种信息，设计合理的治疗方案。

2. 针对性原则

心理治疗一定要因人而异，心理治疗师要联系来访者的文化背景、家庭模式、人格特征、个人的经验等有针对性地提出治疗方案，在治疗过程中灵活运用，取得最佳效果。

3. 整体性原则

人类疾病是各种生物、心理、社会因素相互作用的结果，因此在对来访者实施心理治疗前，要综合考虑各方面因素，在进行心理治疗的同时，建议来访者从改善环境、合理营养、适当运动、理疗等方面整体治疗，多管齐下。

4. 保密性原则

心理治疗往往涉及患者的隐私。为保证材料的真实，保证患者得到正确及时的指导，同时也是维护心理治疗本身的声誉和权威性，在心理治疗工作中坚持保密原则。包括治疗师不得将来访者的具体资料公布于众，在学术活动或教学工作中需要引用时，也应隐去其真实姓名。

三、心理治疗的常用方法

（一）精神分析疗法

精神分析法亦称经典的心理分析，是弗洛伊德于 19 世纪末创立的一种心理治疗。这种疗法采用的技术如下。

1. 自由联想

这是精神分析治疗的基本方法。让患者以放松的心情躺在睡椅上，用完全自由的方式，把联想到的一切事情都讲出来。治疗者根据患者谈吐中所泄露的词句、事件和想象，推论其中的联系，把患者压抑在潜意识中的冲动、痛苦记忆召回到意识中来，以得到宣泄。这既是对患者潜意识进行探索的一种方式，也是患者抒发情绪、进行精神分析和解释的重要方法。

2. 梦的解析

弗洛伊德认为，梦具有重要的含义，代表未被承认的愿望，是被压抑的欲望寻求获得满足的手段。由于梦的真实内容和含义被隐蔽和伪装起来，要想了解它们必须对出现在梦境中的象征形式加以分析和解释。弗洛伊德主张将梦分解，然后让患者进行自由联想，认为这是通向无意识领域的捷径，通过梦的解析可能获得无意识的内容。

3. 解释

指治疗者揭示患者的自由联想、梦、症结、口误或笔误、抵抗和对治疗者移情所隐蔽着的潜意识含义或被压抑的愿望等，是深层次疗法的重要技巧之一。治疗者如能正确而巧妙地掌握解释的技巧，对深入探讨和剖析患者的问题、找到合适的解决办法是相当重要的。

4. 移情

在精神分析过程中，患者把治疗者作为情绪发泄和反映的对象，这种现象称为移情。如有的患者将对父母或过去生活环境中重要人物的情感、态度和属性关系转移到治疗者身上，并相应地做出反应。弗洛伊德认为移情是患者重复儿童期的一个特殊阶段，反映了其对父母或哺育者的态度。患者把治疗者看成早年生活环境中和他有重要关系的人，把那时的情感移植到治疗者身上，对治疗者的依赖很强，要求甚多，或有孩童时代的表现，体验到了儿童样的思维和情感，从而领悟到了潜意识的内容。当患者出现移情时，治疗者应及时向其解释这些表现的本质，指出这是儿童时情感的重演，并由此进行联想，才能使其在感情上有所变化。可见，移情对治疗至关重要，掌握移情是精神分析成功的关键。

（二）行为疗法

行为疗法是根据实验心理学的成果和心理学的学习理论，帮助病人消除或建立某种行为，以达到治疗目的的一类心理治疗。行为疗法的方法繁多，这里只介绍主要的行为技术和方法。

1. 系统脱敏法

由美国心理学家沃尔夫于1958年创立。所谓系统脱敏，就是让患者在逐步接近令他引起焦虑或恐惧的特定情境或客体的同时，进行放松，使焦虑或恐惧反应逐渐减弱直至消失。

其具体操作分以下三个步骤。

（1）放松训练　教给患者放松的方法，如按一定顺序逐步放松身体各部位肌肉群的渐进放松法，也有人采用催眠使患者放松，或者配合录音指导患者放松。

（2）建立脱敏等级　要求患者对引起焦虑或恐惧的情境进行主观评定，按引起反应的强度，以由弱到强的顺序对这些情境进行排列，建立等级序列。

（3）系统脱敏　即让患者在深度放松的状态下，想象身临等级表上的每一级别的场合，从而完成接触每一组产生焦虑或恐惧情境的去条件化，在治疗过程中，去条件化要始终坚持由轻到重的原则，一般经过15次即能使症状缓解。这个方法适用于恐怖症的治疗，也可用于行为障碍的治疗，如口吃、强迫症及某些性问题等。

2. 暴露疗法

即让患者暴露在感到强烈恐惧或不适的刺激情境中，使其逐渐耐受并能适应，从而达到治疗目的的一类行为治疗方法。与系统脱敏的区别在于：不需要学习放松技术，而且一开始便接触引起强烈焦虑或恐惧反应的情境。此法的一种特殊形式叫冲击疗法或满灌疗法，即让患者长时间暴露在引起最大焦虑或恐惧反应的情境中，鼓励患者坚持下去，不许逃避，直至焦虑缓和为止，可使恐惧在短时间内消失。冲击疗法因其反应强烈，要事先征得患者同意，谨慎使用。认知行为治疗派认为，错误的信念和认识、诱发焦虑恐惧反应的自我暗示等在恐惧症的产生中起重要的中介作用，故主张在治疗中增加认知方面的干预措施，以增加暴露疗法的疗效。

3. 厌恶疗法

利用令人厌恶的刺激消除不良行为的方法，即利用"惩罚"矫正某一特定目标行为或症状。当某种不良行为出现时，立即给予一定的痛苦刺激，使患者产生厌恶的体验。经反复实施后，不良行为与厌恶体验建立了条件反射，为了避免厌恶体验，患者只有改变原有的不适行为。临床上常用于戒酒、戒烟、戒毒及戒除网瘾等治疗，也有用于治疗异性服装癖、露阴癖及施虐行为等。

4. 阳性强化法

根据操作性条件反射的原理，当某一行为获得奖励后果时，就会被强化并保持下来。故利用正强化物的奖赏效应，对其行为强化，增加其发生频率以建立新的行为，取得疗效。阳性强化物常用代币制疗法，当患者表现出所要求的行为时就会得到代币，而在代币积累到一定数额时，可以换得实物奖励或享受某种权利，如回家度周末、外出游玩等。运用代币制疗法一定注意及时强化，奖励内容要具有吸引力，在物质奖励的同时应给以言语赞赏，增加患者的自信和进取心。此法常用于儿童孤独症、癔症、神经性厌食及贪食症等。

（三）认知疗法

通过改变患者适应不良的认知过程和由此产生的观念，纠正其适应不良的情绪或行为，所谓适应不良的认知，是指影响患者保持内心和谐、适应环境，并引起不良情绪反应的思维方式、观念、信念等。不正确的认知常产生不良情绪和行为，如果对此进行改善，则可使症状消除或减轻。认知疗法与行为疗法的区别在于：它不仅仅重视异常行为的矫正，更重视患者认知和态度的重要性。与精神分析疗法的区别是：它重视意识过程中的事件而不是潜意识。

认知疗法的历史虽然不长，但发展很快，种类亦比较多，这里介绍两种常用方法。

1. 贝克的认知转变法

认知转变法的主要内容是探查和纠正导致不良行为和情绪观念的认知过程。贝克提出，在认知过程中常见的认知歪曲有：任意推断、选择性概括、过度引申、夸大或缩小、"全或无"的思维，共五种形式。正是这些逻辑性推理意义解释方面的错误，才导致患者出现不适应情绪反应。贝克的认知转变法，针对这个根本原因，经过多年的临床实践，在改变抑郁症患者的消极认知方式上，取得了令人满意的疗效。其基本过程是：①监察消极的自动性思维；②搞清认知、情感、行为三者之间的关系；③检验不正确的自动性思维的真实性；④使用接近现实的解释替代消极的认知；⑤让患者学会掌握自己的认知和改变错误信念的方法。

2. 艾利斯的合理情绪疗法

该疗法适用于焦虑症、性和婚姻问题、神经症性障碍、人格障碍、青少年犯罪和心身疾病等的治疗。其基本要点是：人天生具有歪曲的非理性思考的倾向，个体对刺激事件的判断和理解，是产生问题的原因。但是，人也具有克服这些不良倾向的潜能，用理性思维对抗非理性观念，使思想改变，即可使情绪和行为改变，达到治疗的目的。对非理性的认识和分析对治疗非常重要，非理性观念可归纳为 3 个主要特征：①要求绝对性，用自己的愿望为出发点，认为某一件事情必定会发生或不会发生，常与"必须"、"应该"这类词联系在一起。然而客观事物的发展有其自身的规律，不可能依个人意志为转移。当某一事件的发生与绝对化要求相悖时，就难以接受，从而极易陷入情绪的困扰。②过分概括化，以事件的某一方面或某一现象来评价事件的全部或本质。表现对自己或对别人不合理的评价时，是以某一件事或几件事来评价自身或他人的整体价值。结果是导致对自身感到"毫无价值"、"一钱不值"、自责自罪、自暴自弃，从而产生焦虑和抑郁等情绪；或者是完全否定他人，一味责备别人，从而产生敌意和愤怒等负性情绪。③糟糕至极论，这是一种事件的发生会导致极端可怕、非常糟糕，甚至是灾难性的预期。这种非理性观念常使个体陷入忐忑不安和不能自拔的情境中，从而产生抑郁、焦虑、悲观、绝望等极度不良的负性情绪。上述不合理的信念造成了人的情绪或行为障碍，帮助求助者改变其认知，用理性的思维代替非理性的观念，最大限度减少非理性观念的不良影响。

合理情绪疗法的基本核心为 ABC 理论或称 ABC 技术。派特森提出该疗法的实施可分为 4 个阶段：①心理诊断阶段。帮助患者搞清非理性信念与情绪困扰的关系，并能识别自己的信念。②领悟阶段。让患者领悟到自己的情绪障碍不是外界事件引起的，而是由自己的非理性信念造成的，只有改变非理性信念，才能消除情绪障碍。这样便确立了患者对自己不良情绪和行为负责的意识，促使其积极配合治疗。③修通阶段。在治疗者的指导和建议下，帮助患者自己改变不合理想法，主动放弃自己的非理性信念。④再教育阶段。让患者学习合理的信念，并内化为自己的认识和行动。

（四）询者中心疗法

询者中心疗法是美国心理学家卡尔·罗杰斯创立的。该疗法是根据人本主义心理学原理形成的，着重强调运用主体内在的潜能进行自我治疗的一种心理治疗方法。此疗法的适应证主要是神经症。其治疗目标是人性的实现和人格的改变。

1. 治疗方法

由于询者中心疗法始终让患者处于治疗的中心地位，治疗者主要依靠动员患者自身的潜力来治疗疾病。为此，罗杰斯强调成功的询者中心治疗的气氛应当具备三个必要的条件。

（1）真诚　即指治疗者在治疗过程中，毫不伪装地表达自己的真实的感情与想法。

（2）感情移入　即要求治疗者进入患者的内心世界，从患者角度观察问题和感知事物，准确地体验患者经历的情感，理解患者对所发生过事情的个人意义的感受和思考，并能与患者把对他的理解进行沟通。

（3）无条件积极关怀　即指治疗者不论患者的思想情绪多么混乱、不合理、不可思议，都要不加任何条件地接受和赞同，始终表示关注和理解。治疗者不能用自己的判断做权威的说明，防止患者的依赖性。只有这样，患者渐渐学会以同样的态度对待自己，其否认和歪曲的经验、体验逐渐减少，倾向于自我探索、自我理解，自我概念与自己的经验、体验逐渐趋于一致，患者就在这样的过程中改变和成熟了。概括起来，患者中心疗法的特点是：以患者为中心；本疗法只是患者的转变过程；治疗者严格掌握非指令性治疗技巧。此疗法的治疗时间和次数都不固定，由患者自行安排。集体治疗时，治疗者只能以集体中成员的身份出现。

2. 治疗过程

罗杰斯将询者中心疗法的全过程分为 7 个连续的阶段，可供治疗时检验进程。

第一阶段：患者对自身和外界已经形成了固定看法，对内心的直接体验十分生疏，以致完全觉察不到，对存在的问题缺乏认识，没有任何改变的要求和进步的愿望。

第二阶段：患者能够对与己无关的问题发表意见，有时把感情说成不属于自己或是过去的事情，认为自己的想法就是事实，刻板不变。

第三阶段：患者感到治疗者对他已经完全接受，逐渐消除顾虑，能自由地谈自己，甚至谈论与其有关的体验，更多的是谈到从前的感情和意图，把体验说成是过去或与自己相距甚远。

第四阶段：开始把感受说成当前的事，体验也不再那样遥远，有时稍为延迟就会出现。此时对体验可以作出解释，并对体验的准确性开始产生疑问，初步认识到自己对存在问题负有责任，并对蒙胧觉察到或偶尔泄露出来的情感体验感到震惊和惶惑。

第五阶段：患者在医患关系中感到安全，对内心活动被发现已不再那样震惊，能够自由地表达当时的感情。患者认识到其真实的体验和自我概念不一致，并开始意识到他的自我应当调整以适应现实。

第六阶段：这是转变的关键阶段。患者把过去的体验接受下来变成当前的体验，且往往被这种体验打动，常伴有叹气、流泪、肌肉松弛等生理变化。此时不再把自我当成客体，自我就是体验本身，这是一个正在发生变化的过程。曾被患者奉为生活指南的原则，在直接的体验中开始动摇，患者因而产生一种失落感，心灵也受到震撼。

第七阶段：治疗的趋势和最终目标。这个阶段的患者对感情可以作直接而充分的体验，不再感到威胁，对自己抱接纳的态度，相信自己的感情，比单纯从理智方面考虑更为明智。患者变得和谐一致。

（五）森田疗法

森田疗法是日本慈惠医科大学森田正马在 1920 年倡导的，历经近一个世纪的临床应用，影响范围不断扩大。1992 年 4 月在日本召开了第一届国际森田疗法学术会议，有 11 个国家的代表参加，这对森田疗法向国际推广起了促进作用。中国于 1989 年引进了该项技术，采用森田疗法治疗神经症取得了很好疗效。目前已经作为整合性心理治疗的一种方法。

1. 理论基础

森田疗法的理论源于森田正马博士的神经症体验和多年的临床经验，重点内容如下。

（1）森田神经质　森田用森田神经质代表神经症这一概念，其神经症理论简单讲是一种素质论，他认为任何人都有神经症的倾向，并把这种倾向强烈者称为神经质。

（2）疑病性素质　森田把神经症发生的基础称为疑病性素质，具有这种素质的人过分担心自己的心身问题。有时，患者把大家常有的感受、情绪、想法等过分地认为是病态，并对之以倾注和感到苦恼，而实际上什么病也没有，却在主观上逐渐地构成了病，也就是说疑病性素质的人把自然的生理、心理的现象人为地认为是病态，并把注意力集中在这种感情上，使其感觉愈发敏感，进一步导致注意力的集中。

（3）生的欲望和死的恐怖　森田认为具有疑病性素质的人，生的欲望过分强烈，这里所指的生的欲望包括自我保存、食欲等本能，也包括想获得被人们的承认、向上发展的社会心理的欲望。而死的恐怖系指在对欲望追求的同时，怕引起失败，此外，还包括对死亡和疾病的恐怖、怕具有心理价值的东西失去等。这种恐怖也可称为焦虑，死的恐怖和这种焦虑的意义相同。

（4）心理机制－精神交互作用和思想矛盾　森田认为使神经质发病最重要的原因是疑病性素质，而对症状发展起重要作用的是精神交互作用，所谓精神交互作用是指在疑病基础上所产生的某种感觉。由于注意力的集中使这种感觉更加敏感，过敏的感觉使注意力更加集中和逐渐固定，从而形成症状和疾病。森田称人的主观与客观，情感与理智，理解与体验之间的矛盾为思想矛盾。当用理智去解决这些矛盾时，就会导致精神交互作用。精神交互作用是一种心理机制的表现，思想矛盾是促使精神交互作用发生和持续下去的动力学机制。

2. 临床应用

森田疗法主要是运用"顺其自然"、"为所当为"的原则指导患者，其适应证主要是各类神经症但不适合于抑郁性神经症。

3. 治疗方法及其特点

住院式森田疗法可分为四期。第一期：绝对卧床期；第二期：轻作业期；第三期：重作业期；第四期：社会康复期。

治疗从单人病室内的绝对卧床开始，此期共 7 天，患者卧床，除进餐、洗漱、大小便外均应安静地躺在床上，禁止一切消遣活动，由护理人员对患者监护、主管医生每天有一次短暂的查房。患者在这个阶段主要经历安静期、烦闷期和无聊期。轻作业期一般需 1~2 周，这个时期仍是隔离、禁止谈话、会友、游戏等，白天到室外活动、散步，晚上写日记。所谓轻作业或轻活动是指禁止使用肌肉活动。重作业期是在护理人员指导下，根据患者的身体情况，参加较重的体力劳动或体育活动，这个时期也要1~2 周。社会康复期也可称为生活训练期。这是指为了回归社会所进行的各种生活训练，以适应生活和工作的需要，必要时可回到社会适应生活。

（六）生物反馈疗法

生物反馈疗法是在 20 世纪 60 年代末期，随着控制论、系统论、信息论的兴起，在行为疗法的基础上发展起来的一种认知行为治疗技术。生物反馈疗法利用现代电子仪器，把与心理生理过程有关的人体功能活动的生物学信息，如肌电活动、皮肤温度、血压、心率、脑电活动等予以描记，经处理和放大后，转换为声、光等反馈信号显示给受试者，训练其根据反馈信号学习调节体内不随意的内脏功能及其他躯体功能，有意识地控制自己的心理生理活动，达到调解机体功能防病治病的目的。

1. 理论基础

生物反馈疗法作为一种心理生理的自我调节技术，得益于"控制论"、"操作性条件反射学说"、"皮质内脏相关学说"等理论的发展，以及近代各种电子仪器等技术革新。

2. 临床应用

目前生物反馈的临床应用主要有以下几方面。

（1）放松训练的抗应激作用　应用肌电生物反馈、皮肤温度生物反馈，均能达到深度放松，缓解紧张的抗应激作用。

（2）心身疾病的治疗　如高血压、冠心病、糖尿病、紧张性头痛与血管性头痛。

（3）神经症的治疗　其中对焦虑性神经症疗效更好。

（4）失眠的治疗。

（5）癫痫发作的治疗。

（6）康复医学中的应用　骨骼肌的再训练，大便失禁或便秘。

（7）职业训练　用于运动员、飞行员消除紧张情绪，提高神经系统的稳定性，提高智能效率和技能训练效果。此外，利用反馈训练的肌电值稳定性来预测被试的自控能力，使被试充分发挥智力和体力潜能。

3. 治疗方法

让患者在安静的诊疗室里，躺在生物反馈仪旁，接上仪器的电极就可以进行治疗。首先，对患者进行肌感训练，以达到消除紧张的目的。患者一边注意听仪器发出的声调变化，一边注意训练不同部位的肌肉系统，逐步建立肌肉紧张放松感。让患者利用生物反馈仪掌握训练肌感的技巧，迅速打破长期紧张的疾病模式而进入放松状态。其次，为了逐步扩大放松的效果，利用塑造技术将患者的放松水平提高到一个新的水平上，可将仪器灵敏度降低，使患者适应性提高。治疗后期是让患者学会在没有反馈仪的帮助下，也能运用放松技术来得心应手地处理所遇的各种事件，将技能转换成完全的生活技术，使患者自觉地运用放松技术，这就达到了治疗的目的。生物反馈疗法一个疗程一般需要 4~8 周，每周 2 次，每次 20~30min。

（七）催眠疗法

催眠是指催眠者应用某种方法，按时把来访者诱导到催眠状态，即大脑处于既非睡眠又非清醒、意识活动狭窄的状态。暗示是指个体不加批判地接受某些观念、语言、情感或动作，从而导致自己的感觉、知觉、思维、观念、记忆、情感、行为方式等发生改变的心理现象。暗示疗法是指用语言、文字、手势、姿势、情景等，对人的情绪和行为产生影响，使来访者受到积极的暗示，从而达到治疗目的的心理疗法。临床应用时，催眠与暗示疗法大多同时进行，故常称为催眠暗示疗法。

现代医学研究证明，在催眠状态下，人的意识范围缩小，处于被动与顺从的特殊心理状态之中，对事物的比较和联想大为受限，批判能力减弱，此时被催眠者可不加批判地接受施术者的指令——暗示。积极的暗示作用不仅能改善人的心理与行为，而且能改善人体的生理功能。因此，暗示疗法已成为一种治疗神经症及某些心身疾病的有效方法。暗示既可在催眠状态下进行，也可在觉醒状态下操作。

催眠暗示疗法的具体步骤如下。

（1）确定来访者暗示性或催眠易感性的大小。

（2）诱导来访者进入催眠状态。

（3）催眠暗示一般在安静、昏暗的房间里进行。

（4）重复是让暗示起作用的主要法则。

（5）根据具体情况及时通过暗示进行治疗。

（6）催眠状态的逐步解除。

暗示疗法在临床上应用比较广泛，经常使用的方法有言语暗示、药物暗示、理疗暗示等。要取得催眠暗示治疗的最佳效果，医护人员必须与患者建立良好的医护患关系，树立起权威性，另外要选择好适应证（选择具有高度暗示性的患者），这是治疗成功的关键。

（八）后现代趋向心理治疗

后现代主义心理学是 20 世纪 80 年代在西方兴起的一种新的思潮，是后现代主义时代精神的产物。

后现代趋向心理治疗的理论主要有社会建构论、解构心理学、多元文化论、后现代女权主义等。

所有现代治疗学派均信奉科学的决定论和因果观，认为一切心理问题或疾病必有其产生原因，搞清原因，对症下药，问题便迎刃而解，并认为非如此不能治本。后现代心理治疗建构主义认为我们的知识并不是对真实世界原状的准确反映，而是我们自己或社会用语言建构出来的，受时间、地点、环境及个人主观因素的影响，因而真理离不开特定的历史场合和价值体系，真理存在于我们的语言和文化之中。一方面提倡对各种治疗理论的整合与方法的兼容，一方面强调治疗理论与方法的本土化，考虑不同阶层、不同民族、不同地区、不同时代的文化差异，提倡有弹性的多样化的帮助。这两条路线共同导致了多元文化治疗运动的兴起，成为继精神分析、行为主义、人本主义学派之后的第四大势力。

在后现代主义思潮影响下发展很快而又颇具特色和可操作性的两种治疗方法是叙事疗法、焦点短程心理治疗。上述两种后现代治疗方法与我们以往信奉的哲学理念是背道而驰的，但心理治疗实际工作中有效是很重要的。

后现代趋向心理治疗已在美国成功地推行了近 30 年。很多人在该疗法的帮助下重新开始了新的生活。一些了解该疗法的研究者、理论家、教育家以及治疗领域的从业人员甚至认为后现代心理治疗趋向动摇了现代心理学的根基，并震撼了心理治疗领域。

实验一　临床量表调查

【目的】通过有效地使用临床调查量表，对来访者或某些临床患者的心理和行为特征获取较为客观的依据，从而有益于实行针对性的医疗措施。

【材料】根据具体情况选用以下量表中的一种或几种进行调查，如症状自评量表（SLC-90）、焦虑自评量表（SAS）、抑郁自评量表（SDS）、A型行为模式问卷等。

【方法】参阅附录有关量表的使用方法。也可先对自己或同学进行测试调查。

【实验报告】分析调查结果，明确调查对象的心理问题。

实验二 放松训练

【目的】体验躯体肌肉紧张与放松的不同感受，学会如何使自身肌肉放松，以便达到全身松弛，消除不适。

【器材】录音机、磁带。

【方法】保持环境安静，光线柔和，录音机音量适中。取坐位，按指示语依次逐步放松全身肌肉。

【实验报告】写出放松过程对心身感受的影响。

目标检测

一、单项选择题

1. 一个 20 岁的大学生 IQ 为 116，他属于（　　）
   A. 非常优秀　　　　B. 优秀　　　　　　C. 中等
   D. 中下　　　　　　E. 中上

2. SDS 特别适用于（　　）
   A. 发现抑郁状态　　B. 焦虑症状评定
   C. 确诊抑郁状态　　D. 恐怖症状评定　　E. 疑病症状评定

3. SCL-90 每个项目采用的都是（　　）级评分
   A. 2　　　　　　　B. 3　　　　　　　C. 4
   D. 5　　　　　　　E. 6

4. 下列哪种不是行为疗法的具体技术（　　）
   A. 系统脱敏疗法　　B. 厌恶疗法　　　　C. 暴露疗法
   D. 阳性强化法　　　E. 焦点短程治疗

5. 下列哪个技术不属于是心理咨询的参与技术（　　）
   A. 倾听　　　　　　B. 自我开放　　　　C. 内容反应
   D. 鼓励　　　　　　E. 开放式询问

6. 心理咨询必须遵守一定的时间限制，咨询时间一般规定为每次
   A. 20~30min　　　B. 30~40min　　　C. 50~60min
   D. 40~50min　　　E. 60~90min

7．系统脱敏法是由哪位心理学家创立（　　　）

    A．罗杰斯　　　　　　B．沃尔夫　　　　　　C．华生

    D．班杜拉　　　　　　E．艾利斯

8．心理咨询工作范围不包括（　　　）

    A．危机干预　　　　　B．婚恋困惑　　　　　C．工作缺乏成就感

    D．人际交往技巧　　　E．如何争取加薪

9．认知是情感与行为的中介，情感障碍和行为障碍与认知歪曲有关，这种理论假设是（　　　）

    A．行为疗法　　　　　B．精神分析疗法　　　C．认知治疗

    D．森田疗法　　　　　E．询者中心疗法

二、填空题

1．心理评估可采用的方法很多，常用的有＿＿＿、＿＿＿、＿＿＿三种方法。

2．世界上第一个正式的心理测验是＿＿＿。

3．卡特尔16种人格因素问卷（16PF）有＿＿＿个测试题。

4．按照中国常模结果，SAS标准分的分界值为＿＿＿分。

5．按性质把心理咨询分＿＿＿、＿＿＿。

6．精神分析经典治疗技术有＿＿＿、＿＿＿、＿＿＿、＿＿＿。

7．询者中心疗法是美国心理学家＿＿＿创立的。

8．生物反馈疗法作为一种心理生理的自我调节技术，得益于＿＿＿、＿＿＿、＿＿＿等理论的发展。

9．艾森克人格问卷共有＿＿＿个分量表。

三、名词解释

1．心理评估
2．心理咨询
3．心理治疗
4．认知疗法
5．心理测验

四、简答题

1．简述心理测验的注意事项。
2．简述心理咨询遵循的原则。
3．简述常用的心理治疗方法。

五、论述题

1．阐述心理咨询人员应具备的条件。
2．试述心理治疗的原则。

（宋彩玲）

第十章

护理人员的心理素养与心理健康

学习目标

1. 了解护理人员心理健康状况。
2. 熟悉护理人员心理素养的概念及护理人员良好心理素养的培养途径。
3. 掌握护理人员应具有的心理素养、护理人员心理健康的维护方法。
4. 熟练掌握护理工作中的应激处理策略。
5. 学会分析护理人员心理健康问题发生的原因。

【引导案例】 小莉曾经是一名肿瘤科的护士，每天都会目睹患者苦不堪言的痛状和死亡，让她原本就比较脆弱的神经更加敏感。每天小莉只有不停地给自己鼓劲才能坚持下去。连续的噩梦、抑郁、惊恐，让小莉感到自己心理有问题，而不得不辞去这份工作。

小莉的工作给她带来了哪些问题？

小莉的心理状态如何？

应当怎样帮助小莉？

"白衣天使"，只是美化了护士工作崇高的一面，而崇高的背后是护士身心多处于亚健康状态。护理职业不仅需要健康的体魄，更要有健康向上的心态，护理人员的心理健康问题应该引起全社会的高度重视。

第一节 护理人员的心理素养

护理科学的先驱南丁格尔说："一个护士必须十分清醒，绝对忠诚，有适当信仰，有奉献自己的心愿，有敏锐的观察力和同情心……"。要成为一名优秀的护理人员，除了具有全面而扎实的基础理论知识以及熟练的临床操作技能外，还必须具有良好的心理素养。护理人员是患者每天接触最多的人，护理人员的一言一行、一举一动都会对患者的康复产生重要的影响。那么，护理人员应该具备何种心理素养，如何培养他们的心理素养，这些既是护理人员以及护理管理者需要重视的问题，也是护理专业学生需要熟悉和掌握的问题。

一、护理人员应具有的心理素养

(一) 概念

心理素养 (psychological accomplishment) 是指一个人心理活动, 包括认知能力、情绪与情感、意志与行为能力, 体现在个人的事业心、责任感、伦理道德观念及对自己、他人、社会态度等方面。所谓的护理人员的心理素养, 是指从事护理工作时心理能力的综合及稳固的心理特征。

(二) 护理人员心理素养的影响

1. 护理人员心理素养对患者的影响

护理人员的服务对象是患者, 他们有思维、有情感、有自我意识, 要使患者在诊疗过程中, 能够自觉地接受治疗、积极配合治疗, 早日恢复健康, 护理人员必须具备良好的心理素养。因为, 护理人员良好的心理素养, 能促使患者身心舒适, 护理人员轻柔、细致的操作, 亲切、温暖的语言, 可以减轻患者的身心损伤, 更好地发挥药物与其他治疗措施的效果。护理人员具备良好的心理素养, 才能积极帮助患者解决心理困惑, 为治疗创造先决条件。

2. 护理人员心理素养对护理工作的影响

护理人员心理素养的高低直接影响护理工作质量的优劣。护理工作质量是护理人员心理素养的反映, 护理人员良好的心理素养又是提高护理工作质量的动力。因此, 要提高护理工作的质量与效率, 必须提高护理人员的心理素养, 只有注重提高护理人员的心理素质, 护理质量才能稳步提高。

(三) 护理人员应具有的心理素养

1. 敏锐的观察力

观察是一种有目的、有计划、比较持久的知觉活动。观察力是人们从事观察活动的能力。护理人员的观察力是护理人员护理工作质量优劣的重要标志。护理人员敏锐的观察力, 可以使护理人员从患者的言谈举止中, 发现病情变化并了解他们的内心活动。例如护理人员不仅可以从患者的呼吸、脉搏、体温、皮肤颜色、口唇干燥或湿润等情况来获取疾病的信息, 还可以通过观察患者的面部表情变化、眼神、体态、手势、精神状态, 可以了解到患者的心理状态以及对疾病的认识态度。根据观察的结果, 护理人员可以有针对性地对患者进行有效地开展护理。

2. 准确的记忆力

良好的记忆品质包括记忆的敏捷性、持久性、准确性和准备性。准确性是记忆的重要品质, 记忆的准确性是指对记忆内容的是否正确而言, 它是指记忆提取的内容与事物的本来面目相一致的程度。准确性是记忆的重要品质, 如果离开了准确性, 敏捷性、持久性、准备性就失去了意义。护理工作内容复杂而繁多, 接触范围极为广泛, 每位患者又有不同的治疗方案和需要, 临床护理程序数量化和定量化, 患者的不断更换, 护理人员若不具备准确的记忆力, 就难以按时安全地完成各项护理任务, 轻则贻误病情, 重则造成严重的责任事故。按照护理职业的要求, 护理人员要做到准确安全的护理, 减少差错和避免差错, 就要培养准确的记忆。

3. 独立的思维能力

片面地认为护理人员只是执行医嘱、打针、送药、无需独立思考是错误的。因为护理工作对象是不同的患者，每个患者的疾病又处于不断的动态变化之中，虽然医嘱一般说来是合乎客观规律的是正确的，应当坚决执行，但是，认识落后于现实，护理人员如果像"机器人"一样只懂得执行医嘱，缺乏思维的独立性，也同样会在盲目执行中出现差错或事故。所以，有独立思维品质的护理人员并不把医生的医嘱当成金科玉律，而是先按医生的思路去思考，再在病程的动态变化之中发现问题，运用求异思维方式去独立分析，尤其是当前推行的系统化整体护理，更加要求充分发挥护理独立功能，要求对每个患者作出准确的护理诊断，拟订全面的护理计划。所以，更加要求护理人员具备思维的独立性。

4. 灵活的注意力

护理工作头绪繁杂，患者的病情又变化多端，所以护理工作要求护理人员应当具备"注意"的全部优秀品质。注意的品质包括注意的稳定性、注意的广度、注意的分配、注意的转移。注意的转移就是注意的灵活性，是指注意的中心根据新的任务，主动地从一个对象或活动转移到另一个对象或活动上去。护理人员只有具备注意的稳定性，才能够沉着冷静，为患者长时间地做某项护理处置；护理人员只有具备了注意的广度，才能"眼观六路、耳听八方"，把自己繁杂的工作内容"尽收眼底"、心中有数；护理人员只有注意分配的能力好，才能对患者一边处置、一边观察、一边思考、一边谈话，做好"整体"护理。在上述注意的优良品质中，最为重要的是注意的灵活性，因为护理工作头绪多，紧急情况多，意外事情多，经常需要在有限的时间内从一项工作转向另一项工作，要做到每一项工作之间清清楚楚，准确无误并互不干扰，靠的就是注意的高度灵活性。

5. 良好的情绪调节能力

护理人员特殊的工作性质及环境易使护理人员产生情绪问题，而护理人员服务的对象又决定了护理人员必须保持稳定、积极的情绪状态，从而为患者营造积极、乐观的情绪氛围。护理人员积极的情绪，和善可敬的表情和举止，不仅能够调节病房或治疗环境的气氛，而且又能唤起患者治病的信心，增强安全感。但是在实际临床工作中，护理工作量大，紧张度高，面对数众求医心切的患者，护理人员有时会产生急躁、厌烦等负性情绪，而影响护患关系。护患关系的重要性要求护理人员应当首先认识到自己的情绪，并学会换位思考，以愉快的心态去应对，用心理过程影响生理过程，对自己的情绪、情感加强调节控制能力，做到急事不慌、纠缠不怒、悲喜有节、激情含而不露，从而避免产生愤怒、紧张、忧虑等不良情绪。

6. 适宜的气质与性格类型

一般认为：多血质、黏液质及各种混合型的气质，对护理人员而言是比较适宜的。他们大多有谨慎、深思、平静、节制、可信赖、活泼、随和、健谈、开朗、善交际、易共鸣等特征。护理人员要与各色各样的人接触，这些特征可以赢得信赖，使人感到亲切、可信、易接近、充满朝气。

性格是一个人对人、对事、对自己比较稳固的态度体系以及与之相适应的习惯化的行为方式。护理人员应当具备的性格特征主要有：对患者诚恳、正直、热情、有礼、乐于助人等；对工作满腔热情，认真负责、机智、果断、沉着冷静、作风严谨等；对自己开朗而又稳重、自尊而又大方、自爱而又自强等。护理人员要注意培养自己适应工作的良好性格。

7. 出色的语言表达能力

美好的语言是一个人思想的物质外壳，语言的表达是一个技巧，是一项艺术，必须认真学习，加强锻炼才能做到。护理人员的语言是取得患者信赖、获得患者病情及心理状态等信息的重要方式。通过与患者的交谈，护理人员可以接触患者、指导患者，建立起相互的信任关系，使患者能更好地配合医疗和护理，主动地接受治疗和护理。因此，语言是实施心理护理的重要手段。在临床工作中，护理人员的语言既可"治病"，又可"致病"。良好的语言可以调动患者的积极情绪，增加疗效；不恰当的消极语言可能会是一个伤害性刺激，可导致医源性疾病。

护理人员在与患者交流时应注意：①语言要简明扼要、通俗易懂，注意保护性治疗；②要使用符合医德规范的词句，声调柔和，态度自然大方；③注意尊重患者，注意适度的谈话范围和心理表露的分寸，让患者觉得你是一个稳重而又端庄的护理人员。

8. 娴熟的护理操作能力

护理人员不仅要有丰富的理论知识，还要刻苦钻研和培养各项护理操作技能，达到稳、准、快、好，体现出护理人员高效率、快节奏，从而使患者信赖满意。所谓稳，即动作轻柔、协调、灵巧、稳妥、有条有理，使人获得安全感；所谓准，即动作严格按照护理常规办事，操作起来准确无误，恰到好处；所谓快，即动作熟练、手疾眼快、干净利落，用较少的时间高质量地完成护理操作任务；所谓好，即质量高、效果好、患者满意、自己也满意。

9. 擅长人际交往的能力

护理人员是连接各种复杂人际关系的纽带，护理人员在整个医疗工作中处于人际交往的中心地位，扮演着举足轻重的特殊角色。例如医生与患者之间、患者与患者之间、护理人员与患者之间，这些复杂的多角联系，显示了护理人员人际关系的重要性。护理人员与患者之间人际关系好，有利于患者身心健康，有助于医疗护理计划的顺利执行；护理人员与患者家属的关系相处好，就能更深入地了解患者情况，并可以发挥家属的积极性；护理人员与医生的关系相处好，就会在医疗护理过程中配合默契，得心应手。

10. 健全的社会适应能力

护理人员无论是置身于嘈杂的或是孤寂的环境中都要保持良好的心境。比如急诊护理人员在嘈杂的环境中始终保持理智和耐心。同时，护理人员还要能适应不同社会阶层、不同文化背景患者的需求。

二、护理人员良好心理素养的培养

护理人员的优良心理素养并非生来就有的，而是靠崇高的理想和坚强的意志，并在实践中刻苦磨炼逐渐发展和培养起来的。培养护理人员良好的心理素养需要从以下几个方面努力。

1. 树立献身护理事业的崇高理想

要想成为一名优秀护理人员，具有优良的心理素养，就必须像南丁格尔那样，首先要树立起热爱护理事业，并为护理事业而献身的崇高理想。这是因为：第一，只有树立献身护理事业的崇高理想，才能理解护理工作的价值和意义，才能懂得为什么工作和应当怎样工作，从而为了实现自己的理想而主动自觉地加强优良品质的培养。第二，只有树立献身护理事业的崇高理想，才有真正爱护并尊重自己的护理对象，视解除患者痛苦为己任，想患者之所想，急患者之所急，痛患者之所痛。第三，只有树立献身护理事业的崇高理想，才能对护理工作产生浓厚的兴趣，才能愉快积极地工作，孜孜不倦地探索研究，力求把护理工作做到精益求精。

2. 认真学习理论知识，不断更新知识结构

培养优良的心理素养，必须学习有关的理论知识。只有掌握优良心理素养的形成和发展变化规律，才能更快更好地培养起优良心理素养。

护理人员除学习医学基础知识、临床医学知识、医学研究知识、社会学、伦理学等知识外，更应注重护理心理学知识的学习，通过学习心理学知识，可以掌握各种优良心理素养的理论知识，有效地加强自身修养。

3. 加强实践锻炼

理论与实践相结合，是培养和加强护理人员良好心理素质的根本方法。在护理实践过程中，护理人员可以看到心理护理对患者起着重大的作用。在实践中，护理人员能了解到自己的心理素质。培养优良的心理品质，最关键的一环还是在实践中加强锻炼。为了在实践中取得更好的效果，应注意如下几点。

（1）要自觉进行实践　护理人员要在实践中有意识地培养心理品质，把实践视为培养锻炼心理素养的良好机会。否则，终日忙忙碌碌，心中无数，即使参加实践，进步也不明显。

（2）有目的地进行实践　护理人员要注意在实践中培养自己的观察力、加强道德修养、个性修养，学习沟通技巧，从而形成稳定的性格特征，健康的个性，丰富的理论知识，娴熟的操作技能。

（3）在实践中评价和完善　在实践中不断评价自己的心理素养，评价自己的进步情况，与同事之间的距离，听取同事及患者的意见，不断与护理人员应具备的心理素养相对照，不断寻找距离，逐渐的克服自己的缺点，优化自己的心理素养。

第二节　护理人员的心理健康

一、护理工作中的应激问题

护理工作是一个集高风险与人文关怀于一体的服务性行业。护理工作应激是指护理工作中的各种需求与护理人员的生理、心理不相适应的一种心身失衡状态。在护理工作中，存在着大量的应激性情景。近年来，随着我国社会的进步、竞争的加剧和改革的深化，护理工作应激研究越来越受到人们的关注。护理人员面对高强度的或作用持久的护理工作应激，如果不能进行积极有效的应对，就会对护理人员的身心健康和工作质量产生显著影响，因此，了解护理工作中常见的应激源，并掌握相应的应对策略，对于增进护理人员的健康水平，提高护理工作质量是非常有必要的。

（一）护理工作中常见的应激源

1. 与工作性质有关的应激源

护理工作集科学性、技术性、服务性、高工作强度于一体，护理人员工作对象是身患疾病或病情危急的患者，与人的健康和生命息息相关，使得护理人员心理上承受着很大压力，造成身心平衡失调，以致影响护理人员的身心健康和工作质量。

2. 与超负荷工作有关的应激源

超负荷的工作状态是护理工作的主要应激因素。工作负荷包括质与量两方面，所谓质的工作负荷是指作业的复杂性和困难程度，量的工作负荷是指劳动强度和劳动时间。工作负荷若超过个体心理、生理承受能力，将会导致应激。随着社会发展，人民生活水平的提高，患者及其家属对医疗卫生服务的需求日益增长，要求护理人员为患者提供生理、心理、社会和文化方面的全面照顾，这是一种复杂而且具有创造性的劳动，需要护理人员付出更多的劳动和精力，也就易将护理人员卷入更大的工作应激当中。

3. 与不良工作环境有关的应激源

护理人员的工作环境是医院，细菌、病毒等致病因子，放射线的威胁，拥挤的工作空间，难闻的气味，接触濒死和死亡患者，饱受疾病折磨的患者痛苦的面容和呻吟，生离死别的情境，都是护理人员不得不面对的环境因素。长期工作在不良的工作环境中，容易导致护理人员产生护理工作应激。

4. 与社会地位与工资待遇问题有关的应激源

作为一种高负荷的职业，从理论上讲，应当具有较高的职业声望和工资、福利待遇，但在实际工作中，护理人员往往处于医院管理的最底层，患者及患者家属对护理工作的重要性认识不足，关注的多是医生，缺少对护理人员工作价值的承认，对于护理人员往往尊重不够。在目前的管理体制下，护理人员与医生在报酬问题上也有较大的差距，导致护理人员虽然付出很多，却得不到相应的回报。地位低、差别大、分配不公容易造成护理人员的心理不平衡，从而导致工作应激的产生。

5. 与复杂的人际关系有关的应激源

护理工作是一种与人打交道的职业，护理人员如果不能对工作中错综复杂的人际关系加以有效地处理，往往会陷入到人际冲突的困境当中。护理工作中人际关系主要包括护患关系、护理人员与患者家属关系、同事关系、医护关系等等。其中最基本的关系是护患关系，护患关系与护理人员的工作业绩和应激水平有直接的联系，它直接或间接地涉及双方的权益问题、健康问题和经济问题，人格和有关道德与法律责任问题。护理这一职业要求护理人员必须时刻保持冷静和克制，理解患者与家属的心情，以理智的态度帮助其解决问题。研究表明，工作的繁重和服务对象的不理解，导致护理人员心理处于不平衡状态，出现脾气暴躁、易怒。护理人员主观上也感到"容易烦恼和激动"、"经常与人争论"和"自己不能控制地大发脾气"等。在这种情况下，护理人员工作满意感迅速下降，职业效能快速降低，引发患者及其家属的进一步不满，如此恶性循环，将会导致护理人员精力耗竭。

6. 与社会心理支持不足有关的应激源

护理人员工作非常辛苦，为患者付出了辛勤劳动，有时得不到社会的公平认可。由于社会分工的不同，医生具有一种职业的优越感，尤其是在临床问题上，部分医院管理者对护理工作不是十分重视，认为护理人员就是打针、护理患者，而治病主要靠医生，护理作用不大。在某些医院，多数患者只尊重医生，不尊重护理人员，甚至有因对医生有意见而迁怒于护理人员的现象，使护理人员在心理上失去平衡，产生"失落感"。

（二）护理工作应激反应

护理工作环境中存在着的各种应激源可导致护理人员短暂的心理、生理、行为变化，即应激反应。

1. 心理反应

工作应激的心理反应有其积极的一面，表现为情绪的适度唤起、注意力的调整等，这些反应可以帮助人们有效的应对环境要求。但许多研究表明，护理人员应激的心理反应更多地表现出消极的一面，主要是对工作不满意、感到厌倦、紧张、焦虑、抑郁等负性情绪反应。

2. 生理反应

生理应激反应主要包括自主神经系统、内分泌系统和免疫系统的反应。近年来，职业应激对免疫系统的影响引起了人们的广泛关注。应激可导致人体免疫系统的活性改变，主要表现为淋巴细胞的功能和白细胞介质活性的变化，并引起机体热应激蛋白合成增加。职业应激与某些躯体性疾病关系密切，尤其是在心身疾病发病中起重要作用。例如鼻炎、接触性皮炎、哮喘、背痛、神经衰弱、月经异常及月经先兆症状等。

3. 行为反应

长期处于应激状态的人可出现行为异常，如人际冲突增多、工作效率降低、各种事故增加、缺勤率增加、失眠、甚至酒精与药物滥用等。研究发现，有47%的护理人员曾打算或者很想离开护理队伍。调查表明，护理人员的工作压力与离职意愿呈中等程度的正相关，工作压力越高，离职意愿越强，缓解护士的工作压力是降低离职率的关键。

（三）护理工作中的应激处理策略

1. 帮助减轻和消除护理工作应激

针对护理工作中的一些应激源的处理，可以预防护理工作应激发生或减轻护理工作应激反应。如解决当前护理人员数量不足的问题，合理调整人力资源配置，改变当前超负荷工作状态。合理调配人员，合理排班，保证护理人员足够的休息和睡眠，为护理人员创造良好的工作环境和条件。

2. 提高护理人员对护理工作的适应能力

护理工作是特殊职业，工作量大，每天面对不同的患者，进行高风险的工作，内心必然有较大的压力，护理人员要认真分析自己的能力，要明确工作中的困难和问题，选择合适的方法完成工作。只有提高护理人员的适应能力，才能从根本上解决应激问题。针对护理工作应激因素，要加强护理人员的理论水平和业务水平的培训，克服心理紧张状态，提高应对应激的能力，同时要培养护理人员的积极情感，加强意志锻炼，坚定必胜信心，以提高心理耐受力，从容应对护理工作应激。

3. 加强自我分析以及心理调节能力

护理人员应当多尝试自我分析法，遇到问题不要一味的埋怨，先从自身找原因，先进行自我剖析，改进不足、调节不良情绪。当心理压力大时，要及时进行调节和排解，增强抗压能力，多给自己鼓励，强调正面力量，增强自尊、自信，消除自卑心理。

4. 建立良好的心理支持系统

支持系统是指来自于朋友、同事、家人、心理咨询专家等社会各方面精神上和物质上的关心和照顾等。建立心理支持系统，给护理人员提供心理帮助，培养和锻炼护理人员自身应对能力，可以有效缓解护理人员心理压力，减轻或消除护理人员的护理工作应激，以促使护理人员以良好的心态投入工作。良好的护患关系也是一种有效的社会支持，护理期间加强与患者的交流，赢得患者的信任，消除陌生感、距离感，遇到问题时多站在患者的角度考虑问题，尽量避免与患者发生正面冲突。

二、当前我国护理人员的心理健康状况

随着社会文明的进步，护理科学的迅猛发展，要求当代护理人员在具备一定护理专业知识和熟练的操作技能的同时，必须具有健康的心理，然而由于职业性质、工作氛围、超负荷的工作、不公平待遇等给护理人员造成了很大的心理压力，直接影响其身心健康，影响着护理质量和患者的康复，制约了护理工作积极性和创造性的发挥。

调查和研究的实际情况显示，我国护理人员的心理健康状况是不能令人满意的，大多数护理人员的心理处于亚健康状态。

（一）护理人员心理健康状况

1. 护理人员的心理健康水平较低

评定护理人员职业群体心理健康的常用方法和技术有多种：观察法、调查研究、实验研究、心理测验和个案研究等。心理测验法是目前普遍用于心理健康评价的方法。我国研究者常用的心理测评量表有：症状自评量表（SCL-90）、卡特尔16种个性因素量表（16PF）、抑郁自评量表（SDS）、焦虑自评量表（SAS）、艾森克个性问卷（EPQ）、康奈尔身心健康问卷（CMI）、麦氏应激问卷（MWSQ）等，其中以SCL-90、SDS、SAS应用最多。SCL-90是目前国内外普遍用于心理健康评价的工具，是反映心理健康水平的较灵敏、有效的量表。对护理人员采用心理测验也最常用SCL-90，使用SCL-90，其统计结果显示护理人员常见的心理问题主要包括躯体化、抑郁、强迫、焦虑失眠等症状。

2. 工作压力大的科室中护理人员的心理健康水平低

（1）精神科与非精神科两组护理人员相比较，精神科护理人员心理问题发生率明显高于非精神科。

（2）急诊科护士的心理健康调查表明，急诊科护理人员的焦虑、失眠、自觉不能克服困难、感到不高兴和抑郁率的发生率较高，80%的护理人员处于较高的紧张状态。

（3）重症监护病房护理人员心理健康水平低，明显存在焦虑、抑郁症状，常有负性情绪的产生。

（4）手术科室比非手术科室的护理人员心理健康水平要低，相对非手术科室而言，手术科室患者病情变化快，风险较大，护理工作紧张，故心理压力较大。

（5）经常值夜班的护理人员的心理健康状况差，睡眠剥夺是指因为某种原因导致的睡眠被迫减少，它对人体的影响是十分明显的，可以导致机体疲劳、作业能力降低、免疫力下降、警觉水平降低，并引起情绪改变、精神不振、注意力不集中、粗心、食欲下降、记忆力下降和工作效率降低等不良反应。调查结果显示因轮班导致的睡眠剥夺带来的疲劳使轮班护理人员较常白班护理人员存在更为严重的心理健康问题。

可以看出，在危重患者多、抢救多、变化快、自身工作危险性大的科室工作，护理人员心理健康水平明显降低。

同时调查显示：护理人员的心理健康水平有年龄、性别、地域差异倾向。调查研究表明，在护理人员群体中，心理健康水平以中年组为低，30~49岁是心理问题发生最多的时期，男性护理人员焦虑水平更高一些，工作环境艰苦给护理人员心理健康造成不良影响。

（二）护理人员心理健康不良的主要危害

适当的压力对人是有促进作用的，但护理人员长期处在持续不断的高压环境下，则容易产生诸多心理健康问题。心理健康问题得不到解决与疏导，非常影响工作，危害护理安全，其主要危害表现在以下几个方面。

（1）注意力不集中　护理人员注意力不集中就很有可能出现感知错误，判断不准确和出错等，容易发生医疗事故。

（2）自控力差　护理人员易激动或偏激，微小事件易成导火索，对患者态度粗暴或冷漠、语言生硬，引起患者及家属不满而引发护患冲突。

（3）工作倦怠　对工作失去热情，对护理人员的工作和生活皆有影响，护理人员因工作倦怠而在工作中表现为态度冷漠、离职意向增加，这些改变间接地影响护理队伍的稳定性，并造成患者对护理工作的满意度下降。工作倦怠还会直接对护理人员造成情感、认知上的消极改变，给护理人员带来生理上的影响，包括血脂、血糖、血压、心电图异常等。

（三）护理人员心理健康问题发生的原因

1. 适应职业压力优良品质的欠缺

护理工作中有大量平凡、琐碎、繁重的基础护理内容，给护理人员造成体力上的压力；事业竞争带来的紧迫感，人们对护理工作的要求越来越多、越来越重，需要护理人员不断学习，更新知识，给护理人员造成智能上的压力。"三班制"扰乱了护理人员身体生物钟节律，长期从事脑、体并用的工作，容易造成护理人员心力和体力同时过度支出。如果护理人员对此缺乏充分的心理准备，缺乏适应职业压力的优良品质时，便感到难以适应，表现为心理压力大、情感脆弱、焦虑，容易导致心理失衡。

2. 精神卫生知识缺乏

由于多数护理人员未受过心理健康的专门教育和训练，心理知识缺乏，一旦遇到挫折，则不会运用心理学知识科学地进行自我心理的平衡，易导致心理问题。

3. 护理人员自身原因

属于"A型行为类型"性格的护理人员，往往具有较高的成就动机，争强好胜，缺乏耐心，常感压力大、时间紧迫；另外，女性护理人员生理期容易出现工作疲劳、情绪不稳定和注意力不集中、自控能力差等而引发护患冲突，出现职业倦怠感。

三、护理人员心理健康的维护

1. 加强心理卫生知识的学习

护理人员应当积极系统地进修心理学知识以及心理行为的训练，学会调适自己的情绪。面对挫折，能自觉应用心理学知识进行调节，采取积极的应对方式，充分发挥个人的主观能动性，正确认识自我，接受自我，减少消极情绪，激发健康情绪，愉快地接受工作，从容地应对各种问题。同时利用所学心理学知识，根据患者的实际情况，做出初步心理状态的判断，并采取合适的心理辅导技术，让临床心理护理不再停留在与患者简单的言语沟通上，从而进一步提高自己的护理业务水平。

2. 正确处理人际关系，获得社会支持

首先护理人员要学会理解、宽容、尊重他人，真诚相待。以积极的心理、和蔼的态度对待患者、患者家属、同事等。创造团结友爱、和谐愉快的工作环境。有计划地处理业余时间，承担家庭责任，与亲友和睦相处，争取他们对护理工作的理解和支持，使自己的不良情绪及时向他们倾诉，合理宣泄，以获得他们的劝慰和开导，平抚情绪，保持心理平衡和健康。

3. 目标定位要适宜，有利于解脱心理压力

完美主义式的期望，只会使你不停地工作，却很少对自己努力完成的工作感到满意。护理人员不可能在多种角色中把每件事都做到完美，事情要分轻重缓急，将更多的精力和时间投入到内心期望的活动中去。身处逆境时能进行自我安慰、自我解脱，不钻"牛角尖"，自我减压，降低标准，始终保持良好的心理状态。

4. 增强适应能力

护理人员要努力调节自我，学会对各种现象做客观的分析，正确的判断。在工作、生活中遇到困难不退缩、不沮丧，树立战胜困难的信心和勇气。努力学习专业及边缘学科知识，适应现代护理模式的转变和发展，不断提高工作能力，体现自我价值，克服来自社会的偏见。

5. 科学的生活方式

生活单调是造成某些疾病的一项原因。护理人员应改变从家庭到医院，又从医院回到家庭这种两点一线的单一生活方式。合理安排生活节奏，使工作、生活、人际关系能正确定位。学会在繁忙中求得休息，下夜班要保证充足的睡眠和丰富的营养物质，以满足身体能量的消耗。培养广泛的爱好兴趣，参加文体娱乐活动，可以调节情感、调和气血，利于身心健康。

目标检测

一、单项选择题

1. 作为一名护理人员，应当具有娴熟的操作技能，下列哪项欠妥（   ）

A. 稳：动作轻柔、协调、灵巧、稳当

B. 准：操作规范、准确无误

C. 快：动作熟练、干净利落

D. 急：雷厉风行、立竿见影

E. 好：质量高、效果好、患者满意

2. 哪一种气质类型不适宜作护理人员（   ）

  A. 多血质   B. 黏液质   C. 混合类型

  D. 抑郁质   E. 胆汁质

3. 护理人员崇高的理想，应建立在（   ）上

A. 毫不利己   B. 专门利人   C. 献身事业

D. 精益求精   E. 同情怜悯

4. 护理人员的职业要求，情绪应具备的最重要品质是（   ）

A. 应变性   B. 两极性   C. 强烈性

D. 稳定性   E. 爆发性

5. 护理人员的心理素养不包括以下哪个方面（   ）

A. 高智商低情商   B. 良好的性格   C. 和谐的人际关系

D. 敏锐的观察力   E. 独立的思考能力

二、填空题

1. 良好的语言运用能力是护理人员必备的心理素养之一，在护理言语交往中，要善于用_____语言，避免_____语言。

2. _____是护理工作的主要应激因素。

3. _____是目前国内外普遍用于护理人员心理健康评价的量表。

4. 护理人员应当具备注意的全部优秀品质，即_____、_____、_____、_____。

5. 护理人员应激的心理反应更多地表现出_____的一面。

6. 护理人员的心理健康水平有年龄差异，_____岁是心理问题发生最多的时期。

7. 护理人员在与患者交流时应语言注意：_____、_____、_____。

三、名词解释

1. 心理素养

2. 护理工作应激

四、简答题

1．护理人员的心理素养包括哪些方面？

2．护理人员心理素养的影响有哪些？

3．常见的护理工作应激有哪几个方面？

五、论述题

1．怎样维护护理人员的心理健康？

2．作为一名准护理人员，请将临床患者对护理人员的要求与个人体会相结合，论述护理人员心理素养的培养应该从哪些方面入手。

（孟文）

第十一章

心理护理

学习目标

1. 了解心理护理概念及心理护理的原则。
2. 熟悉不同年龄、不同病种患者的心理反应。
3. 掌握心理护理的程序和方法。
4. 学会收集患者心理问题资料，并运用心理护理的各种方法为患者实施心理护理。

【引导案例】患者，男，64岁，离休，丧偶。离休前为某单位领导，离休回家后，变得郁郁寡欢，遇到邻居、亲朋好友总是大谈他过去的辉煌，日复一日地唠叨这一段，人们都不爱听了，他便更失落，情绪更低沉了，慢慢地，饭也吃得少了，还常常失眠。去年因感到身体特别不适，到医院检查，结果查出有高血压、冠心病。恰好在检查时听其他患者及家属议论某某得冠心病突然死去了，回家后便陷入对死亡的恐惧之中，整日惴惴不安，总觉得自己不知哪一天就会突然死去，有时甚至莫名其妙地悲伤哭泣起来。

1. 患者在去医院检查之前的心理状态如何？
2. 患者到医院检查后有哪些心理反应？
3. 如何制定对该患者的心理护理计划？
4. 怎样对患者实施心理护理？

心理护理在临床实践中作为重要的心理干预手段之一，同心理诊断、心理治疗、心理康复一样发挥着不可替代的作用。

第一节 心理护理概述

一、心理护理的概念

心理护理（psychological nursing）是指在护理过程中，以心理学的理论和技术为指导，通过一定的程序，影响或改变患者的心理状态或行为，促使其疾病康复或向健康方向发展的一项工作。

心理护理有广义和狭义之分。广义的心理护理是指被护理者的整个康复、转化过程。心理护理的实施者不仅指护理人员，还包括医生、患者家属以及其他工作人员等。心理护理的对象也不仅限于临床患者，还包括生活中需要帮助的各类人群。狭义的心理护理主要指专业的护理人员根据心理学的有关理论和技术，对临床患者进行的有针对性的专业工作过程。一般而言，心理护理主要指广义的含义。

二、心理护理的目标

心理护理的最终目标是促使被护理者的身心康复和健康发展。具体工作中有以下主要目标。

（1）满足被护理者的合理需求。

（2）给被护理者提供良好的诊疗和生活环境。

（3）消除或降低被护理者不良的心理反应。

（4）提高被护理者的适应和调节能力。

心理护理与生理护理相比，有其显著的特点。首先表现为心理护理的范围非常广泛；其次表现为心理护理的内容和过程非常复杂，并且往往比较隐蔽和多变；另外，还表现为心理护理工作目标的无止境性。

三、心理护理的原则

在心理护理中应该遵循以下原则。

1. 交往性原则

心理护理的整个过程都是在双方交往的过程中进行的，在此过程中，护理人员起着主导作用，因此，护理人员要切实提高交往技巧，要平等对待被护理者，尊重对方，并逐步增加交往的深度和交往的质量，提高交往沟通的效果。

2. 启发性原则

心理护理的过程就是使被护理者逐步受到启发的过程，护理人员应用有关心理学和医学、护理学等专业知识，通过宣传、解释和承诺等方法，消除或减少其各种顾虑，确立对疾病、对治疗、护理和康复的客观态度。

3. 针对性原则

心理护理的范围很广泛，内容也很复杂，每个被护理者的情况也有很大差异，因此，心理护理的模式和方法的选择也要因人而异，不能千篇一律。心理护理就是针对不同病种、不同病程的被护理者，实施差异化的心理护理措施。

4. 自我护理原则

心理护理的最终目标是被护理者自身的身心健康发展，整个过程都应体现被护理者的主体地位，是被护理者的自我实践活动。护理人员要充分调动和激发被护理者的潜能，满足其合理的心理需求，积极促进其心身健康。自我护理包括维护健康、自我诊断、自我用药、自我治疗、主动预防和参与保健等内容，一定意义上讲，自我护理的程度体现了心理健康的水平。

第二节 心理护理的程序与方法

心理护理在实践中形成了一系列程序和方法，对实施心理护理具有重要的指导意义。

一、心理护理的程序

心理护理贯穿于整个护理过程中，是系统化整体护理的重要组成部分，基本程序如图 11 - 1。

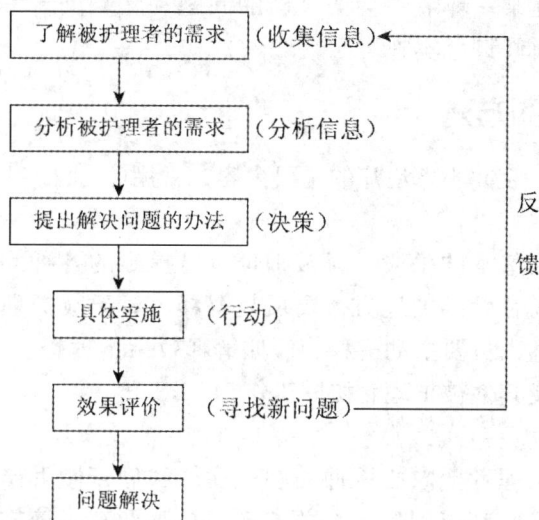

图 11 - 1 心理护理程序

1. 了解被护理者的需求

了解被护理者的需求，收集心理问题资料是心理护理的前提和关键，贯穿于整个护理过程中，由于相同疾病的不同患者或同一患者的不同时期，被护理者的需求是不断变化的，因此，了解需求的过程是动态的、持续不断的。

收集信息的途径应尽量广泛，可直接向被护理者了解，也可向其家庭成员或其他工作人员了解，还可通过实验、仪器分析。

2. 分析被护理者的需求

心理护理程序的核心是确定心理护理的目标。护理人员可根据对被护理者需求的了解，逐一对其进行分析，从大量的、多层次的心理需求中选择最重要、最关键的问题，明确心理问题的诊断和心理护理分级，详细了解心理问题产生的原因，做到有的放矢，以达最佳效果。

3. 提出解决问题的办法

根据了解和分析到的结果，运用相关专业知识，对被护理者的心理问题进行排序，并提出心理护理的目标，与被护理者共同商讨、设计出解决问题的方法和手段。

4. 具体实施

就是根据确定的行动计划，运用心理护理方法，解决被护理者心理问题的过程，这是整个心理护理程序的关键环节。这是行动阶段，其效果如何，除与决策的正确与否有关，还与心理护理的技巧有很大关系。

5. 效果评价

主要评价心理护理的目标是否实现，对于没有实现的目标，再做回顾性分析，作为下一个环节的问题重新开始解决。心理护理的效果如何，不能由护理人员单方面评价，应主要看被护理者的态度，还要结合被护理者的家庭成员的态度，做出综合评价。

心理护理是一个连续的过程，尽管整个程序可分为五个环节，但在实际工作中并不宜截然分开。可能在某一环节中会产生新的问题，需要重新考虑、研究、设计新的办法和措施，以便及时修订、实施。

二、心理护理的方法

心理护理包含了一般性心理治疗的主要内容，常用的方法有以下几种。

1. 解释

解释是心理护理最基本的手段。对被护理者已提出的各种问题，护理人员应耐心解释；对于被护理者尚有疑问的地方，要反复解释；对于被护理者尚未注意到但对病情有影响的问题，护理人员要主动解释。假如解释效果不理想，还可考虑动员其家属、朋友、同事、领导，或其他被护理者协同工作。

2. 疏导和劝慰

疏导可以帮助被护理者把内心压抑的心理症结和痛苦倾诉出来，劝慰能对被护理者起到心理支持作用，使其感到有人在关心自己，感到有了依靠和帮助，利于被护理者树立信心，提高应对能力。

3. 承诺

在临床护理工作中，患者可能会因疾病的痛苦或生活的不便，常常出现焦虑和恐惧等情绪，特别对将来的健康和前途担心。此时，护理人员应给予恰当的承诺。但承诺一定要客观，一定以科学和事实为依据，让患者感到真实可信，看到希望，决不可信口开河，夸大其词，不然，会让患者更加感到不安。

4. 积极暗示

正性医源性暗示是心理护理的常用方法之一。护理人员采用言语、动作或其他方式，使被护理者在不知不觉中受到积极暗示的影响从而不加主观意志地接受护理人员的某种观点、态度和指令，解除心理压力，积极配合临床治疗，以达康复之目的。

被护理者的受暗示性与其人格特征、护理人员的态度及权威性、护患关系等因素有很大关系，尤其是被护理者的情感更为重要，如果患者对护理人员非常信任，感情良好，就容易接受暗示；反之，双方关系冷淡，甚至对立，暗示效果就很差。

实际护理工作中，在运用以上心理护理方法的同时，还要注意做好以下几方面的工作。

1. 建立良好的护患关系

护患关系是心理护理的基础，护患双方必须相互尊重、相互理解、相互信任，护理人员要注意发挥好主导作用，通过自己的规范工作和良好态度，对护患关系产生积极的影响。

2. 强化心理支持系统

护理人员在自己积极工作的同时，还要促进被护理人员之间的交流，促进其亲属、亲友、同事等人的友好交往。积极的心理支持系统，有助于被护理者消除紧张、焦虑的情绪，增加生活的热情和力量，提高健康水平。

3. 提供舒适的环境

舒适的环境有助于被护理者心情舒畅，因此，在力所能及的条件下，护理人员应尽量提供。在帮助、指导被护理者适应新环境的同时，组织有益的娱乐活动和康复锻炼，鼓励被护理者主动参与自我护理。

4. 加强健康教育

护理人员通过护理程序给被护理者以帮助，有时尚不能完全解决其健康问题，这就需要进行健康教育。护理人员可根据被护理者的不同特点，制定相应的健康教育计划，如入院指导、术后指导、康复指导等，这对促进其康复、形成新的健康行为、实现预期结果会起到重要作用。

第三节　不同年龄患者的心理护理

人在不同的发育阶段具有不同的心理生理特点，而一旦患病其心理反应也千差万别。

一、儿童患者的心理护理

儿童患者的特点是年龄小，对疾病缺乏深刻认识，心理活动多随父母关注和态度，随医护人员的态度，随疾病的疗效及病友影响等因素变化。儿童的心理特点是：认知能力差，注意力转移快，情感易表露而且幼稚，直率，意志薄弱，行为变化活泼好动。

根据儿童的上述特点，对住院儿童的心理护理要注意以下几个方面：第一，要允许儿童的父母陪同住院，尤其是婴幼儿更需如此。疾病造成的折磨和疼痛对儿童来说是很大的心理创伤，非常需要父母的爱抚。根据临床心理观察，离开父母的孩子大都产生恐惧、焦虑不安等情绪反应，经常哭闹、拒食或拒绝打针等。对未有父母陪同的儿童患者，护理人员要对他们亲如父母，经常对他们轻拍、抚摸、搂抱，就可以满足儿童这方面的心理需要，消除其孤独感、恐惧感等。第二，儿童患者病情急、变化快，儿童自己又不善表达。因此要求儿科护理人员要有高度的责任感，机智灵敏，要善于在观察中发现问题并果断处理，以免发生意外。第三，对于残疾儿童，护理人员则应倍加爱护，给儿童患者讲身残志坚的故事，调动患者的积极性。

另外，根据目前我国大部分儿童是独生子女的事实，护理人员还要对儿童的父母给予心理支持和开导，因为孩子生病后，父母比孩子更焦虑、紧张，父母的反应和心理状态对儿童患者有着直接影响。所以，要做好儿童患者的父母工作也是儿童患者心理护理的重要内容。

二、青少年患者的心理护理

青少年生理、心理发展迅速，感觉灵敏，富有好奇心，情绪强烈而不稳定，容易从一个极端走向另一个极端，他们意志能力较强，行为活泼好动。青少年患者对待疾病往往也是容易走向极端，若病情好转，就盲目乐观，不认真执行医嘱；若病情恶化或病程延长则容易自暴自弃，悲观失望。尤其是严重的疾病，他们经常表现出严重的恐惧焦虑，甚或理智失控，产生轻生的念头。

同时，青少年患者又善于交际，具有向群性，喜欢热闹和刺激。因此，要尽量安排青少年患者同住一病室，可以激发他们的生活乐趣，消除孤独感。另外，青年人有极强的自尊心，有主见，因此，护理人员要尊重患者，对他们耐心疏导、关心和同情，设法调动患者的主观能动性，增强战胜疾病的信念。

三、中年患者的心理护理

中年人生理、心理和社会负担较重，又是许多疾病的好发年龄。在家庭中，上要赡养老人，下要抚养子女；在社会中是中坚力量，工作繁重。当他们罹患疾病时，心理负担就特别重，容易产生焦虑、抑郁等情绪反应。

对中年患者的心理护理要做到：让他们真正地接受患病的事实并认真对待疾病，使他们真正明白身体健康是事业和家庭的根本保证的道理，指导患者安心养病治病，以免疾病迁延。要动员家庭和社会力量妥善安排患者牵挂的人或事，减少患者的后顾之忧。中年人对挫折的承受能力较强，要鼓励他们发挥主观能动性，配合医护人员尽快把疾病治好，重新承担家庭和社会责任。

四、老年患者的心理护理

老年人生理功能急剧衰退，抵抗能力快速下降，决定了老年人易患慢性病或老化性疾病。老年人的心理特点是：对病情估计较重，容易产生孤独感和无价值感，情绪有时会像小孩一样，常为不顺心的小事而哭泣。老年人自尊心特别强，固执任性。在生理上老年人多耳聋、健忘、眼花，对疼痛敏感。

因此，在护理老年患者时要注意如下几个方面：①要尊重老年患者，谈话不怕麻烦，要专心听，讲话时不怕重复，直到让患者听清为止；②对缺少亲友探视的老年患者要格外尊重，倍加关心，以消除其孤独感，增强安全感；③对老年患者护理时要耐心、周到，要体谅和照顾老年人的生活方式，安排好老年人的精神生活，尽量满足他们的各种心理需要，使老年人保持乐观开朗的心境，促进老年人的身心康复。

第四节　不同病况患者的心理护理

临床各科病种繁多、病因复杂、病情轻重不一，病程长短各异。有些疾病呈急性起病，病情危重，如外科创伤，脑出血等；另一些疾病则起病隐匿，病情呈慢性经过，如恶性肿瘤、糖尿病等。不同病期的患者的心理变化有不同特点，以下主要介绍临床常见的几类患者的心理特征及相应的心理护理。

一、急性期患者的心理特征及心理护理

（一）急性期患者的心理特征

急性期患者大多病情严重，需要紧急处理，患者的心理反应往往非常激烈。急性期患者常见的心理问题主要包括急性情绪反应和相应的行为反应。

1. 焦虑

由于起病急骤，疾病发展迅速，患者对突如其来的疾病缺乏足够的心理准备，加上疾病本身带来的痛苦，并且患者没有时间安排工作和家庭生活，导致患者产生严重焦虑。

2. 恐惧

绝大多数急、重患者需进入抢救室接受治疗，神志清醒的患者还目睹了紧张的抢救过程或死亡的情景；同时对抢救室的各种医疗设备也会产生恐惧心理。

3. 情绪性休克

由于突发事故引起的损伤，患者可出现情绪性休克，表现为无主诉冷漠、呆滞甚至晕厥。

4. 行为反应

急性期患者常会出现行为退化，患者表现为行为情绪幼稚，哭闹不安，易激怒，不配合医护人员的治疗措施等。

（二）急性期患者的心理护理

对于急性期的患者医护人员除了积极、快速和有序地投入抢救和治疗之外，还要及时进行心理护理。

1. 增强患者的安全感

急性期患者最突出的心理问题是恐惧，他们害怕死亡，因此，对急性期患者的心理护理主要集中在增强患者的安全感上。

2. 及时沟通信息

根据患者的具体情况，客观地向患者解释病情及预后，帮助其正确对待疾病，积极配合治疗。

3. 平抚消极情绪

除了对所患疾病后果本身的恐惧外，患者还可能因医疗费用支付、劳动力的减弱或丧失、亲人的担忧等问题而产生焦虑、失望等消极情绪。护理人员应具体问题具体分析，有针对性地进行心理护理，尽力减少消极情绪的影响，为早日康复创造条件。

二、慢性病患者的心理特征及心理护理

（一）慢性病患者的心理特征

慢性病指病程超过3个月、症状相对固定、常常缺乏特效治疗的疾病。如原发性高血压、冠心病、糖尿病、慢性阻塞性肺部疾病及类风湿关节炎等。慢性病的发病率

在我国呈逐年上升趋势，严重危害人们的身体健康，给社会经济的发展造成巨大的损失，包括心理干预在内的慢性病的综合治疗对控制慢性病的发展有重要意义。慢性病患者的心理特征主要有以下几个方面。

1. 主观感觉异常

慢性病患者常常将注意力转向自身，感觉异常敏锐，对自己身体的细微变化感受性明显增高，尤其对疾病的症状反应明显，患者常会诉说自己的各种不适。并且总是思虑着自己的疾病，而对其他事物很少关心。

2. 抑郁心境

慢性病长期迁延不愈，使患者的生活和工作受到很大的影响。甚至丧失劳动力，经济也蒙受巨大的损失。慢性病给事业、家庭、社会带来的负面影响，使患者感到沮丧、失望、自卑和自责，对生活失去热情。有的患者经受了长期的疾病的折磨，对治疗缺乏信心，悲观失望，甚至产生"生不如死"的轻生念头。

3. 怀疑心理

慢性病病因复杂、病程长且见效慢，患者常因对疾病缺乏正确的认识，或疗效小不明显而怀疑治疗方案或医生的治疗水平，有的患者会到不同的医院去检查和治疗；有的患者会反复要求会诊或改变治疗方案，甚至自行更换药物，这都会严重影响治疗效果。

4. 患者角色强化

慢性病患者长期休养、治疗、已习惯别人的照顾，行为上表现出较强的依赖性，更强烈地需要他人关注。另外，长期处于患者角色使患者心理变得脆弱和社会退缩，回避现实，这些都使患者角色行为强化。

5. 药物依赖和拒药心理

许多慢性病患者由于长期服用某种药物，有时因病情稳定需要停药或因病情需要换用其他药物，患者会变得非常紧张和担心，甚至干脆拒绝执行医嘱或偷偷地将药扔掉，导致治疗困难。

（二）慢性病患者的心理护理

慢性病患者的综合治疗是一个长期的过程，要有一个科学合理的治疗计划。除了常规的医学治疗以外，首先，要对患者进行健康教育，帮助患者进行自我健康管理，包括学习与疾病和健康有关的常识、饮食管理和运动锻炼等；其次，对患者进行心理健康辅导，并对心理问题进行干预，主要包括以下几个方面：

1. 支持性心理护理

慢性病病程长、病情容易反复，所以要充分理解和尊重患者，给予心理支持和安慰，帮助患者建立社会支持系统，树立战胜疾病的信心。

2. 情绪管理

帮助患者学习识别和觉察自己的情绪变化，培养积极乐观的情绪，让患者意识到保持积极乐观的情绪，有利于机体的康复。

3. 合理的认知

以更加合理的思考模式来评价自己的疾病、生活和工作，采取有效的应对策略来应付生活中的变化，学习适应性的行为，使患者保持良好的心态，提高患者对慢性病综合干预计划的依从性。

三、临终患者的心理特征及临终关怀

（一）临终患者的心理特征

医学将人的死亡过程划分为三期：濒死期、临床死亡期、生物学死亡期。"临终"是指死亡过程中的濒死期，对患者来说，这是一个充满痛苦、遗憾和恐惧的过程。所以，医护人员应了解临终患者的心理特征，满足患者的心理需要，尽可能减轻临终患者躯体和心理的痛苦，提高临终患者的生活质量，维护临终患者的尊严，让患者平静安详地面对死亡，帮助他们安然度过生命的最后时刻。

美国精神病专家、著名的临终关怀心理学创始人 Kubler Ross 在她的著作《死亡与垂危》中，阐述了她的观察和研究，提出了临终患者心理的五阶段理论。

1. 否认期

当患者得知自己的疾病已进入晚期时，最初的心理反应就是否认，患者不承认自己患有无法逆转的疾病，表现为怀疑诊断是否出了差错，这是患者面临严重应激时的心理防御机制，有其合理性，可以暂时成为掩盖事实的积极的心理屏障。患者的这种心理一般持续时间短暂，但个别患者会持续否认直至死亡。

2. 愤怒期

否认期是短暂的，随着病情的发展，疾病的症状越来越明显，患者会产生焦虑、愤怒、怨恨和克制力下降。患者的愤怒源于他们的恐惧和绝望感，其愤怒的指向可能是多向的，他们会怨恨命运对自己不公；因疾病痛苦得不到缓解、各种治疗无效而抱怨医务人员；因亲人语言不当、礼节不周而大加指责；也可能因后顾之忧、家庭牵挂而怨恨自己。

3. 协议期

当患者感到愤怒怨恨于事无补，相反可能加剧疾病进程，患者试图用合作的态度和良好的表现来换取延续生命或其他愿望的实现。此时患者积极配合治疗和护理，情绪较平静，他们把希望寄托在医务人员的同情、支持和治疗上，期望得到及时有效救助，达到一定的效果，期望奇迹般地把病治好。这个时期对患者是有益的，因为他们正在尽量用合作的表现来推迟死亡的来临。

4. 抑郁期

随着身体状况日益恶化，患者逐渐意识到现有医疗技术已无力回天，自己即将丧失生命，因而陷入深刻的悲哀和绝望。绝望期的患者常有一种无所适从的失控感，有强烈的孤独感，忧郁愁闷，万念俱灰，巨大的心理压力常会引起食欲不佳、眩晕、呼吸困难及极度疲乏，以致排泄失禁、精神涣散、疼痛不适。

5. 接受期

死亡已是即将发生的事情，患者被疾病折磨的虚弱无力，患者无可奈何地默认了残酷的现实。此时患者面临即将到来的死亡，显得既不痛苦也不害怕，心理上有所准备，他们认为已经处理好他们想要处理的事宜，等待着与亲人的最终分别。一般情况下，此时患者的体力处于极度疲惫、衰竭的状态，常会表现出平静，原有的恐惧、焦虑和最大的痛苦已逐渐消失。

Kubler Ross 关于五个阶段的临床心理的理论具有重要的价值，突破了人们对死亡研究的禁忌，促使人们开始科学和理性地研究死亡现象。但这个理论没有明确指出如何区分死亡的不同阶段。有些患者可能不会经历上述的某个特定的阶段，有些患者可能会交替体验几个阶段，如从否定到愤怒，随后变得抑郁；愤怒阶段的患者又会出现否定等。另外，焦虑也是临终患者的非常普遍的心理反应，研究发现许多患者最担心和恐惧的是疼痛，因惧怕疼痛，有的患者甚至期待死亡。其他一些难以忍受的症状也让患者非常焦虑和恐惧，如呼吸困难、腹胀、呕吐等。

（二）临终关怀

临终关怀以提高患者临终阶段的生命质量为宗旨，体现了对人的生命价值的尊重。临终关怀包括医学、心理学、社会学和伦理学等多方面的内容，要求医护人员用科学的方法，高超精湛的治疗和护理手段，最大限度地帮助患者减轻痛苦，提高临终患者的生活质量，使其平静而有尊严地离开人世。所以，医护人员要了解和尽可能帮助患者满足各种生理需要，控制疼痛，尽可能使患者处于舒适状态；了解和理解患者及家属的心理需要，用切实有效的的方法使临终患者正视现实，减轻消极的心理反应；尊重患者的人格，指导临终患者认识生命的价值及保持弥留之际形象的社会意义。

另一方面，由于临终关怀重视的是生命质量而不是通过消耗大量资源来延续患者的生存时间，可以大大减轻医院负荷，节约有限的卫生资源，减轻国家、集体和家庭的经济负担。

四、手术患者的心理特征及心理护理

手术对患者来说是一种严重的心理应激，不仅有身体的创伤性刺激，而且会产生一定的心理反应，会影响患者正常的心理活动，严重的消极心理可直接影响手术效果并增加并发症的发病率。因此，医护人员应了解手术患者的心理特征，多取相应的措施，减轻患者的消极心理反应，帮助其顺利度过手术期，并取得最佳康复效果。

（一）手术前患者心理特征

1. 手术前焦虑

手术前患者的心理反应最常见的是手术焦虑及相应的躯体反应。主要表现为对手术的担心和恐惧，躯体反应表现为心悸、胸闷、尿频、腹痛、腹泻及睡眠障碍等。患者在手术前出现轻度的焦虑是可以理解的，但严重的焦虑往往影响康复的进程。

2. 手术前焦虑反应的原因

术前焦虑的原因很多，主要包括以下几个方面。

（1）患者对手术的安全性缺乏了解，特别是对麻醉不了解，顾虑重重，90%以上的患者会产生焦虑和恐惧。

（2）手术前的心理准备不足，常不能对手术做出客观分析和评价，担心手术效果。

（3）对医务人员过分挑剔，对手术医生的年龄、技术和手术经验反复思考，并为此感到焦虑。

（4）对手术疼痛的恐惧。

（5）过去的经验，如患者有过住院或手术的经历特别是伴有负性的情绪体验，或听说过某些手术意外的议论等。

3. 手术前焦虑对手术的影响

在临床实际工作中发现许多手术前焦虑的患者在手术过程中全身肌肉紧张，麻醉效果不佳，手术疼痛剧烈，这是由于手术前焦虑常常降低患者的痛阈和对疼痛的耐受性。有的患者尽管手术非常成功，但术后患者自我感觉欠佳，主要原因是术后仍然保持手术前的焦虑反应，仍然担心许多因素会影响手术的效果。

（二）手术后患者心理特征

一些手术可能引起患者部分生理功能丧失和体像改变，容易导致许多心理问题如自卑、焦虑及人际关系障碍等。反复手术而久治不愈者术后反应强烈，有的患者可能因术后一时不能自理、长期卧床以及术后不能继续工作等原因，而继发严重的心理障碍。

1. 术后常见的心理障碍

（1）术后意识障碍多发于术后 2 ~ 5 天，表现为意识不清，一般在 1 ~ 3 天消失，少数可继发抑郁；伤口疼痛、失血缺氧、代谢障碍及继发感染等生物学因素均可诱发术后不同程度的意识障碍。

（2）术后精神疾病复发常因心理压力过重所致。

（3）术后抑郁状态多由于心理的丧失感所致，如乳腺癌切除术、截肢和重要脏器移植术等。

（4）一般术前焦虑水平高的患者，术后仍维持较高水平的心身反应。

2. 术后患者心理反应的影响因素

许多因素可以影响手术患者的预后，除了疾病的严重程度、手术操作技能、术后护理和有并发症等因素外，心理因素也可直接或间接影响手术患者的预后，这些心理因素主要包括以下几个。

（1）对手术的恢复过程缺乏了解，对手术结果的期望不切实际。

（2）患者与医护人员之间缺乏有效的沟通，患者对医护人员的信任下降，降低了治疗的依从性。

（3）情绪不稳定、焦虑反应过高或过低以及抑郁情绪等。

（4）治疗和康复的动机不足，缺乏自信心。

（三）手术患者的心理护理

及时有效的干预和处理手术前后的各种心理反应，增强患者对手术的心理应对能力，使之具有良好的心理状态，有利于手术患者的躯体和心理康复。

1. 心理支持和指导

首先，要建立良好的护患关系。与患者进行耐心的交谈，听取患者合理的意见和要求，以估计患者的心理反应、手术动机及应对方式；其次，医务人员应及时向患者及家属提供有关手术的信息。详细耐心地介绍患者的病情，阐明手术的重要性和必要性，尤其要对手术的安全性做出恰当的解释；术后要及时反馈手术完成的情况、及时处理术后疼痛；还要提供有关医院规章制度及个人生活料理等手术前需要准备的信息；另外，要加强患者的社会支持，尽量安排患者与手术成功的患者同住一室，安排家属和朋友及时探望和安慰，能减轻患者的术前焦虑，增强战胜疾病的信心。

2. 行为控制技术

及时应用行为控制技术，能最大限度地减轻患者的术前焦虑，顺利渡过手术期，促进疾病的康复。常用的减轻焦虑的行为干预技术主要有放松训练法、分散注意法、示范法、催眠暗示法和认知行为疗法等。示范法是让患者学习手术效果良好的患者，是如何克服术前焦虑和恐惧，从而调动患者克服术前焦虑的积极心态；催眠暗示法可以降低患者的心理应激程度。

在临床实际应用时往往把上述心理支持及行为控制技术综合使用，减轻患者的心理应激水平，帮助其顺利度过手术期达到最佳康复。

五、癌症患者的心理特征及心理护理

癌症的发病率和死亡率正在逐年上升，已成为当前中国人死亡的第一原因。癌症的病因十分复杂，许多发病机制还不十分清楚。有关研究提示，心理社会因素和癌症的发生发展密切相关，而且癌症患者的不良心理反应和应对方式对其病情的发展和生存期有显著的影响。

（一）癌症患者的心理特征

尽管现代医学的诊断和治疗有了很大的进展，但是多数癌症仍然因转移和复发而难以治愈，这使得人们往往谈"癌"色变。所以，当患者得知癌症的诊断消息后，会出现显著的心理变化，其心理反应大致分以下四期。

1. 休克 – 恐惧期

当患者初次得知自己身患癌症的消息时，反应剧烈，表现为震惊和恐惧，同时会出现一些躯体反应，如心慌、眩晕及晕厥，甚至木僵状态。

2. 否认 – 疑虑期

当患者从剧烈的情绪震荡中冷静下来时，常借助于否认机制来应对由于癌症诊断所带来的紧张和痛苦。所以，患者开始怀疑医生的诊断是否正确，患者会到处求医，希望能找到一位能否定癌症诊断的医生，企盼奇迹发生。

3. 愤怒 – 沮丧期

当患者的努力并不能改变癌症的诊断时，情绪变得易激怒、愤怒，有时还会有攻击行为；同时悲哀和沮丧的情绪油然而生，患者常常感到绝望，有时患者甚至会产生轻生的念头或自杀行为。

4. 接受 – 适应期

患病的事实无法改变，患者最终会接受和适应患病的事实，但多数患者很难恢复到患病前的心境，常进入到慢性的抑郁和痛苦中。

另外，癌症治疗的过程中所伴随的副作用常会对患者构成暂时的或持久的心理冲击。如化疗及放疗所致的恶心呕吐、使患者感到焦虑恐惧，脱发也是许多化疗药物常见的副作用，会使患者感到苦恼，影响患者的自信心和自尊心，部分患者变得社会退缩，不愿与人交往。

一些肿瘤手术会切除某个器官或造成患者体像改变，如颜面部外观的改变，截肢、内脏造瘘等都可构成心理创伤，使患者对自己的身体或外观不能认同，产生自卑、悲观和抑郁的情绪变化。临床观察发现，乳腺癌患者术后1/3有中度以上的焦虑及忧郁，患者在获得装饰性乳房后，抑郁症状可减轻，信心增加；另外，结肠癌手术或癌症性截肢等，因体像毁损或功能丧失而损害患者的自尊，患者的反应常常取决于躯体的应激水平和对自尊心冲击之间的复杂的相互作用。

（二）癌症患者的心理护理

及时给予癌症患者适当的心理干预，可帮助患者尽快适应自己的心身变化，配合抗癌的综合治疗，同时可帮助患者减轻心理痛苦，提高生活质量。

1. 告知真实的信息

目前，多数学者主张在恰当的时机将诊断和治疗的信息告诉患者。让患者了解治疗过程中出现的各种副作用和并发症，在告知患者诊治情况时，应根据患者的人格特征、应对方式及病情程度，谨慎而灵活地选择时机与方式。

2. 纠正错误认知

患者的许多消极的心理反应均来自于"癌症等于死亡"的错误认知，帮助患者了解自己疾病的科学知识，接受癌症诊断的事实，即使进入和适应患者的角色，配合治疗。

3. 排解负性情绪

大多数癌症患者都有情绪存在，而躯体疾病和心理因素的交互影响会导致恶性循环；得知癌症诊断，出现消极的情绪反应，进一步影响生理功能，症状加重，从而使得情绪进一步恶化。而阻断这种恶性循环的关键在于解决患者的情绪问题。对于处在否认－疑虑期的患者，应允许患者在一段时间内采用否认、合理化等防御机制，让患者有一段过渡时间去接受严酷的事实。但是，长时间的"否认"则可能延误治疗，应加以引导。研究表明，对于癌症患者，真正意义上的"否认"并不多见，大多数属于情感压抑。支持性的心理治疗，可帮助患者宣泄压抑的情绪，减轻紧张和痛苦的情绪。

由于对死亡、痛苦和残疾等后果的担心，癌症患者常常会产生焦虑和恐惧情绪，可采用认知疗法纠正患者的错误认知，如"癌症是不治之症"等歪曲的观念，再结合支持性心理治疗、放松技术、音乐疗法等治疗，有助于降低焦虑和恐惧的情绪。对于严重焦虑恐惧的患者，可适当使用抗焦虑等药物治疗。

抑郁是癌症患者常见的消极情绪，严重者可能不配合治疗，甚至产生自杀意念和自杀行为。通过对患者进行深入地晤谈等，并对抑郁的程度进行评估，采用多种治疗方法如支持性心理治疗、运动疗法和认知疗法等进行心理干预；同时鼓励和强化患者保持人际交往，进行力所能及的活动，尽可能提供社会支持资源，帮助患者改善情绪；对于严重的抑郁患者，使用抗抑郁剂是必要的。

4. 减轻痛苦

应高度重视癌症患者的疼痛问题，癌症患者的疼痛常伴有恐惧、绝望和孤独的心理反应，这会更加重疼痛的主观感受。由于疼痛可以加剧患者心身交互影响的恶性循环，所以，处理的原则首先是采用各种措施减轻和消除痛苦，然后再考虑疼痛出现后的心理问题。晚期癌症患者的疼痛宜尽早用药物控制，不必过多考虑药物的各种禁忌。

实验　临床心理调查

【目的】通过调查，了解患者的心理需要及所存在的心理问题，以便针对性地制定心理护理计划。

【对象】住院患者若干名。

【方法】

1. 分成若干个小组，每组调查 1 名患者。

2. 利用医患沟通技巧，通过与患者、家属的交谈，分析该患者有哪些心理反应及心理需要，确定其心理问题，做出护理诊断，并拟订一份心理护理计划。

【实验报告】

1. 陈述护理诊断。

2. 分析心理问题的原因。

3. 制定解决心理问题的措施。

目标检测

一、单项选择题

1. 心理护理主要以什么理论为指导（　　　）

    A. 心理学　　　　　　B. 医学　　　　　　　C. 精神病学

    D. 医学心理学　　　　E. 护理学

2. 心理护理的最终目标是促使被护理者的（　　　）和健康发展

    A. 心理健康　　　　　B. 心身健康　　　　　C. 身体健康

    D. 身心康复　　　　　E. 以上都对

3. 关于心理护理的目标下列哪项是错误的（　　　）

    A. 满足被护理者的合理需求

    B. 给被护理者提供良好的诊疗和生活环境

    C. 消除或降低被护理者不良的心理反应

    D. 提高被护理者的适应和调节能力

    E. 提高被护理者的管理能力

4. 心理护理的原则不包括（　　　）

    A. 交往性原则　　　　B. 客观性原则　　　　C. 针对性原则

    D. 自我护理原则　　　E. 启发性原则

5. 心理护理的方法不包括（　　　）

    A. 解释　　　　　　　B. 疏导和劝慰　　　　C. 承诺

D.占卜　　　　　E.积极暗示

6.自我护理不包括（　　）

A.维护健康　　　B.自我诊断　　　C.自我治疗

D.主动预防　　　E.拒绝保健

7.收集信息的途径包括（　　）

A.直接向被护理者了解　　　　　B.向其家庭成员了解

C.向其他工作人员了解　　　　　D.通过实验、仪器分析

E.以上都对

8.以下哪一项不符合青少年患者特点（　　）

A.感觉灵敏　　　B.富有好奇心　　　C.情绪强烈而稳定

D.意志能力较强　　　E.行为活泼好动

9.下列哪项不是老年人的心理特点（　　）

A.容易产生孤独感和无价值感

B.感觉灵敏，行为活泼

C.老年人自尊心特别强，固执任性

D.情绪像小孩一样，常为不顺心的小事而哭泣

E.对疼痛敏感

二、填空题

1.心理护理是指在护理过程中，以_____的理论和技术为指导，通过一定的程序，影响或改变患者的心理状态或行为，促使其疾病康复或向健康方向发展的一项工作。

2.心理护理的原则包括：_____、_____、_____、_____。

3.癌症患者心理反应大致分：_____、_____、_____、_____。

4.临终患者心理五阶段理论包括：_____、_____、_____、_____、_____。

5.对心理护理概念的理解有_____和_____之分。

三、名词解释

1.心理护理
2.临终关怀

四、简答题

1.简述心理护理方法有哪些。
2.简述青少年患者的心理特点。

五、论述题

1.试述心理护理原则。
2.结合具体病例谈如何进行心理护理。

（周继重）

附录　临床常用心理自评量表

临床常用量表多为症状量表，大都是由有丰富临床经验的心理学家和精神病学家根据大量的临床资料整理、设计编制而成的，是心理诊断的重要工具。症状量表与其他心理量表一样，包括量表的名称、项目、定义、分级、评定标准及量表的效度和信度等内容，使用者应掌握常用症状量表的内容使用方法，根据需要和对象有选择地使用量表。下面介绍几种常用的症状量表。

一、症状自评量表

症状自评量表（SCL－90）包括了90个项目的内容，包含了比较广泛的精神病症状学内容，如思维、情感、人际关系、生活习惯、行为等。与其他自评量表相比，他具有容量大，反映症状丰富，能较准确地反映病人的自觉症状特性和病情的严重程度及其变化。该量表适用于精神科或非精神科的成年病人，亦可应用于个体心理健康状况自我评定，是目前心理咨询和心理治疗中应用最多的一种自评量表（附录表1）。

附录表1　症状自评量表（SCL－90）

指导语：以下表格中列出了有些人可能有的病痛或问题，请仔细阅读每一条，然后根据最近一星期以内下列问题影响您或使您感到苦恼的程度，在方格内选择最合适的一格，划一个"√"，请不要漏掉问题。

	从无 0	轻度 1	中度 2	偏重 3	严重 4
1. 头痛	□	□	□	□	□
2. 神经过敏，心中不踏实	□	□	□	□	□
3. 头脑中有不必要的想法或字句盘旋	□	□	□	□	□
4. 头昏或昏倒	□	□	□	□	□
5. 对异性的兴趣减退	□	□	□	□	□
6. 对旁人责备求全	□	□	□	□	□
7. 感到别人能控制您的思想	□	□	□	□	□
8. 责怪别人制造麻烦	□	□	□	□	□
9. 忘记性大	□	□	□	□	□
10. 担心自己的衣饰整齐及仪态的端正	□	□	□	□	□
11. 容易烦恼和激动	□	□	□	□	□
12. 胸痛	□	□	□	□	□
13. 害怕空旷的场所或街道	□	□	□	□	□
14. 感到自己的精力下降，活动减慢	□	□	□	□	□
15. 想结束自己的生命	□	□	□	□	□
16. 听到旁人听不到的声音	□	□	□	□	□
17. 发抖	□	□	□	□	□

	从无 0	轻度 1	中度 2	偏重 3	严重 4
18. 感到大多数人都不可信任	□	□	□	□	□
19. 胃口不好	□	□	□	□	□
20. 容易哭泣	□	□	□	□	□
21. 同异性相处时感到害羞不自在	□	□	□	□	□
22. 感到受骗，中了圈套或有人想抓住您	□	□	□	□	□
23. 无缘无故地突然感到害怕	□	□	□	□	□
24. 自己不能控制地大发脾气	□	□	□	□	□
25. 怕单独出门	□	□	□	□	□
26. 经常责怪自己	□	□	□	□	□
27. 腰痛	□	□	□	□	□
28. 感到难以完成任务	□	□	□	□	□
29. 感到孤独	□	□	□	□	□
30. 感到苦闷	□	□	□	□	□
31. 过分担忧	□	□	□	□	□
32. 对事物不感兴趣	□	□	□	□	□
33. 感到害怕	□	□	□	□	□
34. 您的感情容易受到伤害	□	□	□	□	□
35. 旁人能知道您的私下想法	□	□	□	□	□
36. 感到别人不理解您，不同情您	□	□	□	□	□
37. 感到人们对您不友好，不喜欢您	□	□	□	□	□
38. 做事必须做得很慢以保证做得正确	□	□	□	□	□
39. 心跳得很厉害	□	□	□	□	□
40. 恶心或胃部不舒服	□	□	□	□	□
41. 感到比不上他人	□	□	□	□	□
42. 肌肉酸痛	□	□	□	□	□
43. 感到有人在监视您、谈论您			□		
44. 难以入睡	□	□	□	□	□
45. 做事必须反复检查	□	□	□	□	□
46. 难以做出决定	□	□	□	□	□
47. 怕乘电车、公共汽车、地铁或火车	□	□	□	□	□
48. 呼吸有困难	□	□	□	□	□
49. 一阵阵发冷或发热	□	□	□	□	□
50. 因为感到害怕而避开某些东西、场合或活动	□	□	□	□	□
51. 脑子变空了	□	□	□	□	□
52. 身体发麻或刺痛	□	□	□	□	□

续表

	从无 0	轻度 1	中度 2	偏重 3	严重 4
53. 喉咙有梗塞感	☐	☐	☐	☐	☐
54. 感到前途没有希望	☐	☐	☐	☐	☐
55. 不能集中注意	☐	☐	☐	☐	☐
56. 感到身体的某一部分软弱无力	☐	☐	☐	☐	☐
57. 感到紧张或容易紧张	☐	☐	☐	☐	☐
58. 感到手或脚发重	☐	☐	☐	☐	☐
59. 想到死亡的事	☐	☐	☐	☐	☐
60. 吃得太多	☐	☐	☐	☐	☐
61. 当别人看着您或谈论您时感到不自在	☐	☐	☐	☐	☐
62. 有一些不属于您自己的想法	☐	☐	☐	☐	☐
63. 有想打人或伤害他人的冲动	☐	☐	☐	☐	☐
64. 醒得太早	☐	☐	☐	☐	☐
65. 必须反复洗手、点数	☐	☐	☐	☐	☐
66. 睡得不稳不深	☐	☐	☐	☐	☐
67. 有想摔坏或破坏东西的想法	☐	☐	☐	☐	☐
68. 有一些别人没有的想法	☐	☐	☐	☐	☐
69. 感到对别人神经过敏	☐	☐	☐	☐	☐
70. 在商店或电影院等人多的地方感到不自在	☐	☐	☐	☐	☐
71. 感到任何事情都很困难	☐	☐	☐	☐	☐
72. 一阵阵恐惧或惊恐	☐	☐	☐	☐	☐
73. 感到在公共场合吃东西很不舒服	☐	☐	☐	☐	☐
74. 经常与人争论	☐	☐	☐	☐	☐
75. 单独一人时神经很紧张	☐	☐	☐	☐	☐
76. 别人对您的成绩没有做出恰当的评价	☐	☐	☐	☐	☐
77. 即使和别人在一起也感到孤单	☐	☐	☐	☐	☐
78. 感到坐立不安、心神不定	☐	☐	☐	☐	☐
79. 感到自己没有什么价值	☐	☐	☐	☐	☐
80. 感到熟悉的东西变成陌生或不像是真的	☐	☐	☐	☐	☐
81. 大叫或摔东西	☐	☐	☐	☐	☐
82. 害怕会在公共场所昏倒	☐	☐	☐	☐	☐
83. 感到别人想占您的便宜	☐	☐	☐	☐	☐
84. 为一些有关性的想法而很苦恼	☐	☐	☐	☐	☐
85. 您认为应该因为自己的过错而受到惩罚	☐	☐	☐	☐	☐
86. 感到要很快把事情做完	☐	☐	☐	☐	☐
87. 感到自己的身体有严重问题	☐	☐	☐	☐	☐

续表

	从无 0	轻度 1	中度 2	偏重 3	严重 4
88. 从未感到和其他人很亲近	□	□	□	□	□
89. 感到自己有罪	□	□	□	□	□
90. 感到自己的脑子有毛病	□	□	□	□	□

1. 使用方法

在开始评定时，由工作人员先把总的评分方法和要求向被检测者讲清楚，待他完全明白后，做出独立的、不受任何人影响的自我评定。对于文化程度低的自评者或其他特殊情况者，可由工作人员逐条念给他听，并且以中性的不带任何暗示和偏向的方式，把问题的本意告诉他，评定的时间，可以是一个特定的时间，通常是评定一周以来的时间。

2. 评定方法

采取 5 级评分制（1～5 级），"1" 从无；"2" 轻度；"3" 中度；"4" 偏重；"5" 严重。凡是自评者认为是 "无" 的均给予 1 分，无反向评分项目。

3. 分析评定指标

SCL－90 的分析统计指标主要为两项，即总分与因子分。

（1）总分　它是 90 个项目的得分之和，反映病情严重程度，总分变化反映病情演变。

总均分：总均分 = 总分/90，表示从总体情况看该被试的自我感觉介于 1～5 级间哪一个范围内。

阳性项目数：是指评为 2～5 分的项目数，表示患者在多少项目中呈现 "有症状"。

阴性项目数：是指评为 1 分的项目数，表示患者 "无症状" 项目的多少。

阳性症状平均分：阳性症状平均分 =（总分－阴性项目数）/阳性项目数，表示每个 "有症状" 项目的平均得分。从中可以看出被试自我感觉不佳的一些项目范围内的症状严重程度。

（2）因子分　SCL－90 包括 10 个因子，每一个因子反映出病人的某方面症状痛苦情况，通过该分可了解症状分布特点。其计算公式如下：

$$因子分 = \frac{组成某一因子的各项目总分}{组成某一因子的项目数}$$

10 个因子定义及所含项目为：

躯体化：共 12 项，包括 1、4、12、27、40、42、48、49、52、53、56、58。该因子主要反映身体不适感如头痛、背痛、肌肉酸痛以及焦虑等其他症状。

强迫症状：共 10 项，包括 3、9、10、28、38、45、46、51、55、65。主要指那些明知没有必要，却又无法克服的无意义的思想、冲动和行为及一些较一般的认知障碍的行为表现等。

人际关系敏感：共 9 项，包括 6、21、34、36、37、41、61、69、73。指在人际关系中的自卑感，明显的不自在和消极的期待等。

忧郁：共 13 项，包括 5、14、15、20、22、26、29、30、31、32、54、71、79。

以苦闷的情感与心境为代表症状，还有生活兴趣的减退，动力缺乏，活力丧失等特征。还包括有关死亡的思想和自杀的观念等。

焦虑：共10项，包括2、17、23、33、39、57、72、78、80、86。一般指那些烦躁、坐立不安、神经过敏、紧张以及由此产生的躯体表现。测定游离不定的焦虑及惊恐发作是本因子的主要内容，还包括一项解体感受的项目。

敌对：共6项，包括11、24、63、67、74、81。主要从思想、情感及行为3个方面来反映敌对的表现，其项目包括厌烦的感觉、摔物、争论直到不可控制的脾气爆发等各方面。

恐怖：共7项，包括13、25、47、50、70、75、82。恐惧的对象包括出门旅行、空旷场地、人群或公共场所和交通工具，还有反映社交恐怖的一些项目。

偏执：共6项，包括8、18、43、68、76、83。本因子主要包含了偏执性思维、投射性思维、敌对、猜疑、妄想、被动体验和夸大等。

精神病性：共10项，包括7、16、35、62、77、84、85、87、88、90。反映各式各样的急性症状和行为，其中有幻听、思维播散、被控制感、思维被插入等反映精神分裂样症状项目。

其他：包括19、44、59、60、64、66、89共7个项目，未归入任何因子，作为第10个因子来处理，以便使各因子之和等于总分。主要反映睡眠和饮食情况。

二、抑郁自评量表

抑郁自评量表（SDS）主要用于成年人衡量抑郁程度的轻重及其在治疗中的变化情况。其特点为使用简便，能直观地反映抑郁病人的主观感受，但对严重迟缓症状的抑郁评定有困难（附录表2）。

附录表2　抑郁自评量表（SDS）

填表注意事项：下面有20条文字，请仔细阅读每一条，把意思弄明白。然后根据您最近一周的实际情况在适当的方格里画一个"√"。每一条文字后有4个方格，表示：A 没有或很少时间；B 少部分时间；C 相当多时间；D 绝大部分或全部时间。

	A	B	C	D
1. 我觉得闷闷不乐，情绪低沉	□	□	□	□
＊2. 我觉得一天之中早晨最好	□	□	□	□
3. 我一阵阵哭出来或觉得想哭	□	□	□	□
4. 我晚上睡眠不好	□	□	□	□
＊5. 我吃得跟平常一样多	□	□	□	□
＊6. 我与异性密切接触时和以往一样感到愉快	□	□	□	□
7. 我发觉我的体重在下降	□	□	□	□
8. 我有便秘的苦恼	□	□	□	□
9. 我心跳比平时快	□	□	□	□
10. 我无缘无故地感到疲乏	□	□	□	□

	A	B	C	D
*11. 我的头脑像往常一样清楚	☐	☐	☐	☐
*12. 我做事情像平时一样不感到困难	☐	☐	☐	☐
13. 我坐卧不安，难以保持平静	☐	☐	☐	☐
*14. 我对未来感到有希望	☐	☐	☐	☐
15. 我比平时更容易激怒	☐	☐	☐	☐
*16. 我觉得决定什么事很容易	☐	☐	☐	☐
*17. 我感到自己是有用的和不可缺少的人	☐	☐	☐	☐
*18. 我的生活很有意义	☐	☐	☐	☐
19. 假若我死了别人会过得更好		☐	☐	☐
*20. 我仍旧喜爱自己平时喜爱的东西	☐	☐	☐	☐

注：*者为反向计分。

1. 使用方法

表格由评定对象自行填写，在填写前要让被试把整个量表的每个问题的含义及填写方法都弄明白，然后做出独立的、不受任何人影响的自我评定，并在适当的栏目下画钩。如遇特殊情况（文化程度低不理解或看不懂题者），可由工作人员逐条念给他听，由评定者独自做出评定。一次评定一般可在 10 分钟内完成。评定中要特别注意：①评定时间为过去 1 周，且自评者不要漏评或在相同的项目里重复画钩；②要让被试理解反向评分的各题（题中有 * 号者）。如被试不能真正理解反向评分题的涵义及填写方法，会直接影响统计结果。

2. 项目及评分方法

抑郁自评量表包括 20 个问题，每一个问题相当于一个有关的症状。SDS 采用 4 级评分，主要评定症状出现的频度。让被试根据近 1 周的实际情况，在相应的栏目下画钩。评分标准："1"没有或很少时间；"2"小部分时间；"3"相当多的时间；"4"绝大部分或全部时间。若为正向评分，粗分依次为 1、2、3、4。反向评分则为 4、3、2、1。

3. 结果分析

将 20 个题的得分相加便得到粗分，用粗分乘以 1.25 得到标准分，取整数部分。中国常模 SDS 总粗分正常上限为 41 分，标准总分的正常上限为 51 分。分数越高，抑郁程度越重。

三、焦虑自评量表

焦虑自评量表（SAS），从量表的构造、形式到具体的评定方法，都与 SDS 十分相似。SAS 主要被用于评定被试的主观感受，且与 SDS 具有一样广泛的适用性（附录表 3）。

附录表 3　焦虑自评量表（SAS）

填表注意事项：下面有 20 条文字，请仔细阅读每一条，把意思弄明白，然后根据您最近一星期的实际感觉，在适当的方格里画钩，每一条文字后有 4 个方格，表示：A 没有或很少时间；B 少部分时间；C 相当多时间；D 绝大部分或全部时间。

	A	B	C	D
1. 我觉得比平常容易紧张或着急	☐	☐	☐	☐
2. 我无缘无故地感到害怕	☐	☐	☐	☐
3. 我容易心里烦乱或觉得惊恐	☐	☐	☐	☐
4. 我觉得我可能将要发疯	☐	☐	☐	☐
*5. 我觉得一切都很好，也不会发生什么不幸	☐	☐	☐	☐
6. 我手脚发抖打颤	☐	☐	☐	☐
7. 我因为头痛、颈痛和背痛而苦恼	☐	☐	☐	☐
8. 我感觉容易衰弱和疲乏	☐	☐	☐	☐
*9. 我觉得心平气和，并容易安静坐着	☐	☐	☐	☐
10. 我觉得心跳得很快	☐	☐	☐	☐
11. 我因为一阵阵头晕而苦恼	☐	☐	☐	☐
12. 我有晕倒发作，或觉得要晕倒似的	☐	☐	☐	☐
*13. 我吸气呼气都感到很容易	☐	☐	☐	☐
14. 我的手脚麻木和刺痛	☐	☐	☐	☐
15. 我因为胃痛和消化不良而苦恼	☐	☐	☐	☐
16. 我常常要小便	☐	☐	☐	☐
*17. 我的手脚常常是干燥温暖的	☐	☐	☐	☐
18. 我脸红发热	☐	☐	☐	☐
*19. 我容易入睡并且一夜睡得很好	☐	☐	☐	☐
20. 我做噩梦	☐	☐	☐	☐

注：*者为反向计分。

1. 使用方法

参见 SDS 的评定方法。

2. 项目及评分标准

SAS 有 20 个问题，分别调查 20 项症状。SAS 也采用 4 级评分。在 20 个题目中，有 5 个题目（5、9、13、17、19）为反向评分（依次评分为 4、3、2、1），其余 15 个题均为正向评分（依次评分为 1、2、3、4）。

3. 结果分析

SAS 的结果分析同 SDS，主要统计指标为总分，中国常模总粗分正常上限为 40 分，标准总分的正常上限为 50 分。分数越高，焦虑程度越重（附录表 4）。

附录表 4　SDS 与 SAS 的评估标准

SDS		SAS	
程度	标准分	程度	标准分
正常范围	≤51	正常范围	≤50
轻度抑郁	52~59	轻度焦虑	51~59
中度抑郁	60~69	中度焦虑	60~69
重度抑郁	≥70	重度焦虑	≥70

四、A 型行为量表

1959 年美国心脏病学家弗雷德曼（Friedman）和罗森曼（Rosenman）在预防心血管疾病和临床实践中发现了"冠心病易患行为模式"，即 A 型行为模式（type A behavior pattern），并设制出了 A 型行为评定量表（附录表 6）。该量表主要用来评估个体的行为模式。

1. 评估方法

此量表包含 60 个题目，分成 3 部分。

TH：含 25 个题目，表示时间匆忙感、紧张感，做事快等；

CH：含 25 个题目，表示争强好胜、怀有戒心、敌意和缺乏耐心等；

L：含 10 个题目，为真实性纠正题。

前两部分 50 题包含了冠心病患者所具有的性格或行为表现的主要特征，L 的 10 题专门用以测试被试者回答问卷的真实性。

2. 计分方法

每题的回答与标准答案（附录表 5）相符者记 1 分。首先计算 L 量表得分，如 L≥7 者表示真实性不大，需剔除该问卷。L<7 分者则进一步调查其他两个量表的积分。A 型行为类型量表评定是以 TH 加 CH 的得分多少来计算的，得分超过 29 分为 A 型行为倾向，37～50 分为 A 型；30～36 分为中间偏 A 型；27～29 分为中间型；19～26 分为中间偏 B 型；1～18 分为 B 型。

附录表 5　A 型行为量表标准答案

是	否
TH：2、3、6、7、10、11、19、21、22、26、29、34、38、40、42、44、46、50、53、55、58	TH：14、16、30、54
CH：1、4、5、9、12、15、17、23、25、27、28、31、32、35、39、41、47、57、59、60	CH：18、36、45、49、51
L：8、20、24、43、56	L：13、33、37、48、52

A 型行为临床会谈：A 型行为的评估不能只靠问卷答案计算，必须结合临床观察和会谈，在会谈中观察其表情特征。

附录表 6　A 型行为量表

指导语： 请回答下列问题。凡是符合您的情况的就在"是"字下打个"√"；凡是不符合您的情况的就在"否"字下打个"√"。每个问题必须回答，答案无所谓对与不对，好与不好。请尽快回答，不要在每个问题上太多思索。回答时不要考虑"应该怎样"，只回答您平时"是怎样的"就可以了。

	是	否
1. 我常常力图说服别人同意我的观点	□	□
2. 即使没有什么要紧事，我走路也很快	□	□
3. 我经常感到应该做的事情很多，有压力	□	□
4. 我自己决定了的事，别人很难使我改变主意	□	□
5. 我常常因为一些事大发脾气或和人争吵	□	□

	是	否
6. 遇到买东西排长队时，我宁愿不买	☐	☐
7. 有些工作我根本安排不过来，只能临时挤时间去做	☐	☐
8. 我上班或赴约会时，从来不迟到	☐	☐
9. 当我正在做事，谁要是打扰我，不管有意无意，我都非常恼火	☐	☐
10. 我总看不惯那些慢条斯理、不紧不慢的人	☐	☐
11. 有时我简直忙得透不过气来，因为该做的事情太多了	☐	☐
12. 即使跟别人合作，我也总想单独完成一些更重要的部分	☐	☐
13. 有时我真想骂人	☐	☐
14. 我做事情喜欢慢慢来，而且总是思前想后	☐	☐
15. 排队买东西，要是有人插队，我就忍不住指责他或出来干涉	☐	☐
16. 我觉得自己是一个无忧无虑、逍遥自在的人	☐	☐
17. 有时连我自己都觉得我所操心的事远远超过我应该操心的范围	☐	☐
18. 无论做什么事，即使比别人差，我也无所谓	☐	☐
19. 我总不能像有些人那样，做事不紧不慢	☐	☐
20. 我从来没想过要按照自己的想法办事	☐	☐
21. 每天的事情都使我的神经高度紧张	☐	☐
22. 在公园里赏花、观鱼等，我总是先看完，等着同来的人	☐	☐
23. 对别人的缺点和毛病，我常常不能宽容	☐	☐
24. 在我所认识的人里，个个我都喜欢	☐	☐
25. 听到别人发表不正确的见解，我总想立即就去纠正他	☐	☐
26. 无论做什么事，我都比别人快一些	☐	☐
27. 当别人对我无礼时，我会立即以牙还牙	☐	☐
28. 我觉得我有能力把一切事情办好	☐	☐
29. 聊天时，我也总是急于说出自己的想法，甚至打断别人的话	☐	☐
30. 人们认为我是一个相当安静、沉着的人	☐	☐
31. 我觉得世界上值得我信任的人实在不多	☐	☐
32. 对未来我有许多想法，并总想一下子都能实现	☐	☐
33. 有时我也会说人家的闲话	☐	☐
34. 尽管时间很宽裕，我吃饭也快	☐	☐
35. 听人讲话或报告时我常替讲话人着急，总想还不如我来讲哩！	☐	☐
36. 即使有人冤枉了我，我也能够忍受	☐	☐
37. 我有时会把今天该做的事拖到明天去做	☐	☐
38. 人们认为我是一个干脆、利落、高效率的人	☐	☐
39. 有人对我或我的工作吹毛求疵时，很容易挫伤我的积极性	☐	☐
40. 我常常感到时间晚了，可一看表还早呢	☐	☐
41. 我觉得我是一个非常敏感的人	☐	☐

续表

	是	否
42. 我做事总是匆匆忙忙的，力图用最少的时间办尽量多的事情	☐	☐
43. 如果犯错误，我每次全都愿意承认	☐	☐
44. 坐公共汽车时，我总觉得司机开车太慢	☐	☐
45. 无论做什么事，即使看着别人做不好我也不想拿来替他做	☐	☐
46. 我常常为工作没做完，一天又过去了而感到忧虑	☐	☐
47. 很多事情如果由我来负责，情况要比现在好得多	☐	☐
48. 有时我会想到一些坏得说不出口的事	☐	☐
49. 即使受工作能力和水平很差的人所领导，我也无所谓	☐	☐
50. 必须等待什么的时候，我总是心急如焚，"像热锅上的蚂蚁"	☐	☐
51. 当事情不顺利时我就想放弃，因为我觉得自己能力不够	☐	☐
52. 假如我可以不买票白看电影，而且不会被发觉，我可能会这样做	☐	☐
53. 别人托我办的事，只要答应了，我从不拖延	☐	☐
54. 人们认为我做事很有耐性，干什么都不会着急	☐	☐
55. 约会或乘车、船，我从不迟到，如果对方耽误了，我就恼火	☐	☐
56. 我每天看电影，不然心里不舒服	☐	☐
57. 许多事情本来可以大家分担，可我喜欢一个人去干	☐	☐
58. 我觉得别人对我的话理解太慢，甚至理解不了我的意思似的	☐	☐
59. 人们说我是个厉害的暴性子的人	☐	☐
60. 我常常比较容易看到别人的缺点而不太容易看到别人的优点	☐	☐

TH =　　　　　CH =　　　　　L =

参 考 答 案

第一章

一、单项选择题

1. C 2. E 3. B 4. C 5. A 6. D 7. B 8. D 9. C

二、填空题

1. 心理活动

2. 护理学 心理学

3. 心身一元论

4. 1879 冯特

5. 1977 恩格尔

三、名词解释

1. 心理学是研究人的心理活动及其行为规律的科学。

2. 护理心理学是护理学与心理学相结合的应用学科，是研究护理过程中护患心理活动规律及解决护理对象心理问题的科学。

3. 医学模式是指一定时期内人们对健康和疾病的总体认识，包括健康观、疾病观、诊疗观及预防观等，成为这一时期医学发展的指导思想。

四、简答题

1. 护理心理学的研究对象：护理心理学是研究护理工作中的心理学问题，研究对象自然也就是护理对象的心理问题，以及这些心理问题对健康和疾病有何种影响。

2. 世界卫生组织提出的 21 世纪健康新概念：健康不仅是没有疾病，而且包括躯体健康、心理健康、社会适应良好和道德健康。只有具备了上述四个方面的良好状态，才算是一个健康的人。这一定义是一种积极的、全面的概念，指出了健康所涉及的各个方面，具有重要的现实意义。

五、论述题

学习护理心理学的重要意义可以从以下两个方面论述：一是学习护理心理学对自身心理素质的提升作用；二是学习护理心理学以适应现代护理模式的转变。

第二章

一、单项选择题

1. C 2. A 3. B 4. B 5. D 6. C 7. E 8. B

二、填空题

1. "或战或逃" "保守退缩" 丘脑 – 交感 – 肾上腺髓质

下丘脑 – 垂体 – 肾上腺皮质

2. 警戒期 抵抗期 衰竭期

3. 坎农 丘脑

4. 认知评价或信念

5. 罗杰斯　马斯洛

三、名词解释

1. 潜意识是指不能被自己意识到的心理部分。它包括个人原始的盲目冲动、各种本能以及与本能有关的被压抑的欲望。正常人大部分日常行为是受潜意识驱动的。

2. 本我指原始的自己，是人格中最原始、最本能而又最有活力的部分，代表人的本能和欲望，是人格的基本结构。

四、简答题

1. 巴甫洛夫的经典条件反射学说、斯金纳的操作性条件反射学说、班杜拉的观察学习理论。

2. 主观臆测、过分夸大、牵连个人、走极端。

五、论述题

操作性条件反射的核心内容是强化理论，即在特定情景中，有机体的预期行为出现后立即强化，再出现再强化，其预期行为再出现的概率就会增加，形成特定情景中的特定行为，这就是学习过程。学习过程就是反复强化的过程。人的许多正常或不良生活习惯和行为都是通过强化而形成的。通过奖赏来增加行为或反应发生的频度、速度和强度的过程，称之为正强化。（联系实际进一步论述）。

第三章

一、单项选择题

1. C　2. B　3. E　4. B　5. C

二、填空题

1. 脑　心理活动

2. 新皮质　大脑皮质

3. 感觉阶段　知觉阶段

4. 听　说

5. 相互补充　相互制约

6. 源泉

三、简答题

1. 全世界被野兽抚养长大的孩子的心理发展水平有以下共同特点：①口头言语能力基本丧失；②感觉畸形发展；③情绪贫乏；④动作失调；⑤不愿与人交往而愿与动物接触；⑥智力低下。

2. 人类大脑左右半球不对称性功能包括：左大脑半球具有评议表达、语言知觉、文字书写、阅读、抽象思维、逻辑分析、数学、时间综合、行为驱动等功能；右大脑半球则具有音乐欣赏、舞蹈、绘画雕塑等总体形象思维、视觉知觉空间定向判断、幻想等功能。

四、论述题

之所以说客观现实是心理活动的源泉是基于：客观现实是指人们赖以生存的自然环境和进行人际交往并从事实践活动的社会环境。人的心理活动不论是简单到复杂，其内容都可以从客观事物中找到它的源泉。如七色彩虹是光波作用于我们的视觉而引起的美丽的色彩感觉；优美动听的音乐是声波作用于听觉的结果；医生对患者进行诊断，是对患者的症状、体征及疾病的过程中各种病理表现相互关系的反映。有什么样的客观事物作用于脑，就会产生什么样的心理活动。即使是神话中虚构的形象其原始材料还是来自客观现实。如孙悟空、猪八戒的形象就是把猴和猪的形象拟人而已。由此可见，心理活动的多样性是由客观事物的多样性决定的，客观现实是心理活动的源泉。

第四章

一、单项选择题

1. B　2. C　3. A　4. D　5. A　6. D　7. B　8. B　9. B　10. E　11. B

12. D　13. D　14. E　15. B　16. D　17. E　18. D　19. C　20. A　21. B

二、填空题

1. 认识　情绪情感　意志

2. 感觉

3. 整体属性

4. 适应性　对比　联觉　发展与补偿　后像

5. 选择性　恒常性

6. 生理　心理

7. 过去经验

8. 识记　保持　再认或回忆

9. 瞬时记忆　短时记忆　长时记忆

10. 间接的　概括的

11. 无意

12. 注意的稳定性　注意的分配

13. 自己的需要　态度体验　外在表现　本质内容

14. 心境　激情　应激

15. 果断性　坚韧性　自制性

三、名词解释

1. 感觉是人脑对直接作用于感觉器官的客观事物个别属性的反映。

2. 知觉是人脑对直接作用于感觉器官的客观事物整体属性的反映。

3. 记忆是过去经验在人脑中的反映。

4. 思维是人脑对客观事物的间接的和概括的反映，是借助于语言揭示事物本质特征以及内部规律的理性认识过程。

5. 创造性思维是指在思维过程中产生一些新颖的、前所未有的、具有社会价值的思维。

6. 注意是人的心理活动对一定事物的指向和集中。

7. 情商是指一个人控制自己情绪、驾驭别人情绪的能力，以及忍受挫折与应变的能力，是衡量一个人情绪水平高低的尺度。

8. 意志是人类特有的、复杂的心理现象，是人自觉地确定目的，并根据目的来支配和调节自己的行动，克服困难去实现目的的心理过程。

四、简答题

1. 遗忘是识记过的材料在一定条件下，不能或错误的再认或回忆。德国心理学家艾宾浩斯对遗忘现象做了系统的研究。他发现遗忘的进程是不均匀的，在识记后的最初阶段，遗忘速度较快，而后逐渐缓慢，揭示了遗忘发展的进程是"先快后慢"，被称为"艾宾浩斯遗忘曲线"。

2. ①注意的广度：指在同一时间内注意到对象的数量；②注意的稳定性：指人的心理活动长时间地保持在感受某种事物或从事某种活动上的能力；③注意的分配：指在同一时间内把注意指向两种或两种以上的对象和活动的能力；④注意的转移：指有目的的根据新的需要，及时主动地把注意从一个对象转移到另一个对象上，或由一种活动转移到另一种活动上去的特性。

3. 情绪与情感的区别：①情绪是与生理需要相联系的态度体验；情感是与社会性需要相联系。②情绪具有情境性、激动性和暂时性的特点；情感则具有稳定性、深刻性、长期性等特点，是人对事物稳定态度的反映。③情绪反应强烈，并带有明显的生理变化和外部表现；情感反应不明显，很少带有冲动性和生理变化，常以内心体验的形式存在。④情绪是人和动物共有的，情感则是人所独有的。

情感与情绪的联系：一方面，情绪是情感的外在表现，情感离不开情绪。情感是在情绪的基础上形成，而且通过情绪表现出来，离开情绪的情感是不存在的。另一方面，情感的深度决定着情绪表现的强度，情感的性质决定情绪表现的形式。因此，情绪是情感的外在表现，情感是情绪的本质内容。情绪和情感是不可分割的。

4. 意志行动有以下特点。①有明确的目的性：意志行动是有明确预定的目的，表现在行动之前能预见行动的结果，而不是盲目的行事；②与克服困难相联系：人的意志行动是在实现预定目的的过程中，遇到困难而又坚定不移地克服时才体现出来的，没有困难的行动不是意志行动；③以随意运动为基础：随意运动是受人的意识控制和调节的，有一定目的、方向性的动作。随意运动都有一定的目的和熟练程度，是意志行动的必要条件。人只有掌握了必要的随意运动，才有可能顺利完成意志行动。

五、论述题

1. 痛觉的意义如下。①生物学意义：疼痛是机体组织受到伤害的一种信号，它可提醒人们采取一系列保护性措施，具有重要的生物学意义；②心理学意义：在日常生活中，由于疼痛能促使人们去寻找医生的帮助或取得别人的同情和理解，所以疼痛被看作是一种求助的信号，而具有重要的心理学意义。

影响疼痛的因素如下。①早期经验：就某种意义而言，疼痛也是经验的总结，以往经受过的疼痛体验，特别是幼年时期的经验，对疼痛可产生明显影响。如果儿童从小受到疼痛警告过多，成人后即易产生焦虑，并对疼痛过度敏感。②对情境的认知评价。③注意力：如果将注意力集中在自身上，疼痛就会更加剧烈，而被加强了的疼痛又会使人进一步把注意力集中于疼痛之上，如此交替往复，形成恶性循环。相反，如果把注意力投向疼痛以外的事务，疼痛便会减轻。④暗示：是指通过语言或安慰剂的作用影响人的心理状态的过程。暗示即可提高也可降低个体对疼痛的耐受性。应用安慰剂止痛便是暗示提高疼痛耐受性的最好例证。负性暗示作用也可引起或者加重疼痛。⑤情绪状态：一般情况下，积极的情绪对伤害性刺激的敏感性降低，痛阈提高；消极情绪则使痛阈降低。对疼痛的焦虑和恐惧，会导致比实际更严重的疼痛，越是恐惧，疼痛就越明显。⑥人格：疼痛的敏感性和对疼痛的表达方式与人格类型有很大关系。通常来说，性格刚毅、勇敢者对疼痛的忍耐力较强，反应也较平淡；而性格脆弱、敏感者对疼痛的忍受力较差，反应也比较强烈。

2.（1）感觉的特性：感觉的适应性；感觉的相互作用；感觉的对比；联觉现象；感觉的发展和补偿；感觉后像。

（2）感觉是最基本、最简单的心理过程，是认识世界的开端，是一切认识活动的源泉。一切较高级、较复杂的心理现象，都是在感觉的基础上产生的。客观事物是感觉的源泉。客观世界是由丰富多彩的多种事物组成的，而每种事物通常又具有多种属性。感觉只是反映客观事物的某一个别属性。如果没有刺激物，无法产生感觉，人不仅不能进行正常的认识活动，而且正常的心理功能也将遭到破坏。

3. 根据现有的理论，"情商"的内容大致可以概括为以下五种能力。①自我认识的能力。即对自己的感知力，包括了解自身真实感受的能力，当个人某种情绪刚一出现就及时察觉，做到自我觉知，这是情商的核心与基础。②管理自我的能力。即自我控制情绪的能力，是建立在自我觉知的基础上的，主要包括自我安慰的能力；能在挫折和困难面前保持冷静；有效摆脱焦虑、抑郁等消极情绪侵袭的能力等。③自我激励的能力。所谓自我激励能力是服从某一目标努力，整顿情绪，指挥个人情绪的能力，是情商的重要内容。④识别他人情绪的能力。在自我觉知的基础上发展起来的一种理解、察觉与驾驭他人情绪的能力，能敏锐地感受到他人的情绪变化状态、需求与愿望。⑤人际交往的能力。人际交往是一种生存和发展的最基本的能力，是指了解他人的心态，尊重他人想法并能理解与适应他人的情绪，是情商的主要内容。

第五章

一、单项选择题

1. C　2. C　3. B　4. D　5. C　6. A　7. D　8. E　9. A　10. B

11. B　12. A　13. E　14. D　15. C　16. D　17. D　18. A　19. B

20. D

二、填空题

1. 个性　心理特征

2. 人格特征

3. 人格

4. 遗传素质　教育　实践活动　主观努力

5. 液态智力

6. 类型差异　发展水平差异　年龄差异

7. 动力特点　希波克拉底

8. 稳定态度　行为方式　核心

9. 社会性

10. 低 高

11. 马斯洛 生理需要 安全需要 归属与爱的需要 尊重的需要 自我实现的需要

12. 双趋

13. 需要 社会实践

14. 自身

三、名词解释

1. 人格是指具有不同素质基础的个体，在不尽相同的现实生活中所形成的独特的、带有倾向性和比较稳定的心理特征的总和。

2. 动机是一种驱使人们进行活动，满足需要，达到目标的内部动力。

3. 气质是指人的各种心理活动和行为在动力特点方面的、稳定的心理特征。

4. 性格是指个体对客观现实的稳定态度以及与之相适应的习惯化了的行为方式。

5. 需要是指个体对自身生存和发展所必备条件的渴望和欲求。

6. 智力是指人在认识过程方面所表现出来的能力，包括观察力、记忆力、注意力、想象力、思维力等，特别是抽象思维能力是智力的核心。

四、简答题

1. 舒尔茨健全人格的四项要点是：①了解自己的实际情况；②有意识地控制自己的生活；③虽然不能排除过去的影响，但坚定地立足于现在；④渴望生活的挑战和刺激，渴望新的目标和新的经验。

2. 人的能力是在遗传素质的基础上、后天环境与教育的影响下，在学习和实践活动中通过主观努力而逐步形成和发展起来的。

3. 气质是显露在外的动力特点，即表现于心理活动和行为的速度、强度、稳定性、灵活性和指向性。速度主要是指知觉的速度、思维的敏捷性、情绪和动作反应的快慢；强度是指情绪与情感表现的强弱、意志努力的程度；稳定性是指注意力持续的长短、情绪的变化起伏；灵活性是指心理活动和行为变化是否灵敏，能否随机应变；指向性是指心理活动倾向于内心体验还是外界环境。

4. 自我意识是一个具有三维结构的心理系统：①自我认识指个体对自己的洞察和理解，包括自我观察和自我评价，是自我意识在认识上的表现形式；②自我体验指个体伴随自我认识而产生的内心体验，是自我意识在情感上的表现形式；③自我调控指个体对自己行为的调节和控制，是自我意识在意志行动上的表现形式。

五、论述题

1. 人的性格与气质彼此制约，相互影响，关系密切。在一定程度上，气质可影响性格的表现方式，如同样是热爱学习，多血质的学生表现为喜欢提问题、抢答问题，而黏液质的学生则表现为认真思考、勤于习作。反过来，性格会在一定程度上掩盖和改造气质，例如，一个在严酷生活环境中养成了高度自制的人，会善于控制自己暴躁、易冲动的气质特点。在不同的生活条件下，一方面相同气质类型的人可形成不同的性格特征，如同样是胆汁质的球迷，有的人热情而文明，而有的人却肆意闹事。另一方面不同气质类型的人也可形成同样的性格特征，如各种气质的人都可形成热爱工作、热爱劳动这一性格特征，只是具体行为表现方式有所不同。

性格与气质也有区别。从性格和气质各自的特点来说，气质更多地体现着先天神经系统基本特性的自然影响，而性格更多地受后天生活环境的影响；气质的表现范围较窄，它只局限于神经活动的动力特点方面，而性格表现范围较广，表现在对人、对己、对事物的态度以及习惯的行为方式；气质可塑性小，不易变化，而性格可塑性较大，易培养；气质无优劣之分，而性格却有好坏之别。

2. 性格是个体在生物学、外界环境、生活实践等诸多因素的交互作用下形成和发展起来的：①生物学因素：由于人们的高级神经活动类型与内分泌的差异，而对性格的形成和发展产生了不同的影响。社会认知评价对人的容貌、身高、体型等特点也各不相同，同样会影响性格的形成和发展。②家庭：父母对子女的教育态度与方式以及父母自身的性格特征，对儿童的性格形成具有重要影响。最理想的教育方式是广泛的民主加适度的严格，再享有一个良好的家庭氛围，就会使儿童形成诚实、活泼、团结友爱、亲切友善、情绪稳定等良好的性格特征。③学校：学校作为接受教育的主要场所，对学生性格的形成和发展十分重要。④社会：社会风气和风尚对青少年性格形成和发展的影响是不可低估的，特别是电视、电影、文学艺术以及网络媒体等。⑤宗教文化：不同的宗教、文化、种族、风俗等，对性格的形成也会产生不同程度的影响。⑥个体实践：个体的性格形成后仍然会继续发展，这种发展有两种作用，一是形成新的性格特征，二是改造原有的性格特征。性格的发展首先取决于个人经历和所处的环境，两者给性格打上了深深的烙印，如果它们发生重大改变也会导致性格的相应改变，以适应社会的需要。

3.（1）甲为抑郁质，乙为胆汁质。

（2）胆汁质主要表现：精力充沛、直率、果敢、性情变化激烈易冲动，情绪不稳定，严重外倾；多血质主要表现：活泼好动、善交际、乐观、健谈、兴趣多变，情绪稳定，外倾；黏液质主要表现为安静、自制力强、善忍耐，情感不外露、固执、拘谨，情绪稳定，内倾；抑郁质主要表现：孤僻、抑郁、多愁善感、敏感怯懦、负性情感体验深刻而持久，动作缓慢，消极防御，善观察细小琐事，情绪不稳定，严重内倾。

（3）在群体中进行气质的研究，对职业选择有重要价值。胆汁质和多血质类型的人相对更适合要求迅速、灵活反应的工作，黏液质和抑郁质的人更适合细致而持久的工作。但由于气质各种特征之间可起到相互补偿的作用，因此，在一般的实践领域中，某种气质类型对工作效率的影响并不显著。但某些职业对人的气质提出了特殊要求。作为一名护理工作者，其职业心理素质应具有"感觉认知的敏锐性和细心精神，善于抑制讨厌和嫌恶情绪不由自主的表露，对待患者亲切，声音富有表现力"。

第六章

一、单项选择题

1. C　2. B　3. D　4. C　5. E　6. D　7. B　8. E　9. A

二、填空题

1. 心理健康　社会适应良好　道德健康

2. 智力正常　社会适应　人际和谐

3. 幼儿期　青春期

4. 言语胎教　音乐胎教　运动胎教

5. 乳儿期　幼儿期

三、名词解释

1. 健康不仅是没有疾病，而且包括躯体健康、心理健康、社会适应良好和道德健康。

2. 心理健康是指个体心理在本身及环境条件许可范围内所能达到的最佳状态，但不是十全十美的绝对状态。

3. 优生的意思为"健康遗传"，主要是研究如何用有效手段降低胎儿缺陷发生率。

4. 胎教就是有目的、有计划地为胎儿的生长发育实施最佳措施。利用胎儿的感觉对其进行多方面的刺激，促进胎儿大脑的正常发育。

四、简答题

1. 胎教的方法

(1) 言语胎教　父母经常与胎儿"聊天"，给孩子讲故事或唱歌，要像孩子已经出生、懂事那样，认真地带着感情与孩子进行交流，把注意力集中在孩子身上，并始终保持安详、稳定的情绪。

(2) 音乐胎教　从孕期 16 周开始，选择合适的胎教音乐，在胎儿觉醒有胎动时进行。每天做 1～2 次，每次 15～20min。孕妇距音响 1～2m，可以随着音乐的进行，做自由的情景联想，以调节情绪，达到心理平和、心旷神怡的意境。

(3) 运动胎教　孕妇每晚睡觉前先排空膀胱，平卧床上，放松腹部，用双手顺时针、逆时针交替沿腹壁轻轻抚摸胎儿，每日 5～10 分钟即可。动作要轻柔，有早期宫缩的者禁用。

2. 妊娠期的心理卫生

(1) 营养丰富，膳食合理。孕妇要注意摄取丰富的营养，注重膳食的合理搭配，同时也要避免营养过剩。

(2) 情绪稳定，心情舒畅。孕妇的情绪对胎儿的生长发育有明显影响。积极的情绪会使血液中有利于健康发育的生化物质增加，保证胎儿的正常发育。

(3) 戒烟戒酒，不滥用药物。吸烟、酗酒都有可能导致胎儿畸形、智力低下。有些药物可对胎儿的健康造成影响，妊娠期间尽量避免用药，必须用药时一定要在医生的指导下进行。

(4) 防止射线，避免病毒感染。X 射线能引起基因突变，造成染色体异常，故孕早期应避免受 X 射线辐射。还要避免风疹、伤寒、梅毒和淋病等。

(5) 定期产检，及时发现问题。定期进行产前检查，这样可以及时了解母亲和胎儿的健康状况，及时发现问题，及早采取措施。

五、论述题

1. 我国学者提出的心理健康标准包括以下八条：①了解自我、悦纳自我；②接受他人、善与人处；③正视现实、接受现实；④乐于工作、热爱生活；⑤能协调与控制情绪、心境良好；⑥人格完整和谐；⑦智力正常；⑧心理行为符合年龄特征。

2. 青春期是个体从儿童过渡到成年，逐步达到生理和心理上成熟的阶段。此期身体发育突然加快，各器官的生理功能不断成熟，特别是生殖系统的发育迅速成熟，逐渐出现了性意识，性欲望及性冲动。由于生理发育的迅速及心理发展的延缓，使得青春期的孩子生理成熟早于心理成熟，因而常显得身心发育不平衡，因此，要特别关注他们的心理健康问题。

（1）促进自我意识的健全发展　青春期一个显著的特点是自我意识的迅速发展。在心理学上称为"第二反抗期"，也称心理上的"断乳期"。他们强烈要求我的青春我做主！但由于知识经验少，对事物的认识常带有很大的片面性。此时父母、老师再用以前那样的方式对待他们就会产生不满，甚至会产生对抗情绪。因此，对青春期的孩子既不能事事过问，样样安排，又不能放手不管，任其发展，而要平等相待，互相信任，在尊重他们选择的基础上，加强引导和教育。

（2）科学地认识和对待性意识　进入青春期后，由于性知识的缺乏使不少孩子不得不在神秘而奥妙的生理感受和心理体验中独自猜测探索，以致不少青年在心理上留下某些阴影，导致心理扭曲，甚至出现犯罪。因此，应对青少年进行必要的性知识及性道德教育。

（3）激发学习动机、培养学习兴趣　青春期是学习的重要时期，也是学习压力最大的时期。要学会合理用脑，掌握科学的学习方法，确定合适的奋斗目标，激发学习动机，培养学习兴趣，形成良好的学习氛围。

（4）关注心理问题，注意结交益友　关注青春期的心理问题，广泛开展青春期的心理健康教育。多接触品行好、爱学习、爱劳动的伙伴，多参加有益的集体活动。妥善处理好与父母、朋友，师生以及异性之间的关系。

第七章

一、单项选择题

1. A　2. E　3. D　4. B　5. A　6. C　7. D　8. C　9. D

二、填空题

1. 越高　越重

2. 弗洛伊德

3. 自爱的　成熟的

4. 合理化

5. 升华

6. 促进

7. 情绪反应　行为反应

三、名词解释

1. 挫折是指个体在从事有目的的活动过程中，因客观或主观的原因而受到阻碍或干扰，致使动机不能实现、需要不能满足时的情绪体验。

2. 心理防御机制是指个体处在挫折与冲突的紧张情境时，在其潜意识活动中所产生的一种解脱烦恼，减轻内心不安，以恢复情绪平衡与稳定的适应性心理反应。

3. 心理应激是指当个体察觉需求和满足需求的能力不平衡时所表现出的心身紧张性反应状态，其结果是适应或适应不良。

4. 合理化是指个体在遭受挫折或无法达到所追求的目标时，为了减轻自己的焦虑不安，维护自尊，"自圆其说"地寻找一些牵强附会的缘由进行自慰。

四、简答题

1. 心理应对的方式如下。

（1）改变情绪或环境　当心理应激时，可以通过改变情景或环境而有效地应对应激。

（2）适度的压抑　当处于心理应激时，用意志力量适度压抑住愤怒、焦虑等情绪反应，以冷静积极的情绪应对应激，解决问题。

（3）正确对待应激　在人的一生中都不可避免地遇到各种各样的、程度不同的困难挫折和应激事件，面对这些情境要冷静分析原因、总结经验教训，改变消极认识。

（4）面对现实修正目标　有许多心理压力和挫折感来源于个体脱离现实对客观事物绝对化的要求，或对自己估计过高，因此，必须根据客观实际情况修正期望目标，才能减轻应激强度。

（5）精神宣泄和放松　遭受心理应激时，要创造一种能自由宣泄受压抑情感的情景，使各种消极情绪得以发泄，内心的压力得到缓解。

2. 应激的心理反应如下。

（1）认知反应　轻度的应激状态有助于增强感知，活跃思维，提高认知能力。但若应激过强，则对认知活动产生不良影响，如感知过敏或歪曲、思维和言语迟钝或混乱、自知力下降、自我评价能力降低等。

（2）情绪反应　根据应激源性质和强度的不同，人们可产生焦虑、恐惧、愤怒和抑郁等情绪反应。

（3）行为反应　应激状态下个体的行为可表现为"战"或"逃"两种类型："战"是知难而上，去接近应激源，这可以是与愤怒有关的拼搏和攻击行为，也可以是非攻击性的，表现为正视现实，分析研究，想方设法解决问题。"逃"则是回避远离应激源的防御行为，多受避免伤害的安全动机的驱使，与恐惧情绪有关。

（4）自我防御反应　借助于自我防御机制，面对环境的挑战，对自己的应对效果做出新的解释，以减轻应激所引起的紧张和内心痛苦。

五、论述题

1. 应用心理防御机制，有两种作用，一种是积极的作用，它虽只能暂时地减轻心理症状，而不能根本解决问题，但可使个体有更多的机会去寻找应对挫折更为有效的方法。另一种则是消极的作用，使个体依赖于心理防御，逃避现实，而不能学会有效地去解决问题。心理防御机制是常见的心理现象，几乎每个人都在不知不觉中使用，但若使用不当或过多地依赖，也是不正常的，甚至表现为某种病态。

2. 列举自己生活中一件实例，回顾你在遭遇挫折时，所采用的心理防御机制的方法，并加以分析。

第八章

一、单项选择题

1. E　2. A　3. B　4. D　5. C　6. D　7. A　8. B　9. D　10. C

二、填空题

1. 内省经验标准　统计学标准　医学标准　社会适应标准

2. 生物学因素　心理因素　社会文化因素

3. 性指向障碍　性偏好障碍　性身份障碍

4. 社交性成瘾物质　非法成瘾物质

三、名词解释

1. 心理障碍是由于某种原因导致的心理功能不能正常发挥作用，影响了个体的正常生活、学习和工作状态，以个体无法有效适应日常生活要求为指征。

2. 人格障碍是一组以人格结构和人格发展明显偏离正常为特征的精神障碍。

3. 性心理障碍指性行为明显偏离正常的一组心理障碍，表现为以异常的性行为作为满足性需要的主要方式，从而不同程度地干扰了正常的性活动。

4. 成瘾是指包括各种依赖、癖习和迷恋，即指由于反复使用某种致瘾源或反复刺激中枢神经，在一定的人格基础和外界条件下所引起的一种周期性或慢性中毒状态以及发生特有的嗜好和形成难以舍弃的习性，虽然带来各种不良后果，但仍无法控制。

四、简答题

1. 判断心理正常与否的社会适应标准：①个体的心理或行为特征是否偏离社会公认的行为规范，能否适应社会的要求；②个体适应环境的能力是否缺失，或者社会功能是否不同程度地受到损害；③与个体一贯的心理状态和行为模式相比较。

2. 网络人格的主要特点：①自我认知不协调；②人际关系产生障碍；③阻碍对真知的内化；④深藏真实情感。

五、论述题

1. 神经症的特征如下。

（1）病前多具有一定的素质基础或人格特征，如情绪不稳定和性格内向、胆小多疑、焦虑不安、悲观和刻板等等。

（2）发病常与心理、社会（环境）因素有关。

（3）症状没有可证实的器质性病变作基础。并与患者的现实处境不相称。

（4）社会功能保持相对完整，基本上能生活自理，能坚持学习和工作，行为一般保持在社会允许的范围内。

（5）自知力完整或基本完整，有痛苦感受，有改变现状的求治要求。

（6）患者没有幻觉、妄想等精神病性症状。病程多迁延。

2. 人格障碍通常有以下特征。

（1）早年开始，一般开始于童年、青少年或成年早期，没有明确的起病时间。症状一直持续到成年乃至终生。

（2）严重的人格缺陷，人格严重偏离正常，不协调，与他人格格不入，而且性格的某些方面非常突出和过分发展。

（3）严重的情感障碍，情绪不稳定，易激惹，有的人情感肤浅甚至冷酷无情。一般智能正常。

（4）行为的动机和目的不明确，行为大多受感情冲动等偶然因素或本能愿望的支配。自制力较差，容易与他人发生冲突。

（5）大多数人格障碍者对自身的人格缺陷缺乏自知力，难以从生活经验中吸取教训。有些人虽然有部分自知力，但始终不能以正确的认识来有效指导自己的行为。其行为在法律上具有责任能力。

（6）矫正困难，预后不良。一旦形成人格偏离，具有相对的稳定性，不易改变。有些到40～50岁以后可以逐渐趋于缓和。

第九章

一、单项选择题

1. E 2. A 3. D 4. E 5. B 6. C 7. B 8. E 9. C

二、填空题

1. 观察法 晤谈法 心理测验

2. 比内－西蒙量表

3. 187

4. 50

5. 发展心理咨询 健康心理咨询

6. 自由联想 梦的解析 解释 移情

7. 罗杰斯

8. 控制论 操作性条件反射学说 皮质内脏相关学说

9. 四

三、名词解释

1. 心理评估是指应用多种方法获得的信息，对个体的某一心理现象做出全面、系统和深入的客观描述。

2. 心理咨询是指咨询者运用心理学的理论方法，通过特殊的人际关系，帮助来访者解决心理问题、提高适应能力、促进人格发展的过程。

3. 心理治疗是指应用心理学理论、技术、方法，通过言语、表情、举止行为或结合其他特殊的手段，改变患者不正确的认知活动、情绪障碍和异常行为，消除心理问题的一种治疗方法。

4. 认知疗法是指通过改变患者适应不良的认知过程和由此产生的观念，纠正其适应不良的情绪或行为，促使心理障碍好转的一类心理治疗方法的总称。

5. 心理测验是指依据心理学理论和原理，使用一定的操作程序，通过观察人的少数有代表性的行为，对于贯穿在人的全部行为活动中的心理特点，做出推论和数量化分析的一种科学手段。

四、简答题

1. 心理测验的注意事项

（1）必须由专业人员进行操作，保证测验结果客观、准确。

（2）必须慎重地选择测验。

（3）必须客观地看待测验结果。

（4）必须遵守职业道德。

2. 心理咨询遵循的原则

（1）保密性原则

（2）价值中立原则

（3）积极心态培养原则

（4）时间限定原则

（5）自愿性原则

3. 常用的心理治疗方法

（1）精神分析疗法

（2）行为疗法

（3）认知疗法

（4）询者中心疗法

（5）森田疗法

（6）生物反馈疗法

（7）催眠疗法

（8）后现代趋向心理治疗

五、论述题

1. 心理咨询人员应具备的条件

（1）高尚的职业道德和高度的责任感　心理咨询人员应富有同情心和爱心，要真诚、平等、友好地对待咨询对象，尊重和维护咨询对象的权益、隐私。

（2）广博的知识和娴熟的咨询技能　心理咨询人员应具备有关专业的知识技能，如医学、心理学、社会学、伦理学、社会科学和行为科学的知识和技能，还应具备一定的临床实践经验。

（3）优良的心理品质和言语表达能力　作为心理咨询人员自身应有良好的心理素质，良好的情绪控制能力、敏锐的观察力、较强的记忆力、分析和综合能力及流畅的言语表达能力。

2. 心理治疗应遵循以下原则

（1）科学性原则　心理治疗一定要遵循心理学规律，以科学的心理学理论为指导，以保证心理治疗的严肃性。无论何种治疗，都应根据事先收集到的来访者的各种信息，设计合理的治疗方案。

（2）针对性原则　心理治疗一定要因人而异，心理治疗师要联系来访者的文化背景、家庭模式、人格特征、个人的经验等有针对性地提出治疗方案，在治疗过程中灵活运用，取得最佳效果。

（3）整体性原则　人类疾病是各种生物、心理、社会因素相互作用的结果，因此在对来访者实施心理治疗前，要综合考虑各方面因素，在进行心理治疗的同时、建议来访者从改善环境、合理营养、适当运动、理疗等方面整体治疗，多管齐下。

（4）保密性原则　心理治疗往往涉及患者的隐私，为保证材料的真实，保证患者得到正确及时的指导，同时也是维护心理治疗本身的声誉和权威性，在心理治疗工作中坚持保密原则。包括治疗师不得将来访者的具体资料公布于众，在学术活动或教学工作中需要引用时，也应隐去其真实姓名。

第十章

一、单项选择题

1. D　2. D　3. C　4. D　5. A

二、填空题

1. 积极　消极

2. 超负荷工作

3. SCL－90

4. 注意的稳定性　注意的灵活性　注意的广度　注意的分配

5. 消极

6. 30～49 岁

7. 语言要简明扼要　要使用符合医德规范的词句　注意尊重患者

三、名词解释

1. 心理素养是指一个人具有的心理活动，包括认知能力、情绪与情感、意志与行为能力，体现在个人的事业心、费任感、伦理道德观念及对自己、他人、社会态度等方面。

2. 护理工作应激是指护理工作中的各种需求与护理人员的生理、心理不相适应的一种心身失衡状态。

四、简答题

1. 护理人员的心理素养包括敏锐的观察力；准确的记忆力；独立的思维能力；灵活的注意力；良好的情绪调节能力；适宜的气质与性格类型；出色的语言表达能力；娴熟的护理操作能力；擅长人际交往的能力；健全的社会适应能力。

2. 护理人员心理素养的影响有：首先，护理人员心理素养对患者的影响，护理人员具备良好的心理素养，才能积极帮助患者解决心理困惑，为治疗创造先决条件。其次，护理人员心理素养对护理工作的影响，要提高护理工作的质量与效率，必须提高护理人员的心理素养，只有注意提高护理人员的心理素质，护理质量才能稳步提高。

3. 常见的护理工作应激包括：与工作性质有关的应激源；与超负荷工作有关的应激源；与不良工作环境有关的应激源；与社会地位与工资待遇问题有关的应激源；与复杂的人际关系有关的应激源；与社会心理支持不足有关的应激源。

五、论述题

1. 维护护理人员的心理健康要做到以下几点。

（1）加强心理卫生知识的学习。

（2）正确处理人际关系，获得社会支持。

（3）目标定位要适宜，有利于解脱心理压力。

（4）增强适应能力。

（5）科学的生活方式。

2. 护理人员心理素养的培养应该从以下方面入手。

（1）树立献身护理事业的崇高理想。

（2）认真学习理论知识，不断更新知识结构。

（3）加强实践锻炼：要自觉进行实践、有目的进行实践、在实践中评价和完善。

第十一章

一、单项选择题

1. A　2. D　3. E　4. B　5. D　6. E　7. E　8. C　9. B

二、填空题

1. 心理学

2. 交往性原则　启发性原则　针对性原则　自我护理的原则

3. 休克－恐惧期　否认－疑虑期　愤怒－沮丧期　接受－适应期

4. 否认期　愤怒期　协议期　抑郁期　接受期

5. 广义　狭义

三、名词解释

1. 心理护理是指在护理过程中，以心理学的理论和技术为指导，通过一定的程序，影响或改变患者的心理状态或行为，促使其疾病康复或向健康方向发展的一项工作。

2. 临终关怀是以提高患者临终阶段的生命质量为宗旨，体现了对人的生命价值的尊重。临终关怀包括医学、心理学、社会学和伦理学等多方面的内容，要求医护人员用科学的方法，高超精湛的临场治疗和护理手段，最大限度地帮助患者减轻痛苦，提高临终患者的生活质量和死亡质量，使其平静而有尊严地离开人世。

四、简答题

1. 心理护理常用的方法

（1）解释　是心理护理最基本的手段。对被护理者已提出的各种问题，护理人员应耐心解释；对于被护理者尚有疑问的地方，要反复解释；对于被护理者尚未注意到但对病情有影响的问题，护理人员要主动解释。

（2）疏导和劝慰　疏导可以帮助被护理者把内心压抑的心理症结和痛苦倾诉出来，劝慰能对被护理者起到心理支持作用，使其感到有人在关心自己，感到有了依靠和帮助，利于被护理者树立信心，提高应对能力。

（3）承诺　在临床护理工作中，患者可能会因疾病的痛苦或生活的不便，常常出现焦虑和恐惧等情绪，特别对将来的健康和前途担心。此时，护理人员应给予恰当的承诺。

（4）积极暗示　正性医源性暗示是心理护理的常用方法之一。护理人员采用言语、动作或其他方式，使被护理者在不知不觉中受到积极暗示的影响从而不加主观意志地接受护理人员的某种观点、态度和指令，解除心理压力，积极配合临床治疗，以达康复之目的。

2. 青少年患者心理特点

（1）青少年生理、心理发展迅速，感觉灵敏，富有好奇心，情绪感情强烈而不稳定，容易从一个极端走向另一个极端。

（2）青少年意志能力较强，行为活泼好动。青少年患者对待疾病往往容易走向极端：若病情好转，就盲目乐观，不认真执行医嘱。

（3）若病情恶化或病程延长则容易自暴自弃，悲观失望。尤其是严重的疾病，他们经常表现严重的恐惧焦虑，甚至理智失去控制，产生轻生的念头。

五、论述题

1. 心理护理中应该遵循以下原则

（1）交往性原则　心理护理的整个过程都是在双方交往的过程中进行的，在此过程中，护理人员起着主导作用，因此，护理人员要切实提高交往技巧，要平等对待被护理者，尊重对方，并逐步增加交往的深度和交往的质量，提高交往沟通的效果。

（2）启发性原则　心理护理的过程就是使被护理者逐步受到启发的过程，护理人员应用有关心理学和医学、护理学等专业知识，通过宣传、解释和承诺等方法，消除或减少其各种顾虑，确立对疾病、对治疗、护理和康复的客观态度。

（3）针对性原则　心理护理的范围很广泛，内容也很复杂，每个被护理者的情况也有很大差异，因此，心理护理的模式和方法的选择也要因人而异，决不能千篇一律。

（4）自我护理原则　心理护理的最终目标是被护理者自身的心身健康发展，整个过程都应体现被护理者的主体地位，是被护理者的自我实践活动。自我护理包括维护健康、自我诊断、自我用药、自我治疗、主动预防和参与保健等内容，一定意义上讲，自我护理的程度体现了心理健康的水平。

2. 本题答案要点

（1）心理护理概念。

（2）心理护理的原则。

（3）心理护理的方法。

（4）心理护理的程序（根据具体病例，按步骤进行分析）。

参 考 文 献

[1] 姜乾金. 医学心理学 [M]. 第4版. 北京：人民卫生出版社，2004.

[2] 沈渔邨. 精神病学 [M]. 第3版. 北京：人民卫生出版社，1998.

[3] 胡佩诚. 医护心理学 [M]. 北京：北京医科大学出版社，2002.

[4] 车文博. 当代西方心理学新词典 [M]. 长春：吉林人民出版社，2002.

[5] 刘志超. 护理心理学 [M]. 广州：广东科技出版社，2004.

[6] 刘志超. 医学心理学 [M]. 北京：人民卫生出版社，2003.

[7] 郭念锋. 心理咨询师 [M]. 第2版. 北京：民族出版社，2012.

[8] 王江红. 护理心理学 [M]. 南京：东南大学出版社，2006.

[9] 刘国珍. 护理心理学 [M]. 南昌：江西科学技术出版社，2008.

[10] 周郁秋. 护理心理学 [M]. 北京：人民卫生出版社，2006.

[11] 王登峰，张伯源. 大学生心理卫生与咨询 [M]. 北京：北京大学出版社，2002.

[12] 林崇德. 发展心理学 [M]. 杭州：浙江教育出版社，2002.